행복한 병원의 새로운 기준
나는 행복한 병원에 출근한다

나는 행복한 병원에 출근한다

행복한 병원의 새로운 기준

나는 행복한 병원에 출근한다

2016년 6월 15일 1판 1쇄 박음
2016년 6월 20일 1판 1쇄 펴냄

지은이 정재흥
펴낸이 김철종
책임편집 주소림, 장웅진
디자인 김정호, 이찬미, 정진희
마케팅 오영일, 조남윤
인쇄제작 정민문화사

펴낸곳 (주)한언
출판등록 1983년 9월 30일 제1 - 128호
주소 110 - 310 서울시 종로구 삼일대로 453(경운동) KAFFE빌딩 2층
전화번호 02)701 - 6911   **팩스번호** 02)701 - 4449
전자우편 haneon@haneon.com   **홈페이지** www.haneon.com

ISBN 978-89-5596-764-7   13510

* '메디캠퍼스'는 (주)한언의 의료 서적 전문 임프린트입니다.
* 이 책의 무단전재 및 복제를 금합니다.
* 책값은 뒤표지에 표시되어 있습니다.
* 잘못 만들어진 책은 구입하신 서점에서 바꾸어 드립니다.

이 도서의 국립중앙도서관 출판예정도서목록(CIP)은 서지정보유통지원시스템 홈페이지(http://seoji.nl.go.kr)와
국가자료공동목록시스템(http://www.nl.go.kr/kolisnet)에서 이용하실 수 있습니다.(CIP제어번호: CIP2016014142)

행복한 병원의 새로운 기준

나는 행복한 병원에 출근한다

정재홍 지음

메디캠퍼스

정재홍 지음

행복이 머물러야 하는 곳, 병원

경영은 사람이 하는 것이다. 경영의 핵심에 존재하는 경영자도 사람이고, 종업원도 사람이며, 고객이나 거래처도 사람이다. 즉, 경영은 사람이 어울려 서로의 행복을 목적으로 하는 활동이라 할 수 있다.

마츠시타 고노스케

병원이라는 직장에 몸담고 있는 사람이라면 '행복한 병원에 출근하고 싶다'라고 늘 간절히 소망할 것이다. 그러나 현실은 그렇지 않다. '자신이 받는 급여는 마음이 힘든 만큼의 대가'라 하던 어느 병원 임원이 떠오른다. 이 말을 듣고 가슴이 먹먹했다. 병원을 개업하며 기대하던 꿈들, 의료업에 뛰어들 때 지닌 순수한 동기와 남에게 도움을 줄 수 있다는 행복 등은 그저 한때의 소망이나 바람으로 남을 수밖에 없는 것일까? 필자 역시 20년 넘게 이 업계에 근무하면서 수없이 많은 벽에 부딪혔다. 그렇다면 병원이라는 일터가 행복하기 어려운 곳인 이유라도 있는 것일까? 그렇다면 그 이유는 무엇이며 해결하려면 어떻게 해야 할까? 이 질문에 대한 고민과 해결 방법을 이 책에 담았다.

이 책은 20여 년의 병원 근무 경험에서 얻은 교훈과 실패에 그 근거를 두고 있다. 병원에서 일하면서 선의를 갖고 환자들을 대하는 원장과 대부분의 직원들이 시간에 비례하여 소중한 것들을 잃어가는 모습, 성과를 내기 위한 노력이 전혀 다른 결과를 불러오는 모습, 기운을 소진한 채 낮은 목표에 만족하는 모습, 누구보다 높았던 소명을 점점 잊어가는 모습을 보면서 이 모든 상황을 넘어설 수 있는 방법을 제시하고 싶었다. 그리고 이런 고민과 꿈이 단지 필자 혼자만이 아닌 수많은 병원 직원들과 원장들이 바라는 것이라는 사실을 깨달으면서 이 주제를 연구하기로 마음먹었다.

병원은 치유하는 곳이다. 그런데 병원 대표는 물론 그곳의 구성원들을 치유하는 일에는 그다지 적합하지 않은 듯하다. 병원은 행복해야하며, 이것은 매우 중요한 전제다. 행복이 넘쳐야 다른 사람의 치유에도 긍정적인 영향을 줄 수 있다. 병원이 행복하려면 당연히 병원의 구성원이 행복해야 한다. 병원은 철저하게 사람을 대상으로 하는 사람의 조직이고, 모든 의료 활동은 사람을 매개로 하는 커뮤니케이션이다. 행복하지 않은 의사와 직원은 행복하지 않은 의료 서비스를 제공할 수밖에 없다.

그러나 대부분의 병원은 행복하지 않다. 과도한 업무와 스트레스로 어느 순간 무기력해지는 증상인 '번아웃증후군'을 처음 발견한 것이 간호사들을 대상으로 한 연구였다는 사실은 병원이라는 직장에 대해 다시 생각해봐야 할 충분한 이유가 된다. 병원 직원들은 다른 직종에 비해 보람을 더 크게 느낄 수 있는 직종에서 일하고 있는데도 자긍심을 지니고 있지 않은 듯 행동하는 경우가 많다. 의사와 간호사를 포함해 각 부서의 직원은 서로를 이해하고 힘을 합하기보다 자신의 입장을 내세우기만 하다가 멀어진다. 똑똑한 사람들이 만드는 조직이지만 행복하거나 건강하지는 않다. 이 문제를 어떻게 해결해야 할까?

그동안 여러 병원을 경험하면서 근무자들로부터 늘 같은 이야기를 들었다. 바로 '처음처럼'이라는 말이다. 무슨 뜻일까? 다름 아닌 의료 활동이라는 일 자체에서 보람을 느끼던 처음의 순간을 되찾고 싶다는 의미였다. 그렇다면 행복한 병원을 만드는 전략은 바로 처음 생각과 열정을 계속 살아 있게 만드는 일이 아닐까? 이 희망에 대한 유용한 답을 습관과 뇌에서 찾을 수 있었다. 개인의 습관, 조직의 습관을 바꾸는 데 바로 답이 있었다. 조직이란 사람이 모여 이루는 집단이므로 개인이 지닌 습관과 비슷한 습관을 보인다, 물론 개인에 비해 훨씬 복잡하고 난해하다. 이 책에서는 조직심리학, 조직문화론, 행동경제학, 뇌과학이 밝혀낸 중요한 사실을 통해 조직의 습관을 분석해나가려 한다. 경영에 관한 이야기지만 뇌의 이야기이기도 하고 사람의 이야기이기도 한 이 책의 목적은 습관을 넘어서서 더 나은 개인과 조직을 만드는 것이다. 그래서 궁극적으로 병원이라는 공간을 서로의 꿈을 나누는 조직으로, 소명으로 일하고 보람을 추구하는 조직으로 만들고자 한다. 바로 행복한 병원으로 재탄생시키는 것이다.

이 책의 주장은 오직 하나다. 바로 틀에 갇힌 생각이나 판단에서 벗어나라는 것. 다시 말해 생각의 틀을 바꾸고, 생각하는 습관을 바꾸라는 말이다. 그렇지만 대부분 '아는데 안 돼요!'라고 울부짖는다. 그리고 적당한 수준의 처방을 선택한다. 여기저기서 모인 처방들이 '○○전략'이라는 이름을 달고 변화를 요구한다. 임시방편의 해법과 상황을 탓하기만 하는 요령은 진정으로 변화를 바라는 이들을 혼란스럽게 만든다. 이 책은 기존의 방식과는 완전히 다른 접근으로 문제를 진단하고 해결한다.

병원 종사자라면 약간은 불편할 수 있을 가혹한 비판을 먼저 이야기하려 한다. 현실의 맨얼굴을 직시하고 나면 '내 자신이 문제'라는 사실을 깨닫게 될 것이다. 알면서도 해결하지 못한 문제를 푸는 첫걸음은 그 사실을 인정하는 일일 터다.

차 례

1부

진실과 마주하자

1장 반드시 짚어봐야 할 병원의 속사정

병원을 발전시키는 방법은 여러 가지 차원에서 모색해볼 수 있다. 예를 들어 직원들의 마인드 차원에서 살필 수도 있고, 업무 프로세스 측면에서 답을 찾을 수도 있다. 또는 새로운 의료 기기를 도입하는 것으로 문제를 해결할 수도 있으며, 다른 병원에서 시도하지 않는 분야에 그 답이 숨어있을지도 모른다. 효율성과 서비스 개선, 브랜드와 마케팅 변화 등 다양하게 접근할 수 있는 것이다.

그러나 필자는 이런 방법들을 모두 시도해본지라 어쩐지 부족하다는 생각이 들었었다. 살아 숨 쉬는 인간, 살아있는 조직의 문제를 다루기에 위 방법들은 전부 부족한 기준이자 그릇이 아니었나 싶다. 그러나 곧 바람직한 해결 기준을 다름 아닌 습관과 뇌에서 찾을 수 있었다.

습관은 단지 행동의 문제가 아니다. 특정 행동을 이끄는 생각의 습관, 감정의 습관들이 실제로 병원 경영 현장에서 문제로 드러나는 경우가 잦았다. 걸핏하면 화내는 원장, 늘 비슷한 업무 방식을 고집하는 직원 등 병원이라는 조직의 성장에 걸림돌이 되는 원인 중에는 좋지 않은 습관들이 많았다. 이 습관들이 병원의 발전과 병원 구성원의 행복을 막는 핵심이었다.

병원 내 존재하는 가장 대표적인 나쁜 습관을 꼽으라 하면 전문가 집단이 보이는 행동을 주저 없이 예로 들 수 있다. 전문가 집단의 이익이 조직 전체의 이익보다 우선적으로 고려된다. 간호사는 간호사의 이익을, 의사는 의사의 이익을, 다른 전문 집단은 그 집단의 이익을 우선 처리한다. 그 결과 병원의 조직 관리는 다른 업종을 관리할 때와 달리 정치적인 접근이 필요하다. 다른 조직 관리 책자에 비해 병원 조직 관리 책자에 집단 간 정치적 조정을 다루는 별도의 내용이 많은 것도 이러한 이유 때문이다. 많은 사람들이 이 문제를 고치려고 노력하지만 번번이 좌절한다. 보이지 않는 습관으로 굳어진 문제이기 때문이다.

습관이라는 측면에서 병원의 한계를 살펴보고 그 대안을 찾으려면 먼저 이 습관이 어떤 불변한 진실을 보여주는지 들여다봐야 한다. 그래야 문제의 심각성과 더불어 몇 가지 공식적인 방법만으로는 문제를 해결하기 어렵다는 사실을 알게 될 것이다.

이 장의 요점은 하나다. '습관'적 생각, '습관'적 감정이 조직의 행복을 어떻게 방해하는지를 이해하는 것이다. 조직이 변하려면 일단 아프더라도 조직의 맨얼굴이 어떤지 정확하게 이해해야 한다.

1. 불편한 진실

경영자와 원장의 차이

경영에서 전략을 수립하는 일이 무엇보다 중요하다는 것은 누구나 잘 아는 사실이다. 그렇다면 대부분의 경영자들은 자신의 시간 중 가장 많은 시간을 무엇을 하면서 보낼까? 이 질문에 경영자 중 대부분은 '선택'에 많은 시간을 할애한다고 대답할 것이다. 그러나 연구 결과를 보면 실제로는 선택의 시간보다 선택을 위한 전(前) 단계에 더 많은 시간을 할애한다고 한다. 무슨 뜻일까? 바로 커뮤니케이션이다. 커뮤니케이션 과정에서 조직의 본질적인 문제나 지향하고자 하는 방향을 서로 확인하고 의견을 좁혀가야만 조직의 힘이 역동적으로 움직인다. 또 이런 과정에서 깊은 이해 또는 깊은 성찰도 이뤄진다. 그렇게 본다면 경영자의 임무는 커뮤니케이션을 활용해 조직의 힘을 모으는 등 발전적인 방향으로 이끌어나가는 것이라 볼 수도 있다.

그런데 병원 원장(또는 의사)들의 시간 활용은 다른 업계의 경영자들의 방식과는 사뭇 다르다. 대부분의 시간을 진료하는 데 쓴다. 그리고 남는 시간에 커뮤니케이션과 조직의 발전을 위한 선택을 한다. 의료 활동에서 수익으로 연결되는 것은 오직 진료 행위에서 발생한다. 다시 말해 병원이라는 조직의 가장 큰 특징은 바로 의료 활동이 수익 창출의 원천이라는 점이다. 그러므로 가장 많은 시간을 진료에 할애하는 것이 당연하다. 특히 우리나라와 같은 의료보험 체계에서는 더욱 그렇다. 여기서 근본적인 한계가 발생한다. 바로 절대 시간이 부족해 피곤한 상태에서 커뮤니케이션을 하고 선택하는 과정, 즉 의사 결정을 하게 된다는 점이다. 그런데 좀 더 깊이 들여다보면 대부분 커뮤니케이션이 아니라 곱씹기를 통해 정보를 스스로 만들고 각색한다는 사실을 발견할 수 있다. 무슨 뜻일까?

병원의 직원들을 면담해보면 그들의 가장 큰 불만 중 하나가 원장이 내리는 결정의 근거를 알 수 없다는 것이다. 또한 결정을 계속 번복하는 것도 불만스럽다고 털어놓는다. 하지만 정작 원장이나 경영진은 그 사실을 부인한다. 왜 서로 다른 입장을 보일까? 여러 가지 이유가 있겠지만 그중 가장 중요한 것이 습관이다. 바로 '곱씹기'라는 문제다.

예를 들어보자. 오늘 어떤 문제를 해결해야 한다. 원장은 진료를 보면서 그 문제를 고민한다. 커뮤니케이션을 근거로 자료를 취합하고 본질이 무엇인지 알아가야 하지만 시간이 없다. 대부분의 의사들은 자신들의 판단이 훨씬 낫다고 스스로 생각하곤 한다. 이때까지 항상 정답을 맞히는 데 뛰어난 재능을 보였기 때문이다. 그런데 조직이나 관계에서는 그렇게 정답을 찾는 능력과는 전혀 다른 차원의 능력이 필요하다. 정답을 찾는 것이 아이큐라면, 이 새로운 능력은 감성지능 또는 사회지능이기 때문이다. 하지만 원장은 문제를 계속 곱씹으며 생각한다.

뭔가를 반복해 생각할 때의 과정이 대체로 어떻게 진행되는지 잘 알 것이다. 특정 문제를 거듭 생각하다보면 감정적으로 대응하게 마련이다. 되풀이해 생각하는 행위에서 누군가의 잘못이 점점 더 부각되기 때문이다. 그러한 생각 회로에 빠져버리면 이제 그 사람의 잘못이 확실한 사실로 자리 잡는다. 그리고 '그 사람은 왜 그 정도밖에 생각하지 못할까?'라는 식의 답답함만 가중된다. 이렇게 생각을 되풀이하는 과정에서 만들어진 정보가 이제는 중요한 사실이 되어버린다. 기준점이자 출발점이 되는 것이다. 그러고 나면 자신의 판단이 사실이 되고, 상대방은 점점 부족한 사람이 되며, 어쩔 수 없이 명령으로 그들을 바로잡아야 한다는 결론이 나온다. 이런 선택은 결국 대안의 가능성이 축소된 상태의 해결책으로 이어진다.

쉽게 말해 특정 문제가 곧바로 특정 인물의 문제로 요약되고, 원장 본인의 선택안'만'을 고집하는 상황에 이른다. 게다가 곱씹는 과정에서 엉뚱한 기억이 불쑥 드러나면 원장의 짜증은 더 심해진다. 그 문제를 고민하는 행위는 진료에도 집중할 수 없게 만든다. 그렇게 스스로 만들어낸 해결책을 다른 직원들에게 일방적으로 공표하거나 아주 잠깐의 대화 끝에 명령으로 전달한다.

이러한 사정을 직원들은 당연히 알지 못한다. 또한 원장 본인이 곱씹어서 나온 대안은 본인의 생각회로에서는 다른 대안이나 자신이 말해온 규칙들과 연결되었기에 일관성도 있어 보인다. 그러나 다른 사람의 눈에까지 일관성이 있어 보일 리 만무하다. 그저 느닷없는 지시사항일 뿐이다. 이것이 바로 되풀이한 생각 끝에 어쩔 수 없이 내린 선택의 한계다. 직원들은 혼란스럽지만 받아들인다. '왜 그렇게 진행되나요?!'라는 항변을 삼킨 채 말이다.

이런 과정이 지속되면 상황은 이제 새로운 차원으로 전개된다. 이전의 병원 규칙이나 원칙 들이 점점 모호해지는 것이다. 왜냐하면 곱씹는 사람의 생각과 그렇지 않은 사람의 생각 차가 너무 크고, 직원들은 오직 그때그때 명령에만 따라야 하는 상황이 계속되기 때문이다. 결정이 모호하지 않다고 확신하는 사람은 원장 혼자거나 원장과 의견을 나눌 기회가 있는 극히 일부의 사람뿐이다.

생각 곱씹기는 문제를 숙고하거나 논리적으로 사고하는 일이 결코 아니다. 생각 속에서 길을 잃어버린 것과 같다. 타인을 탓하는 것으로, 감정적으로 문제에 반응하게 할 뿐이다. 게다가 진료 과정에서 곱씹기를 하면 주의가 분산되기 때문에 더 나은 것을 생각하기 어렵게 된다. 이런 생각 습관을 그냥 따른 탓에 다른 문제들도 생겨난다. 이렇게 개인의 습관은 점점 조직의 나쁜 습관으로, 조직의 나쁜 무의식으로 굳어진다.

'빨리 빨리'가 만든 생각 패턴

의료계의 직업 특성을 들여다보면 다른 업종에서는 볼 수 없는 독특한 습관을 발견할 수 있다. 경영학이나 조직 관리에서 배우는 것과 정반대인 생각 패턴으로, 판단을 서둘러 내리려는 습관이 그것이다. 의사들은 훈련을 통해 짧은 진료 시간 내에 진단을 내리는 법을 배운다. 진단이란 것은 여러 가지 가능성 중에 확진을 위한 최선의 판단 패턴을 만드는 것이다. 따라서 의사는 '척 보면 압니다'와 같은 패턴을 만드는 과정, 즉 빠른 판단을 가능하게 만드는 생각 습관에 익숙해지려 노력한다. 그리고 의료업계에서는 이런 판단 습관이 조직 습관으로 굳어져버리는 일이 흔하다. 빨리 판단하려는 이러한 태도가 왜 문제일까?

수십 년간 대학에서 의사결정론을 강의한 민재형 교수는 《생각을 경영하라》라는 저서에서 판단을 명쾌하게 정의한다. "판단은 습관이다." 그러므로 그 습관에서 벗어나라고 주문한다. 즉각적으로 떠오른 판단의 내용을 들여다보면 그 기준이 된 기억이나 과거 경험에서 많은 영향을 받았다는 사실을 알 수 있다. 과거의 패턴에 따라 습관과 거의 같은 형식의 '자극-반응'이라는 일종의 패턴을 보이는 것이다. 그런 면에서 판단이 습관이라고 하는 지적은 매우 놀라운 분석이다.

좋은 판단이란 습관적인 생각에 또 다른 생각을 더하는 것이다. 그렇지만 의사들은 빨리 판단하는 것을 장점으로, 중요한 노하우로 여긴다. 이런 경향은 너무 빨리 대안을 찾으려 하는 생각 패턴으로, 자신의 판단을 과신하는 생각 패턴으로 굳어진다. 한마디로 의료 현장은 매우 나쁜 생각 습관이 만들어지는 환경이다.

의사들의 이런 빠른 판단 습관을 좀 더 확실히 이해하기 위해 간단한 진료 과정에서 이뤄지는 대화를 살펴보자. 환자가 들어오면 일반적으로 진행되는 대화다.

의사 : 어디가 불편하세요?

환자 : 배에 통증이 있습니다. (손으로 복부를 가리킨다.)

의사 : 어디인가요?

환자 : 전체적으로요.

의사 : 여기가 아픕니까? (환자의 상복부를 가리키거나 누른다.)

환자 : 네, 거기가 아픕니다.

의사 : 언제 통증을 느끼나요?

환자 : 자주요.

의사 : 식사하기 전에도 그런가요?

환자 : 네, 그렇습니다. 시도 때도 없이 아파요.

이 대화에 어떤 문제가 있는지 알겠는가? 의사는 단편적인 정보들을 토대로 환자를 진단하는 전문가가 되도록 훈련받는다. 이 대화는 "어디인가요?"라는 의사의 두 번째 질문부터 환자에게 물어보는 식으로 바뀐다. 환자는 대답하기만 한다. 의사는 "더 이야기해보세요"라면서 환자가 자신의 상태를 계속 말하게 하는 대신 특정 조건을 검출하기 위한 질문을 던진다. 그리고 환자의 말 한마디로 아픈 부위를 축소하게 한다. 왜냐하면 의사의 머릿속에서 이미 잠정적인 질환이 떠올랐기 때문이다. 의사는 이제 본인이 생각한 질환과 관련한 정보만을 취합하기 시작한다. 마지막으로 잠정적인 결론에 맞춰 검사를 하게 만든다(이렇듯 제한적인 질문으로 가는 데 보통 18초가 걸린다).

의사들은 일반인들에 비해 대개 학력과 지능이 높은 편이다. 그런데 의료라는 행위는 그 특성상 빠른 의사 결정을 부추긴다. 물론 검사라는 과정을 거치기는 하지만, 그것은 본인의 판단이 옳은지를 검증하는 과정일 뿐이다. 물론 의료는 사람을 대상으로 하는 일이다. 그러므로 과거의 경험들을 기반으로 적절한 판단을 내리는 일이 문제라 할 수는 없다.

그러나 이런 판단 습관이 경영에서는 문제를 만들 수 있다. 게다가 의사들이 개인적 성장 과정에서 늘 칭찬이나 주변의 부러움, 스스로가 옳다고 하는 패턴을 자연스럽게 체득하고 있다는 점도 유념할 필요가 있다. 쉽게 말해 너무 빨리 판단해버리거나 상대방보다 내가 더 우위라는 식의 사고 습관이 조직을 병들게 만들 수 있다는 것이다. 의사들의 이런 습관은 병원에서 선택하는 전략적 의사 결정 과정에서 좋고 싫음이라는 초기 판단에 의해 많은 의견들이 바로 채택되거나 거부되는 원인으로 작용한다. 그러나 경영 현장에서는 정반대로 가르친다.

유명한 컨설팅 회사인 맥킨지에서는 처음 떠오른 생각을 무조건 가정으로 여기도록 훈련한 후에야 직원을 실제 현장에 투입한다. 가정으로 여긴다는 것은 '그것이 절대 사실이라는 확증이 있기 전까지는 일종의 의견일 뿐이다!'라고 받아들이도록 하는 것을 뜻한다. 왜 컨설팅 회사에서 훌륭한 직원들을 현장에 투입하기 전에 반드시 이 과정을 거치도록 할까? 또한 이 과정을 경험한 이들의 사례를 보면 이 기간 동안의 생각 훈련(습관 교정)에서 MBA 과정에서 배운 것보다 더 많은 것을 배웠다고 하는데, 그 이유는 무엇일까? 가장 중요한 이유는 '판단하고 결정하는 것이 그리 적절하지 못한 경우가 많다'라는 사실을 과거의 경험이나 경영 현장에서 발견했고, 그것을 넘어서지 않으면 편협한 대안이나 문제 위주의 대안밖에 나올 수 없다는 점을 확인했기 때문이다. 결국 중요한 것은 '처음 떠오른 생각'에 관해 생각하기를 해야 한다는 사실이다.

똑똑한 사람들의 어이없는 실수

뇌는 습관을 활용한다. 습관은 무의식적으로 행동하게 만드는 힘이다. 매번 모든 것을 결정해야 한다면 우리 뇌는 늘 과부하 상태일 것이다. 일례로 운전을 처음 할 때는 짧은 거리를 이동하기만 해도 피곤해지다가 어느 정도 지나면 무의식적으로 운전을 한다. 습관이 된 운전은 피곤하지 않다. 이렇듯 습관은 '자동-반응'으로 의식하지 않은 상태에서 하는 특정 행동이다. 이 '자동-반응'은 행동은 물론 생각과 감정까지 포괄한다. 그래서 '생각 습관', '감정 습관'이라는 말이 있다. 게다가 사람의 뇌에는 태어나면서부터 습관으로 장착된 것이 있다. 생존 본능과 관련한 습관이다. 원시시대 때부터 쌓인 여러 경험들은 '자동-반응' 회로가 되어 생각 습관, 감정 습관, 행동 습관으로 굳어졌다. 이 중 하나가 '확증 편향'이다.

편향이란 단어는 언뜻 그 의미를 이해하기가 쉽지 않다. 오히려 물리학에서 통용되는 편향에 대한 정의를 보면 사람이 지닌 감정 습관, 생각 습관의 모습을 더 정확히 이해할 수 있다. 물리학에서는 편향이 '어떤 입자의 비행 방향에 전기장이나 자기장이 가해져 그 방향이 달라지는 것'을 뜻한다. 과거의 경험이 만들어놓은 생각이나 감정의 틀들은 정작 현실을 있는 그대로 받아들이게 하기보다는 그 과거의 상자 안에 끌어당겨 그것이 옳다고 믿게 만든다.

확증 편향은 특정한 생각을 할 때 그럴 듯한 이유가 있으면, 설령 그 이유가 나중에 보면 완전히 잘못된 근거에서 나왔다 해도 당시에는 그 근거를 사실이라 여기고 생각을 서둘러 종결하려는 경향을 이른다. 다른 말로 '인지 종결 욕구'라고도 하는데, 생각을 거듭하는 것을 어려워하고 원인을 빠르게 판단해버리려는 본능이라 할 수 있다. '확실히 하지 않으면 불편하니까 결론을 내리자!'라고 생각하고 그렇게 해야 마음이 편안해지는 것이다. 섣부른 결정으로 결국 좋은 결과를 얻지 못하게 만드는 확증 편향은 나쁜 습관이다.

그렇다면 인간은 왜 확증 편향을 보일까? 원시 환경을 생각해보면 이해할 수 있다. 원시시대 때는 주변에서 작은 소리만 들려도 가능한 한 빨리 최악의 상황을 그린 후 판단을 내려야 했다. 단 한 번의 실수로도 생명이 위태로울 수 있는 환경이므로 빠른 판단과 예측이 중요했던 것이다. 그 고대의 사고 패턴이 우리 뇌에 고스란히 남아있다. 그 결과 대부분 처음 떠올리는 생각들은 습관적인 생각일 경우가 많다. 그렇다면 어떻게 해야 할까? 생각에 대한 연구서들은 처음에 떠오른 생각을 절대 사실로 받아들이지 말라고 충고한다. '생각을 생각하라'는 조언은 인간의 이러한 한계에 따른 것이다.

앞서 살펴본 것처럼 의료계는 빠르게 판단하는 습관을 강화하는 경우가 상대적으로 많다. 그리고 이때 확증 편향은 종종 엉뚱한 결과를 만들어낸다.

오리 브래프먼과 롬 브래프먼 형제가 쓴 《스웨이》란 책에는 확증 편향 탓에 죽음으로 내몰린 어느 환자의 사례가 등장한다. 어느 날 한 여성이 공포에 질려 응급실을 찾았다. 두 살짜리 딸이 극심한 복통에 시달리고 있다면서 안절부절못했다. 복통은 소화불량 정도의 대수롭지 않은 질병일 수도, 매우 위급하고 심각한 병의 신호일 수도 있다. 대단히 폭넓게 진단할 수 있는 증상인 셈이다. 아픈 딸을 지나치게 걱정하고 불안해하는 여성의 모습에 의사들은 이 여성이 자녀의 작은 불편에도 과민 반응을 보이는 사람이라고 판단했다. 다시 말해 아이가 건강한데도 병에 걸렸다고 착각해 과도하게 걱정하고 심신의 이상을 호소하는 신경증의 한 유형인 심기증(hypochondria)으로 이해한 것이다. 이런 이유로 병원 측은 제대로 진단하지 않고 여성과 아이를 집으로 돌려보냈다. 이튿날 여성은 가라앉지 않는 아이의 복통 때문에 응급실을 다시 찾았다. 그러나 의사들은 또 다시 돌려보냈다. 그 다음 날 여성은 또 응급실에 딸을 데리고 왔다. 이번에는 달랐다. 아이가 의식을 잃은 상태였다. 의사들은 그제야 상황이 심각하다는 사실을 깨닫고 치료를 서둘렀지만 아이는 안타깝게도 숨을 거두고 말았다. 이 사례에 관해 브래프먼 형제는 의사들이 아이의 어머니를 처음 보고 내린 판단이 다른 증거들을 보지 못하게 막았다고 분석한다. 인간은 뭔가를 판단할 때 체계화와 단순화를 위해 일종의 분류를 이용한다. 그런데 어떤 분류 체계를 생각해낼 때 반드시 그 외의 것을 무시하는 과정이 따른다. 물론 무시한 사실들 때문에 문제가 생기지 않기를 바라지만, 바로 여기에 함정이 있다. 마음속으로 일단 분류를 해놓으면 카테고리에 들어맞지 않는 사실들은 아예 인지조차 못하기 때문에 문제가 생길 가능성이 높아진다. 의료계에 있는 사람이라면 누구나 초기 판단 때문에 곤란했던 경험들을 1~2가지 이상은 갖고 있을 것이다.

나 또는 내 부서가 옳다

병원에서 가장 많이 언급되는 나쁜 습관이 바로 각 전문가 집단의 이기주의다. 즉 '내가 옳다' 또는 '우리 부서의 판단이 옳다'라는 생각이다. 병원에 근무하는 직원을 각각 면담해보면 저마다 '내가 옳다'라고 말한다. 조직 전체가 자신만 옳다고 여기는 생각 습관에 물들어 있는 것이다. 그렇다면 병원이라는 조직 내에서 자신이 옳다는 편향이 강화되는 특별한 이유가 있을까? 이 분야의 전문가인 캐서린 슐츠는 그 이유를 3단계 과정으로 알기 쉽게 설명한다. 캐서린은 테드(TED, http://www.ted.com) 강의에서 '우리는 어떤 문제가 틀렸다는 사실을 깨닫기 전까지 그 문제를 늘 옳다고 생각하고 강요한다'라고 말한다. 예를 들어보자.

자신이 옳다고 믿는 안건이 있다. 그러나 상대방은 그것을 옳다고 받아들이지 못한다. 이때 자신이 옳다는 시각에서만 본다면 상대방이 왜 내 말을 받아들이지 못하는가 싶어서 답답할 것이다. 따라서 상대방을 설득하기 위해 3단계 과정을 거친다. 첫 번째 단계는 자신을 제외한 다른 사람들이 무지하다고 가정하는 것이다. 사람들이 내 뜻을 이해하지 못해 '내가 옳다'는 사실을 알지 못하므로 정보를 제공해주면 된다고 생각한다. 이렇게 해도 그들이 생각에 동의하지 않으면 두 번째 가정으로 넘어간다. 사람들이 바보 같다는 가정이 그것이다. 상대방이 멍청하기 때문에 아무리 정보를 줘도 모른다고 생각한다. 그래서 더 자세하게 설명해주려 한다. 설득하기 위해 더 노력한다. 바보들을 위한 배려라고 생각하면서까지 말이다. 정작 벽에 갇힌 사람은 자신인데도 절대 그렇게 생각하지 못한다. 이렇게까지 스스로 옳다는 것을 증명해도 그들이 따르지 않으면 이제 마지막 단계로 넘어간다. 사람들이 악하다는 가정이다. 그래서 상대를 강압적으로 이끌어야 한다고 믿고 실제로 그렇게 행동한다.

캐서린은 자신이 옳다고 생각하는 사람은 오직 조정하려는 의도만을 지닌다는 점을 강조한다. '내가 옳다'라고 느끼면 상대방을 내가 원하는 대로 만들어야 한다는 사실만을 고려한다는 것이다. 그렇지만 남을 자기 뜻에 맞추려고 하는 의도는 안타깝게도 상대에게 모두 파악된다. '아, 저 사람이 나를 자기 뜻에 맞추려고 하는구나'라는 느낌이 들면 누구나 저항하거나 움츠릴 것이다. 나를 자기 뜻에 맞추려고 하는 사람에게 마음을 열기는 어렵다. 이런 과정을 오랫동안 경험했거나 다른 의견을 섣불리 말하기 어려운 상대를 계속 대해왔다면 어떨까? 그 사람의 의견을 따르기는 하지만 마음속으로는 '내가 옳지만 어쩔 수 없이 따른다'라고 생각한다. 결국 내면에서는 '내가 옳다'라는 생각이 강화된다. 그렇게 서로가 자신이 옳다고 생각하는 조직이 형성된다. 이뿐만 아니라 또 다른 부정적인 패턴이 조직에 자리 잡는다. 서로를 믿지 않게 되는 것이다. 결국 서로가 서로를 향해 각자 자신이 옳다는 것을 강화시키는 것이다. 그러다 보면 어느 순간 병원 구성원들 모두가 자신의 입장을 옹호하는 묘한 상황이 벌어진다.

내가 더 고생한다

서로 믿지 않는 사람들끼리 일을 하는 조직에서는 또 다른 패턴이 나타난다. 그것은 각자 '내가 더 고생하고 있다'라고 생각하는 책임감 중독이다. 병원 원장은 직원들의 책임감이 부족하다고 한다. 동시에 직원들은 원장의 책임감 부재를 탓한다.

심리학자인 마이클 로스와 피오레 시콜리는 책임에 관한 매우 흥미로운 연구 결과를 보여준다. 부부 네 쌍에게 각각 부부 관계에 기여한 정도를 물어본 것이다. 예를 들어 저녁식사 준비, 쓰레기 버리기, 갈등 해결, 육아 문제 등 다양한 일들에 부부 각자가 얼마나 기여했는지를 물어본 것이다. 그랬더니 재미있게도 각자가 기여한 정도의 추정치를 더했을 때 100퍼센트를 넘었다. 부부가 저마다 자신의 기여도를 높여서 평가했다는 의미다. 이처럼 사람들이 자신을 높게 평가하는 중요한 요인은 정보의 불일치다. 사람들은 대부분 남들이 공헌한 부분을 잘 알지 못한다. 그러나 자신이 고생하거나 힘든 상황은 누구보다 잘 안다. 공헌을 둘러싸고 자신에 관한 정보가 더 많은 것은 당연하다. 이 실험에서 자신과 배우자가 부부 관계에서 어떤 역할을 했는지 작성하라고 하니 자신이 한 일은 평균 11개를 기억해낸 반면 배우자가 한 일은 평균 8개 정도였다고 한다.

사람들은 나쁜 의도 때문이 아니더라도, 자기 공로를 높게 평가하고 다른 사람의 공로를 낮게 평가하는 책임편향적 시각을 가질 수밖에 없다. 자기 부서만 옳다는 편향과 더불어 책임감 중독은 서로의 노고를 인정해주는 것을 막는다. 오직 각각의 전문가 집단끼리 그 고통을 서로 이해한다는 명목으로 더 결집하고, 당연히 다른 집단을 '해야 할 일을 못한다'는 시선으로 바라본다. 서로에게 공감하지 못하는 전문가 집단은 이렇듯 서로 반목하게 된다.

변화를 막는 부정적 조직 기억

병원에서 누구나 인정하는 또 다른 나쁜 조직 습관 중 하나는 '의사와 절대 싸우지 말라'는 불문율이다. 찰스 두히그는 《습관의 힘》에서 미국 최고 병원이 일으킨 최악의 의료사고를 예로 들면서 병원의 나쁜 조직 습관을 꼬집는다. 마주하기 불편한 병원 내 진짜 모습을 드러낸 이 사건을 약간 각색해서 정리해보았다.

- 의사와 간호사의 싸움은 늘 의사의 승리로 끝난다. 그러니 간호사들은 의사들과 말싸움을 하지 마라. 의사들이 틀려도 그냥 내버려둬라.
- 의사들을 구별하는 딱지를 만들어 표를 따로 해둬라. 예를 들어 '푸른색은 정상인, 붉은색은 세상 물정 모르는 도련님, 검은색은 어떤 일이 있어도 대꾸하지 말아야 할 위험인물, 자칫하면 목이 날아간다'라는 식으로 말이다.
- 넘길 것은 넘기고 비공식적인 룰을 정해서 만일의 사태에 대비하라.

이 독특하고도 암묵적인 규칙이 바로 조직 습관이다. 조직 습관이 형성되면 어느 부서에나 일종의 불문율이 생기고, 이 불문율은 조직 기억으로 작용한다. 이런 습관은 대부분 조직 내 싸움을 막는 일종의 '안전지대' 역할을 한다. 습관이 힘을 얻는 이유는 사람들이 그것을 안전지대라 생각하기 때문이다. 그래서 병원이라는 조직에서 뭔가를 바꾸기는 대단히 어렵다. 어느 누군가가 자신의 안전지대를 빠져나와야 하기 때문이다.

병원에서 변화를 일으키려 하면 대부분 간호부서나 의료기사 부서의 반대가 가장 거세기 마련이다. 바로 조직 기억 때문이다. 새로운 직원이 들어오면 오래 근무한 직원이 주로 조언을 건넨다. 그 조언은 병원 어디에도 드러나 있지 않은 일종의 내부적인 습관에 관한 것이 대부분이다. 누구를 조심해야 하고, 어느 파트와는 트러블이 잦으니 어떻게 대처해야 하는지 등의 조언을 통해 조직 기억은 살아있는 규율이 되어 전승된다. 병원은 특히나 이런 비공식적 조직의 룰이 공식적 규범에 비해 더 중요하게 취급받는 조직이다.

병원 원장들을 만나보면 얘기를 나눈 지 얼마 지나지 않아 그가 조직을 이끄는 데 어떤 식의 전략을 사용하는지 눈치 챌 수 있다. 그들이 자주 사용하는 단어나 중요하게 여기는 사안에 관한 대화를 듣다보면 그가 어떤 범위 안에서 의사 결정을 하는지 알 수 있기 때문이다. 그들은 본인이 제시하는 병원운영전략을 매우 참신하고 상황에 따른 새로운 시도라 여긴다. 하지만 그런 것들 중 대부분이 습관적인 선택, 다시 말해 본인이 정해놓은 안전망 내에서 내린 결정임을 알 수 있다.

순응하는 조직

문제를 드러내지 않고 서로 반목하는 분위기의 조직에서 구성원이 보이는 또 다른 반응이 있다. 매사에 순응하는 태도가 그것이다. 이러한 태도는 조직에서 살아남는 데 유리한 전략이다. 인간의 뇌는 늘 스스로를 보호하려고 하며, 이것은 지극히 당연한 생존 습관이다. 따라서 뇌는 스스로를 방어하기 위해 방어적인 생각을 만들어낸다. 그 방어적 생각 중 하나가 조직에서 곤란한 상황에 처했을 때 '일은 일일 뿐이다'라고 받아들이는 것이다. 심리학자 제리 에델위치와 아치 브로드스키의 연구 결과에 따르면 열심히 일하는 사람이 '일은 그냥 일일 뿐이다'라는 생각으로 업무를 대하면 그 순간 무기력해진다고 보고했다. 의미가 없는 일을 하는 동안 자신도 모르게 그것을 당연하게 받아들이는 자기합리화가 따르고, 이런 자기합리화의 결과가 무기력을 가져온다는 것이다.

병원은 어느 정도 참고 지내야 한다는 암묵적 규율이 무척 강한 조직이다. 의료 활동 중에는 그 특성상 진단·수술 과정에서 다른 의견을 개진하지 못하는 경우가 많다. 이런 특성들과 함께 조직의 부정적 기억이 쌓이면 직원들은 모든 일에 먼저 순응하면서 조용하게 넘어가려고 한다. 아이디어를 제안하고 주장을 내세워보기도 하지만 반영되는 경우가 극히 드물기 때문에 지레 단념한다. 예를 들어 의사 결정의 난이도가 높고 중대한 안건이 있을 때 직원들의 의견을 얻으려 해봐도 묵묵부답인 경우가 많다. 의견 개진을 피하는 태도가 그간 조직 습관으로 굳어졌기 때문이다. 이때 구성원들은 창의적인 생각이나 아이디어를 내기보다는 따르는 쪽을 당연하게 받아들인다.

이런 상황에서 유리한 생존전략은 해야 하거나 할 수 있는 일들을 줄이는 것이다. 결국 겉으로는 무척 조용한 조직처럼 보이지만, 이런 조직의 직원들에게는 생기가 없다. 어느 조직을 방문하든 그 조직의 성장 가능성을 읽을 수 있는 바로미터는 바로 조직 구성원의 활기다. 활기는 조직 습관의 맨얼굴을 보여준다.

병원의 나쁜 조직 습관이 강해져 이제 스스로가 이것은 아니라고 확신해도 나만 피해보지 않으면 상관없다는 생각이 상황에 순응하게 만든다. 또한 반대로 문제가 매우 심각하다고 느끼면 과도하게 폭발하기도 한다. 본인이 그동안 고수했던, 알아서 순응하는 규칙을 넘어서 반응하려고 할 때 가장 쉬운 행동이 바로 분노 표출이기 때문이다. 그래서 조용한 조직에서 중대한 문제가 생겼을 때 분노를 드러내는 직원들이 간혹 있다. 그러나 경영진들은 해당 직원이 분노하는 이유는 모른 채 버릇이 없다고 치부하기 쉽다. 예컨대 여러 기업의 노동쟁의 과정은 이것을 여실히 드러낸다. 이것은 분노해야만 비로소 자신의 의견을 말할 수 있는 암울한 현실 탓이기도 하다.

마지막으로, 순응하는 조직에서는 똑똑한 사람들이 조직을 이탈하는 현상을 자주 볼 수 있다. 똑똑한 사람들은 상황을 재빨리 파악하고 조직에 더 이상 가능성이 없으면 그곳에서 빠져나가려고 한다. 그러므로 일 잘하는 사람들이 계속 그만둔다면 조직 습관에 문제가 있는지 살펴봐야 한다. 단지 급여 조건의 문제가 아니다. 그들은 보이지 않는 벽을 넘는 일의 불가능성을 재빨리 판단하는 사람들이다.

실수가 많은 팀이 좋은 팀

순응하는 조직이 만들어낸 또 다른 특성으로 병원에서 벌어지는 실수가 있다. 이에 대한 연구의 흥미로운 결과에 주목해보자.

두 병동 중 한 곳은 실수가 많고 다른 한 곳은 실수가 적다면 누구라도 당연히 실수가 적은 병동을 선택할 것이다. 그런데 실제로 하버드 의과대학병원 8개 병동을 조사한 결과는 이와 달랐다. 하버드 대학 경영대학원 교수인 에이미 에드먼슨은 비슷한 인력 구성, 전문성, 업무량을 지닌 병동에서 일어난 실수를 조사했다. 6개월 동안 일어난 피할 수 있었던 실수, 피치 못할 실수, 잠재적인 실수, 중간에 바로잡힌 실수로 구분해서 모니터링했다. 이 실험을 시작하기 전 에드먼슨은 의료진의 실력이 뛰어날수록, 팀워크가 좋을수록, 직원들의 만족도가 높을수록, 병동의 분위기가 우호적일수록 모든 유형의 투약 실수가 적을 것이라고 당연하게 생각했다. 그런데 결과는 정반대였다. 조사 결과 최고라 인정받는 병동이 투약 실수가 더 잦다는 결과가 나온 것이다. 수간호사의 업무 지시 능력이 뛰어날수록, 또 직원들의 만족도가 높을수록 투약 실수가 많이 일어난 것이다. 왜 좋은 리더십을 가진 그룹에서 투약 실수가 더 많이 일어날까?

에드먼슨은 추가적인 분석으로 그 이유를 밝혀냈다. 실수를 두려워하지 않고, 실수를 통해 배우려는 조직일수록 실수가 많다는 사실이었다. 투약 실수가 많아도 그 실수를 조직 내 사람들이 모두 공유하면서 실질적인 실수를 줄였다는 사실도 알게 되었다. 다시 말해 실수를 드러내는 것을 용인하는 조직 분위기와 실수를 통해 학습하려는 조직 문화 때문에 실수의 수치가 그대로 드러난 것이다. 그러나 반대로 투약 실수가 적은 병동은 실수를 보고하거나 의사의 처방에 반론을 제기하면 안 된다는 암묵적인 규칙이 있었다. 드러내놓고 말하기보다 실수를 감추려는 나쁜 습관이 작용한 것이다.

이 연구 결과는 어느 조직이나 마찬가지겠지만 특히 병원은 조용할수록 문제가 안에서 곪을 가능성이 높다는 역설을 보여준다. 대부분의 사람들은 실수가 능력 없음을 의미한다고 생각한다. 실수와 문제를 환영하기는 어렵지만, 조직에서 그런 일은 늘 있기 마련이다. 따라서 실수에서 교훈을 얻고 이를 통해 실수를 줄여나가야 한다. 이때 중요한 것은 조직원들끼리 실수를 공유하고 실수의 원인을 자연스럽게 이야기할 수 있어야 한다는 점이다. 열린 조직이란 실수를 통해 발전해나가는 건강한 조직을 뜻한다. 그러나 많은 사람들이 강압적인 분위기와 일방적인 명령으로 문제를 해결하려 한다. 그리고 그런 상황에서라야 조직이 통제되고 있다고 여기는 경영진의 생각 역시 버려야 할 나쁜 조직 습관이다.

대화의 단절은 생각보다 많은 문제를 만든다. 저명한 물리학자이자 우주왕복선 챌린저호 개발 프로젝트에도 참여한 리처드 파인만은 이렇게 말한다.

"아랫사람들은 실무적인 내용으로 윗사람들과 이야기를 나누려 하지만, 의견이 받아들여지지 않으면 대화는 점점 줄어들다가 결국 완전히 없어지고 만다. 그래서 윗사람들은 아래에서 일어나는 일을 알 수 없게 된다."

병원 문화의 두 얼굴

순응하는 조직이 일견 편해 보일수도 있다. 겉으로는 별 문제가 없어 보이기 때문이다. 그러나 이런 상황에서 조직 구성원은 모두 나쁜 상태에 빠진다. 조직원은 무기력해지고, 리더는 오만해지는 것이다. 그럴수록 행복한 병원 만들기는 점점 어려워지는 셈이다. 그렇다면 병원에서 왜 이런 문제가 나타날까? 여기 병원 문화의 극단적인 두 얼굴인 무기력과 오만에 관한 연구가 있다.

먼저 무기력을 알아보자. 세계적인 심리학자인 마틴 셀리그먼은 "무기력이란 자신의 에너지 발산이 외부의 힘으로 차단될 때 느끼는 좌절감이 각인되어(학습) 시도조차 하지 않는 상태다"라고 말한다. 그 결과 신체적인 에너지 저하가 아닌 심리적인 에너지 저하로 '의욕 없음'을 보인다고 한다. 파블로프의 개 실험은 개에게 종소리를 들려주고 보상으로 고기를 주다 보면 이후에는 종소리만 들려도 개가 침을 흘린다는 유명한 실험이다. 셀리그먼은 파블로프의 개 실험을 반대로 시도했다. 보상 대신 충격을 주고 그 결과를 연구한 것이다. 이른바 '셀리그먼의 개 실험'으로 불리는 이 실험에서 셀리그먼은 하루 동안 묶어놓은 개에게 전기충격을 가했다. 아무 예고 없는 전기충격이었다. 그리고 다음 날에는 목줄을 풀어주고 뚜껑 없는 상자에 넣은 뒤 불빛이 어두워지는 신호를 준 다음 전기 충격을 주었다. 목줄이 없는 개는 충분히 피할 수 있었다. 그런데 놀랍게도 실험한 개 중 3분의 2가 첫날의 전기충격 경험 때문에 그 자리에서 가만히 전기충격을 받아들였다. 이후 셀리그먼은 보강 실험을 더해 '학습된 무기력'이라는 개념을 밝혀냈다. 그리고 무기력이 학습되는 단계를 3단계로 제시했다.

• 1단계 : 전기 충격이나 재앙 앞에서 아무리 노력해도 결과가 달라지지 않음을 깨닫는 단계
• 2단계 : 재앙이 일어난 상황과 고통을 참아내며 앞으로는 어떠한 일

에도 자신의 노력이 결과에 영향을 줄 수 없다고 판단하는, 즉 무기

력을 학습하는 단계

- 3단계 : 다른 상황에 놓여도 학습된 무기력 때문에 아무 시도도 하

지 않는 단계

순응하는 조직의 가장 심각한 점은 어떤 문제를 '주변 상황 때문에 어쩔 수 없다'고 받아들이는 것이다. 어떤 일의 좋지 않은 결과가 자신의 노력이 부족하기 때문이라고 믿는 사람은 쉽게 무기력해지지 않는다. 그러나 반대로 어떤 일의 결과가 운명이나 주변 여건 탓이라고 생각하는 사람은 무기력에 빠지기 쉽다. 무기력해지면 행동하지 않고, '뭘 해도 안 돼'라고 스스로에게 말하며, 마음과 몸이 아프고(스트레스 반응에 따른 수면장애, 소화불량, 불면증), 지나친 수동성(공격에 대항하지 않고 받아들이는 성향으로서 온화함과는 다름), 극단을 오가는 식이습관 등을 보인다. 그리고 그것이 조직 습관의 한 측면을 장식한다. 뇌에 각인되고(조건화) 나쁜 습관으로 자리 잡는다. 병원의 리더는 직원들이 창의적인 아이디어를 내거나 일을 스스로 알아서 해주기를 바라지만, 수동적인 조직은 새로운 시도보다는 주어진 업무를 수행하기에만 급급하며 병원이 아닌 다른 곳에서 행복을 찾아 나선다.

그렇다면 리더는 이런 상황에서 어떻게 변할까? 자리가 사람을 만든다는 말을 들어봤을 것이다. 그런데 뇌과학자들은 실제로 권력이 뇌를 바

꾼다고 한다. 권력이 뇌에 미치는 영향을 알아보는 2가지 실험이 있다.

첫 번째는 스탠퍼드 대학의 실험으로 대학생들에게 여러 가지 사회적 논쟁거리를 던져주고 다른 조와 일종의 입씨름을 30분간 하게 했다. 그리고 논쟁을 하는 집단에 속한 사람 중 1명을 무작위로 선택해 집단에 속한 사람들의 토론을 평가하는 임무를 주었다. 30분의 토론이 끝난 뒤 실험 진행자는 쿠키가 담긴 접시를 집단의 테이블에 놓아두었다. 이때 사람은 3명인데 쿠키는 5개를 주었다. 각자 하나씩 쿠키를 먹고 나서 2개가 남았을 때 누가 가장 먼저 쿠키에 손을 뻗었을까? 바로 무작위로 선정된 조장이었다. 임의로 선택된 이 조장은 쿠키를 먹을 때도 다른 사람들에 비해 더 게걸스럽게 먹는 모습을 보였다. 이 모습은 그의 원래 성격이 나타난 것이라기보다는 30분간의 권력이 만들어 낸 결과로 볼 수 있다. 연구자들은 짧은 권력의 경험이 다른 사람들을 신경 쓰지 않고 거리낌 없이 행동하게 만들며, 결국 이기적인 행동까지 이끌어낸다고 분석한다. 아주 잠깐 맛본 권력의 달콤함이 '다른 사람의 관점을 무시'하게 만든 것이다.

두 번째 실험은 더욱 흥미롭다. 권력자의 태도를 흉내내기만 해도 변화가 생긴다는 사실을 확인할 수 있기 때문이다. 심리학자인 다나 카니는 피실험자들을 둘로 나눈 뒤, 한쪽은 몸을 최대한 확대하는 권력자 자세를 하게 했고, 다른 쪽은 반대로 권력자 옆에 있으면 나올 법한 행동인 몸을 최대한 축소하는 자세를 1분 동안 취하도록 했다. 권력자 자세는 의자에 눕듯이 기댄 채 두 다리를 탁자에 올려놓는 것이었는데, 이때 실험 진행자는 다리의 위치가 심장보다 높을 때 생리적 변화를 확인하기 위해서라고 설명했다. 반대로 몸을 축소하는 자세를 요구한 쪽에는 두 다리를 모으고 두 팔은 가슴에 교차해서 붙인 채 상체를 약간 숙이는 자세를 취하게 했다. 단 1분 동안 이러한 자세를 취한 것만으로 피실험자들은 전혀 다른 느낌을 받았다. 권력자 자세를 취한 쪽은 반대 자세를 취한 쪽에 비해 더 큰 책임감과 권력을 느꼈다는 것이다. 이유가 무엇일까? 자세가 호르몬 분비를 바꾸기 때문이다. 권력자 자세를 취한 사람들은 공격적 남성 호르몬인 테스토스테론의 분비량이 많아졌고, 반대 자세를 취한 사람들은 테스토스테론의 수치가 낮아졌다. 이뿐만이 아니다. 스트레스 호르몬이라고 알려진 코티솔 역시 권력자 자세를 취한 쪽은 낮아지고 반대는 높아졌다. 군대식 훈련에서 가슴을 활짝 펴는 자세를 항상 취하게 하는 이유도 이 때문이다. 뇌·신경 심리학자인 이안 로버트슨 교수는 "사람이 성공하면 변한다고들 하는데, 맞는 말이다. 권력은 매우 파워풀한 약물이다"라고 말한다.

병원이라는 조직을 보자. 원장은 생기 있고 활력이 넘친다. 그에 비해 직원들은 그렇지 않다. 이렇듯 상반된 모습이 나타나는 이유를 앞선 실험 내용을 근거로 해석하면 〈그림1-1〉처럼 표현할 수 있다. 한쪽은 승자의 곡선으로, 다른 쪽은 패자의 함정으로 내달린다는 것이다. 단적인 비교일 수도 있지만 결국 순응하는 조직은 2가지의 극단적인

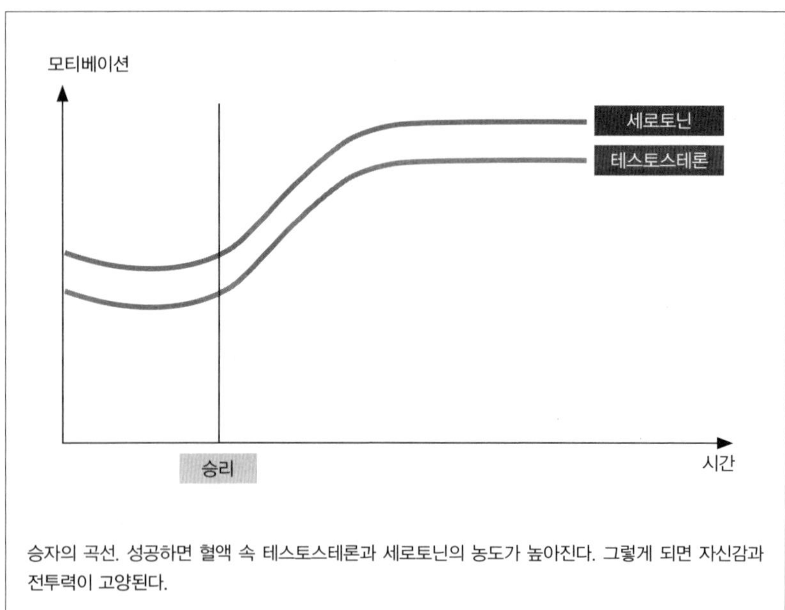

승자의 곡선. 성공하면 혈액 속 테스토스테론과 세로토닌의 농도가 높아진다. 그렇게 되면 자신감과 전투력이 고양된다.

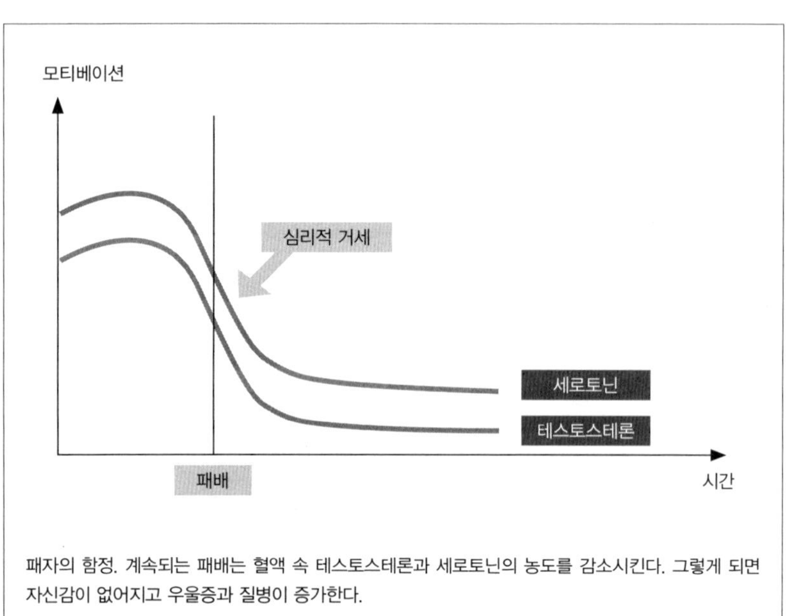

패자의 함정. 계속되는 패배는 혈액 속 테스토스테론과 세로토닌의 농도를 감소시킨다. 그렇게 되면 자신감이 없어지고 우울증과 질병이 증가한다.

〈그림1-1〉 승자의 곡선과 패자의 함정

형태로 운영될 가능성이 높은 것은 확실하다.

이안 로버트슨 교수는 권력의 단맛에 빠지면 사람을 도구로 본다고 충고한다. 승리를 통해 거머쥘 보상에 지나치게 집중하게 되면서 권력이 시야를 좁게 만들고, 부정적 결과에 무뎌지게 만든다. 또한 내가 받을 보상에만 몰입하게 하고, 다른 사람의 눈으로 나를 바라보기 어렵게 한다.

의료계에는 왜 지시형 리더가 많을까?

감성지능의 대가인 다니엘 골먼은 《감성의 리더십》에서 불협화음을 만드는 리더십 유형으로 지시형 리더십을 꼽는다(그는 총 6가지 리더십 유형을 논한다).

흔히 '시키는 대로 해!'라고 말하는 유형이 지시형 리더십이다. 이 유형은 명령에 대해 일일이 설명하는 건 귀찮아 하면서도 상대가 그 명령을 곧바로 시행하기를 바란다. 시키는 대로 하지 않으면 협박을 하는 등 세세하게 통제하려는 특성의 리더십이다. 이 리더십은 거의 모든 상황에서 가장 효과가 나쁜 유형이라 할 수 있다. 그런데 이 리더십을 의료 분야에서 많이 찾을 수 있다. 의료 분야의 조직이 지시형 리더십을 선호하는 이유는 수술실과 응급실 같은 곳에서 효과적이기 때문이다. 또한 지시형 리더십을 선배나 교수에게 자연스럽게 학습하면서 다른 유형의 리더십을 대할 기회가 없다는 점도 이유로 들 수 있다. 대부분의 사람들은 리더십을 의도적이기보다는 우연한 계기를 통해 흡수하며, 주로 누군가와의 관계에서 알게 된 것을 기준으로 학습한다. 이렇듯 리더십을 갖추는 과정에서 경험이 우선할 수밖에 없으므로 그 사람의 현재 리더십 스타일은 그동안의 경험의 질을 보여주는 것이기도 하다. 따라서 의료계는 당연히 지시형 리더십에 지배될 가능성이 높다. 이런 지시형 리더십은 조직 전체의 감성 수준을 부정적으로 만든다. 예를 들어 강압적인 병원 원장이 지시형 리더십을 취하면 그와 관계를 맺는 간호사나 다른 의사들의 감성적 기조가 부정적으로 바뀐다. 그것은 환자에게도 전염되면서 좋지 않은 분위기를 형성한다. 결국 환자가 받는 의료 서비스의 질도 떨어진다.

그러나 지시형 리더십은 급하거나 위기에 처한 상황에서 효과적일 수 있다. 또한 진취적인 일을 계획하고 운영할 때 주저함 없이 앞으로 나아가도록 해준다. 골먼은 지시형 리더십을 효과적으로 발휘하려면 감성적인 차원에서 자기 제어 능력을 갖추는 것이 가장 중요하다고 주장한다. 자기 제어 능력으로 화를 억제하고 인내해야 긍정적인 변화나 결과를 유도할 수 있고, 지시형 리더십이 주는 한계를 보완할 수 있다는 것이다. 자기 제어 능력이 결여되면 이 유형의 리더십에 매우 심각한 문제가 발생한다. "노여움의 감정뿐만 아니라 역겨움과 경멸 같은 부정적 감정을 드러내는 강압적인 리더는 사람들의 감정에 치명적인 영향을 미친다"라는 지시형 리더십에 관한 골먼의 주의사항은, 의료계에서 반드시 기억해야 할 조언이다. 덧붙여 골먼은 "최고의 리더란 적절한 시기에 적절한 방법을 사용할 수 있는 리더다. 그리고 자신이 선택한 방법을 의심하고 언제든 더 나은 방법으로 순발력 있게 옮겨갈 수 있는 리더다"라고 말한다. 즉, 한 유형에만 집착하지 않는다는 것이다. 이것을 '상황에 맞는 리더십 발휘'라 한다.

상황에 맞는 리더십을 발휘하려면 감성에 대한 이해를 높여야 한다. 자신의 감성을 돌아보고, 감성의 동기를 파악할 줄 알며, 그래서 무엇이 문제인지를 깨닫는 일종의 자기 수양 과정이 반드시 필요하다. 그것은 자신이 틀림없다고 믿는 탓에 습관처럼 굳어버린 행동을 변화시키는 과정과 비슷하다.

의료인과 번아웃증후군

현대인들에게 새로 생긴 심리적 증상으로 '번아웃증후군(Burnout Syndrom)'이 있다. 번아웃증후군이란 자신의 업무에 지나치게 몰두하고 헌신적으로 일하다 극도의 피로와 압박감에 시달린 나머지, 말 그대로 신체적으로나 정신적으로 모든 에너지를 소진해 외부의 작은 충격에도 정신적으로 무너지는 상태를 이른다. 번아웃에 빠지면 휴식을 취해도 의욕이 생기지 않으며, 일하면서 두려움을 느끼거나 자신의 에너지가 점점 사라지고 있다고 느낀다. 일상에서도 사소한 일에 기분이 상하고 상처를 쉽게 받는다. 특히 의사나 간호사 등 남을 돌보는 직업에 종사하는 사람들은 일에 관한 의지나 사명감이 줄고 스트레스에 시달리면서 번아웃증후군에 빠지기 쉽다.

심리학자 에크하르트 뮐러는 번아웃이 진행되는 과정을 5단계로 설명한다. 이를 살펴보면 병원을 개원할 당시의 의욕이 어떻게 해서 차츰 사라지고 스스로를 어떻게 소진해가는지 그 단초를 알 수 있다.

첫 단계는 '이상주의적 열정 단계'다. 뭐든지 열심히 하려고 한다. 자신의 잠재력과 한계를 넘어서기를 바라며 일에 몰두한다. 힘든 하루를 보내도 회복이 빠르다. 그러다 현실의 벽 앞에서 두 번째 단계로 넘어간다.

두 번째 단계는 '현실적 실용주의 단계'다. 현실에 부딪히면서 가능한 것과 불가능한 것의 경계를 스스로 깨우치고 무모한 도전을 줄인다. 그러나 일의 재미와 삶의 의미를 여전히 느끼려 노력한다. 일과 생활이 균형을 이루는 이 단계는 큰 문제가 없는 듯 보이지만 대부분 곧 세 번째 단계로 넘어간다.

세 번째 단계는 번아웃이 막 시작되는 '권태와 상실감 단계'다. 초반에 가진 꿈이 사라지면서 스스로 성공의 한계를 명확하게 받아들인다. 균형이 깨지고 열정이 줄어든다. 내면에서는 이런 질문이 반복된다. '정말 이 모습이 내가 꿈꾼 삶인가? 고작 이게 전부인가? 내 모든 노력이 제대로 인정받긴 했나?' 주저앉을 수 없다는 생각에 '성공하는 법'이라든가 '처세술' 책을 읽으면서 의욕을 일으키려 애쓴다. 그러나 쉽지 않다.

네 번째 단계는 '좌절과 우울 단계'다. 무언가를 새롭게 시도할 에너지가 없는 단계로 직장 내 동료, 상사, 부하직원 들이 사사건건 나를 자극한다고 여긴다. 사소한 일에 과도하게 반응하거나 피해의식을 드러낸다. 심지어 주변이 모두 적으로 보이기까지 한다. 모든 문제가 자신 때문일지 모른다는 의구심이 들면서 억울하다고 생각하고, 주위 사람들이 자신을 이해하지 못한다고 여겨 가족과도 멀어진다. 자신을 지탱하던 일에 관한 사명감이나 자존심이 더 이상 제 역할을 하지 못하면서 상황이 점점 악화되면 결국 번아웃의 마지막 단계에 이른다.

번아웃의 다섯 번째 단계에서는 무감각해져 희망도 없고 삶의 의미도 잃어버린다. 비관적인 생각에서 벗어나지 못하며, 주변에 도움을 구하는 것은 물론이고 도움을 받는 것마저도 피곤하다. 죄책감과 절망이 심해지다가 결국 자포자기 상태에 도달하게 만드는 이러한 심리적 상태는 각종 궤양, 심장계통 이상 등 신체적인 증상까지 불러온다. 이쯤 되면 정상적인 생활이 불가능하고 자살 충동에 시달리며 자신의 무기력해진 모습에 대한 보상으로 술이나 약물, 음식 등에 중독되기도 한다.

그렇다면 의료업계 종사자들은 왜 번아웃증후군에 시달릴 가능성이 높을까? 병원에서 일하는 사람들은 환자와 대면해야 한다. 아픈 사람을 대하는 업무에서 비롯되는 에너지 소진은 다른 일을 할 때보다 훨씬 크다. 환자를 돌보는 간병인들이 특히 쉽게 우울해하는데, 환자를 돌보면서 고스란히 전해지는 환자의 고통과 감정이 정신적 피로를 가중시키기 때문이다. 병원 업무 특성상 누군가를 도와야 한다는 내면의 자연스러운 요청이 생겨나고, 이와 동시에 환자의 고통이나 요구사항을 해결해야 하는데 만일 그것이 제대로 이행되지 않는다고 스스로 느끼면 결국 정신적 부담이 늘어난다. 병원은 아픈 사람들이 저마다 고통을 호소하는 장소다. 그러므로 이들을 돕고 치료하고자 하는 사명감은 자연스럽게 생겨난다.

그러나 사명감이 현실의 벽에 가로막히고, 소극적인 업무 방식이 조직 내에 습관으로 자리 잡으면 구성원들은 스트레스와 걱정에 시달려 타들어가는 성냥처럼 되고 만다.

병원 종사자와 비슷한 정신적 소진을 경험하는 직종이 교사다. 교사는 사명감으로 학생들을 가르치지만, 자신의 가르침이 학생들 개개인에게 어떤 영향을 주는지 알기 어렵다. 시간이 한참 지나고 나서야 교육의 결과를 가늠할 수 있기 때문이다. 그렇기 때문에 자신의 노력이 지닌 가치를 의심하기 쉽고 초심을 지키기 어렵다.

사명감으로 무장한 채 열심히 일해도 자신이 아무것도 변화시키지 못한다고 느끼면 누구나 금세 무기력해질 것이다. 의료업계 종사자든 교사든 사명감이 중요한 직업은 일에서 의미를 찾지 못하는 순간 번아웃증후군을 선물받는다. 수익만으로는 사명감의 구멍을 채울 수 없기 때문이다.

회피모드 vs 접근모드

지금까지 병원 내 불편한 진실에 관해 들여다보았다. 이 불편한 진실을 마주하기 위한 마지막 과제로 매우 독특한 실험 하나를 살펴보자. 이 실험은 병원의 나쁜 습관이 일상에 미치는 영향과 더불어 그것을 해결하는 단초가 무엇인지 깨닫게 해준다.

2001년 메릴랜드 대학에서 1가지 실험을 진행했다. 간단한 미로를 푸는 게임이었다. 피실험자를 두 그룹으로 나눈 후 미로 가운데에 그려진 생쥐가 미로를 벗어날 수 있는 방법을 찾으라고 지시했다. 두 그룹에게 주어진 미로에 관한 조건 중 단 1가지 조건이 달랐다. 한 그룹의 미로에는 출구 근처에 생쥐가 좋아하는 치즈 한 조각이 그려져있었고, 다른 그룹의 미로에는 치즈 대신 생쥐가 싫어하는 포식자인 올빼미가 그려져있었다. 다시 말해 한쪽은 치즈라는 긍정적인 요소가, 다른 쪽은 올빼미라는 부정적인 요소가 출구 근처에 그려진 것이었다. 미로 퍼즐은 모든 학생들이 2분 안에 풀 수 있을 만큼 매우 쉬운 수준이었다. 이 미로를 풀게 한 다음 학생들의 창의력을 테스트했는데 놀랄 만한 결과가 나타났다. 올빼미 쪽(회피모드)에 비해 치즈 쪽(접근모드)의 창의력이 두 배 높게 나타난 것이다. 회피모드의 학생들이 두려움과 경계심, 조심스러움과 '거부' 반응을 느껴 창의력을 발휘하거나 융통성을 발휘하기 어려운 상태에 빠졌다고 볼 수 있다.

병원 원장들이 직원들에게 갖는 불만 중 가장 많은 것이 바로 회피모드에서 나타나는 태도와 유사한 직원들의 태도다. 원장들은 직원들이 늘 눈치를 본다고 토로하며, 직원들의 그러한 행동 때문에 답답하다고 말한다. 그러면서 이 문제를 개인의 한계로 여기고 더 강하게 다그치거나 압박을 가한다. 그러나 앞서 언급한 실험에서 보듯 직원들의 마음가짐은 행동만큼 중요하다. 행동을 아무리 다그친들 병든 조직 습관에 물들어버린 직원들은 더 나쁜 결과를 만들어내거나 스스로 의기소침해질 뿐이다.

위의 실험이 주는 의미를 좀 더 자세히 들여다보자. 직원들이 부정적이고 비판적인 방식으로 업무를 처리하거나, 어떤 일을 지나치게 걱정하거나, 생각이 너무 많은 상태라면 이는 곧 회피모드를 활용하는 것이다. 회피모드가 작동하면 시야가 좁아지고 번아웃과 같은 무력감을 느낀다. '병든 조직 습관을 더 조심하라'는 내면의 명령이 다가온다. 뇌에서 회피 시스템이 작동하면 일단 스스로가 덫에 걸렸다는 기분이 든다. 극심한 소심과 무력감으로 출구가 없다고 느낀다. 요컨대 회피 시스템이 작동하면 모든 일을 '의무'나 '귀찮은 것'으로 받아들인다. 일을 하긴 하지만 생각 속으로 도망쳐버리면서 어쩔 수 없이 하는 일이라고 자신을 위로한다. 따라서 회피 시스템 작동이 번아웃으로 이어지는 일은 당연하다.

뇌에서 상대의 감정을 파악하는 과정을 주관하는 편도체의 반응을 확인해본 이들은, 인간은 상대방의 눈가에 비친 노여움이나 미소 등의 감정을 보는 즉시 '감지'해낸다고 한다. 그리고 그렇게 감지한 상대의 감정을 상대의 것이라고 파악하기보다는 스스로의 감정으로 여겨 반응한다고 한다. 다시 말해 다른 사람의 감정을 '잡아'내고, 그것과 유사한 자신의 '감정'을 만들어내는 일이 자연스럽게 이루어지는 것이다. 이런 현상을 데니얼 골먼은 '감정의 전염'이라 부른다.

회피모드의 작동은 조직에서도 고스란히 드러난다. 조직 내에서는 감정이 전이되므로 일을 같이하는 과정에서 조직 전체는 비슷한 감정 상태에 빠지기 마련이다. 어느 산업군의 70개 업무 부서를 조사한 결과도 이를 방증한다. 부서원들이 머리를 맞대고 약 2시간가량 회의를 하고 나자 모든 부서원들의 기분이 서로 비슷했다고 한다. 병원도 마찬가지다. 전 직원들과 고객들은 서로의 감정을 보이지 않는 신경회로로 옮긴다. 그러므로 나쁜 조직 습관에 물든 직원들은 병원에 출근하기 전의 감정과 병원에 출근한 직후의 자기 감정이 달라지는 것을 자연스럽게 경험한다. 환자들은 직원들의 얼굴을 보자마자 회피나 두려움 또는 불편함의 감정을 읽고, 그것을 자신의 감정으로 바로 드러낸다.

그러나 이 실험에서 간과할 수 없는 또 하나의 중요한 교훈이 있다. 접근모드는 전혀 다른 결과를 보였으며, 그 변화는 아주 작은 것(올빼미가 아닌 치즈)으로도 가능하다는 점이다. 병원의 구성원들이 작은 업무 방식부터 접근모드로 바꿀 수 있는 방법을 만들어 시행한다면 어떤 변화가 일어날까? 앞으로 다룰 내용은 바로 접근모드를 확장시키는 방법들이라 할 수 있다. 병원의 나쁜 습관이 주는 불편한 진실을 직시하고 아주 작은 변화만으로도 긍정적인 성과를 이룰 수 있다. 그러한 실제 사례 또한 넘칠 정도로 많다.

2. 나쁜 습관과 결정적 순간의 대화

모든 대화는 결정적 순간이다

경영학자 또는 사상가로 저명한 톰 피터스는 2010년 이전까지의 책 중에 단 한 권의 경영서적을 읽을 수 있다면 《결정적 순간의 대화》를 추천한다고 말한 바 있다. 이유가 무엇일까? 그것은 바로 앞서 살펴본 모든 것들이 바로 대면기술에서 발생하기 때문이다. 대면기술이 바로 나쁜 습관의 전형을 보여준다는 말이기도 하다. 대면기술은 실질적인 경영 성과를 좌우하는 아주 중요한 핵심 요소다. 다시 말해 경영전략이 구체적으로 이뤄지는 과정의 관건은 대면 접촉인 것이다. 그리고 특히나 의료계에서 각 병원 사이의 강력한 차별화를 이루는 동력 역시 바로 여기에 있다.

앞서 알아본 병원의 맨얼굴은 대부분 서로 대화하는 과정에서 나타난다. 조직의 나쁜 습관은 대면 접촉으로 조직 내 중요한 것들을 망가뜨린다. 당연하다. 경영상의 모든 결정은 대화로 이루어진다. 대화를 통해 메시지가 전달되고, 가치가 바로 서며, 비전의 쓸모가 드러난다. 따라서 《결정적 순간의 대화》의 저자인 케리 패터슨과 조셉 그레니 교수는 중요한 것을 드러내거나 암묵적으로 공유하는 대화를 "결정적 순간의 대화"라 표현한다. 작은 규모의 대화든 많은 사람들을 대상으로 하는 대화든 모든 대화는 '결정적 순간'이다. 이 '결정적 순간의 대화'에서 직원과 경영진이 서로의 신뢰를 확인한다.

그러므로 병원 내 나쁜 습관이 어떤 과정으로 고착화되는지 확인해 보는 것이 중요하다. 조직원 사이에서 이뤄지는 대화의 부족한 측면을 명확히 알아야 그것을 해결할 포인트도 파악할 수 있기 때문이다.

나쁜 습관은 어떻게 확대되는가

과정 ① 행동의 원인을 분석하는 판단 패턴

상사의 기대에 부응하지 못한 상황은 늘 있다. 그래서 부하직원은 그 문제를 해결하기 위해 다양한 시도를 한다. 상사나 관계자들과 개인적인 접촉을 하기도 하고, 휘하 조직의 구조를 변경하기도 한다. 그 전에 이런 해결책을 올바르게 적용하려면 정확한 원인을 파악해야 한다.

하지만 실제로 상사의 기대에 못 미치는 상황이 발생하면 대개 문제의 원인을 서둘러 판단한다. 그렇게 처음 떠오른 생각을 직관적으로 '문제의 가장 큰 원인'이라 여긴다. 그렇게 해서 원인으로 지목되는 처음 생각은 동일한 특성을 지니고 있다. 즉, 상대방의 성격이 문제라고 보는 것이다. 가령 병원에서 의료진이나 누군가가 잘못했다는 이야기를 들으면 그 잘못한 이가 거만하거나 게으르고 자기 밖에 모르는 사람이라고 단정 짓는 경우가 가장 흔하다. 이렇게 판단하는 것이 과연 올바를까? 게다가 타인의 실수나 좋지 않은 결과는 그 사람의 성격 탓이라고 하면서, 반대로 자신을 평가할 때는 그 원인을 상황 때문이라 한다.

사람들은 올바르지 않다는 사실을 알면서도 거의 무의식적으로 그러한 판단을 내린다. 습관적 반응인 것이다. 그 사람의 성격적 결함이나 능력의 결함을 먼저 상정해버리는 것이다. 이 생각에는 그렇게 보는 것이 옳다는 감정적인 흐름이 더해진다. 생각이 감정을 불러일으키고, 감정은 그 생각이 당연히 따라야 할 것이라는 느낌을 더함으로써 행동하도록 만든다. 이것을 도식화하면 이렇다.

(누군가의 행동, 표현 등을) 보고 듣기 ⇨ (내면에서) 자신에게 말하기 (생각이 떠오름) ⇨ 감정 형성(생각에 적절한 감정이 떠오름) ⇨ 행동

어떤 문제를 대했을 때 불과 30초도 되지 않는 사이에 상대방이 잘못했다고 생각하면서 그 원인을 상대의 성격적인 결함(또는 능력의 결함) 탓으로 돌리면 자신도 모르게 화가 끓어오른다. 이 과정을 조금 더

들여다보자. 먼저 상대방의 기대에 못 미치는 행동을 보거나 듣는다. 그러고 나면 그 사람이 왜 그런 행동을 했는지 곧바로 분석한다. 그런데 이때 대개의 사람들은 문제의 원인을 상대의 성격 결함 때문이라고 판단한다. 이전에 겪은 비슷한 문제를 떠올리며 더욱 확신한다. 문제를 곱씹으며 상대를 비난하는 말을 속으로 내뱉는다. 생각이 형성되면 그에 어울리는 감정이 따라온다. 그러고 나서 행동한다. 이때 아무리 예의를 갖추려 해도 그 감정이 새어나온다. 태도나 질문 또는 대화를 끌고가는 방향에 영향을 준다.

과정② 판단에 따른 대안 축소 및 무시

자신에게 어떤 감정이 생기면 누구나 그 감정을 합리화하는 생각을 하기 마련이다. 즉, 자신의 감정은 당연하다고 여기기 때문에 의심하지 않고 자연스럽게 받아들인다. 그리고 그 감정을 옳다고 여긴다. 우습지만 사실이다. 생각이 감정을 강화하고, 감정이 다시 생각에 힘을 실어주는 것이다. 상대를 바보 같다고 느끼면 어느새 그 사람을 '바보 같은 사람'으로 단정 짓고 확신한다. 이렇듯 나쁜 생각 습관이나 고약하고 미흡한 관찰 습관은 대부분 상대의 됨됨이나 성격에 초점을 맞춘다. 그러고는 속으로 '저 사람은 뭐가 문제라서 저럴까?'라고 생각한다. 어떤 상황 때문에 상대가 그렇게 행동하는지 궁금해하기보다 그 사람 자체가 문제라고 판단해버리는 습관 함정에 빠지는 것이다.

이렇게 문제의 근본 원인을 오직 상대의 성격이나 됨됨이에만 맞추면 어떤 결과가 빚어질까? 먼저 정작 중요하게 다뤄야 할 주제와 제대로 마주하기 어려워진다. 또한 대안을 만드는 과정에서도 다양하고 적절한 대안들을 생각해내거나 다루지 못하게 된다. 가장 중요한 것은 성격을 유일한 주요 원인으로 보는 순간 상대방을 인격체가 아닌 문제의 원흉으로 간주하게 된다는 점이다. 상대가 원흉이 되어버리면, '원흉'에게 행하는 자신의 행동이 합리화된다. 편견 때문에 최악의 행동을 스스로 용인하는 꼴이다. 이러한 태도는 조직 전체에 나쁜 영향을 줄 뿐만 아니라, 악순환이 발생할 여지를 높인다.

또한 무조건 상대가 문제의 원인이라면서 '나는 옳다'고 여기면 양극화된 사고로 빠질 위험이 커진다. 양극화된 사고란 '전부 아니면 아무것도 아니다.'라는 논리를 말한다. 양극화된 사고에 빠지면 협상을 하기 어렵다. 자신의 올바름이 손상당하고 상대에게 면죄부를 주는 것 같아서 중간 없이 양극단으로만 생각한다. 그럴수록 대안은 점점 줄어든다.

한편으로는, 양극화와는 또 다른 독특한 대응도 한다. 즉, 애써 무시하면서 그냥 넘겨버리는 것이다. 일일이 말하는 모습이 썩 좋아 보이지 않다고 생각하거나 문제 삼지 않는 편이 더 낫다고 판단해 침묵을 선택하는 경우가 그것이다. 상대가 부패했거나 이기적이라고 생각할 때 침묵을 주로 선택한다는 연구 결과도 있다. '자기밖에 모르는, 앞뒤가 다른 사람에게 말해 뭐하겠어'라고 결론을 내리면서 침묵하게 된다는 것이다. 이렇게 애써 상대방을 무시하는 침묵은 상대방의 그 행동을 암묵적으로 허용한 셈이 되므로 문제가 된다. 그러다가 침묵은 어느 순간 분노로 폭발한다. 나쁜 침묵은 문제의 원인을 되새기면서 분노를 키우기 때문에 결국 폭력을 부른다. 여기서 폭력이란 권력에 의존해 강제로 조정하는 일을 일컫는다. 잘못된 전제가 결국은 '그 사람은 그렇게 당해도 어쩔 수 없어'라는 생각을 용인하게 만들면서 '힘에 의존하는 폭력이 당연하다'고 스스로를 합리화하게 되는 것이다. 결국 '내가 좀 거칠게 대하긴 했지만 충분히 그럴 만했어. 걔들은 폭력을 써야 말을 듣거든'이라는 끔찍한 결론으로 자신의 행동에 정당성을 부여한다.

과정③ 힘을 활용하는 대안의 한계

잘못된 습관적 판단은 힘을 활용하게 만든다. '강압적인 방법을 쓰는 순간'으로 스스로를 이끄는 셈이다. 조셉 그레니 교수는 '만약 문제를 힘으로 해결할 수밖에 없다고 생각한다면, 이는 당신의 사고방식에 문제가 있다는 증거'라고 말한다. 또한 힘으로 문제를 해결해야 한다는 생각은 그렇게 하면 상황이 분명 더 나아지리라는 확신을 주며, 그래서 그 방법을 점점 더 즐기게 된다고 덧붙인다.

힘을 사용하면 당장은 상황이 나아지는 듯 보인다. 힘을 사용한 순간 마음이 편해지기까지 한다. 내면의 감정을 밖으로 쏟아냈기 때문이다. 그러나 관계는 점점 삭막해진다. 어느 순간 업무 환경이 황량하고 쓸쓸하게 느껴진다면 조직 내의 누군가가 힘을 사용한 결과다.

힘을 사용한다는 것은 타인을 조정하려 든다는 뜻이다. 이러한 관계에서는 누구나 '이 조직에서는 완전한 해결책이 나오지 않을 것 같다'고 여기거나, '상대방의 저항 때문에 문제를 해결하기 어려울 것 같다'고 생각한다. 그래서 겉으로는 예의를 차리는 척하면서 자신의 강압적인 면을 숨기려 한다. 그렇지만 인간은 상대가 어떤 마음으로 자신에게 접근하는지 무의식적으로 알아차릴 수 있다. 상대를 조정해야 할 대상으로 보는 의중은 은연중에 드러나기 때문이다.

사람 간의 대화를 연구한 학자들은 자신이 전달하려는 생각은 말보다 태도나 행동으로 더 잘 전달된다고 한다. 힘을 사용하는 사람의 태도나 행동은 오직 하나의 신호만을 보낸다. 자신의 목표에만 관심이 있을 뿐이라는 것과 상대를 존중하지 않는 마음이다. 상대방의 성격에 문제가 있다고 단정 지으면 문제를 언급할 때 어조나 표정에서 상대를 업신여기는 인상이 자신도 모르게 드러난다.

아무리 말을 유하게 하고 예의를 갖추는 태도를 취한다 해도 머릿속에서 상대에게 이미 유죄 판결을 내렸다면 그 본심은 감추기 어렵다. 따라서 상대방은 그 본심을 당연히 눈치 챈다. 직원이라면 대개 상사와 대면해 일에 관한 대화를 나누는 동안 불안하거나 불편한 적이 있었을 것이다. 단지 상사이기 때문이 아니라 다음과 같은 이유로 불안과 불편을 느끼는 것이다.

- 상대가 나를 인격체로 존중하지 않는다. (상호 존중 결여)

- 내가 무엇을 추구하는지 상대가 아무 관심이 없다. (상호 목적 결여)

같은 주제로 똑같이 화를 내는 상황이더라도 누가 이야기하느냐에 따라 완전히 다르게 느껴지는 이유가 이 2가지 전제 때문이다. 상사와 직원 사이에 이 두 전제가 반대로 나타난다면 무슨 말을 해도 문제없다. 나무라는 사람이나 그 말을 듣는 사람 모두 문제를 해결하고 더 나은 상황을 목표로 노력하기 위한 방법 중 하나라 여기고 갈등을 받아들인다.

이 경우에는 서로 간에 믿음이 존재한다. 이때 관리자나 상사는 직원과 대화를 진행하면서 돌파구를 찾거나 직원들에게 자발적인 행동을 요구할 수 있다. 그러나 2가지 전제대로 대화가 이뤄지거나 억압적인 방법으로 문제에 접근하면 애초부터 문제를 해결하고 앞으로 나아가는 것을 기대할 수 없다.

힘을 활용할 때 힘을 사용한 쪽은 상대가 요구한 일을 제대로 했는지 의심하면서 더 예의주시한다. 그러면 상대는 두려움으로 반응한다. 그리고 스스로 소극적인 복수를 감행하기도 한다. 일례로 어느 합판공장에서 직원들이 감독관에 대한 불만을 옳지 않은 방식으로 드러냈다. 감독관 때문에 기분이 상할 때마다 멀쩡한 합판을 싸구려 톱밥으로 만드는 기계에 던져 넣은 것이다. 생산성이 떨어지면 감독관이 문책당한다는 사실을 역이용해 소심한 복수를 한 셈이다. 물론 병원에 그런 기계는 없지만 눈앞의 환자들에게 진심으로 다가가지 않거나 문제가 생기지 않을 정도로만 소극적으로 업무에 임하는 식으로 복수할 수 있다. 명령을 순순히 행하면서도 최선을 다하지 않을 수 있는 것이 병원 업무다.

1930년대 중반에 이미 어느 심리학자의 연구 덕에 힘의 한계가 정확히 드러났다. 이 연구진은 팀장들에게 3가지 리더십 방식(권위주의, 방임, 민주)을 무작위로 부여했다. 연구 대상이 된 사람들은 자신에게 주어진 리더십 방식대로 생산 팀을 이끌었다. 예상대로 권위주의적인 태도로 일관한 팀장이 사무실에 있을 때 그 팀이 가장 높은 성과를 보였다. 그러나 팀장이 자리를 비우자 성과는 최하위로 떨어졌다. 두려움 때문에 일을 하는 조직에서는 두려움이 사라지면 명령을 따라야 할 동기도 사라지는 것이다.

이 실험은 힘을 사용할 때의 또 다른 문제를 보여준다. 힘은 누군가를 계속 움직이게 만드는 일을 꾸준히 관리하려고 사용된다. 다시 말해 장기적인 차원에서 힘을 끊임없이 사용해야만 하는 상황으로 조직을 바꿔버린다는 것이다. 조직의 보스는 관리해야 할 많은 일 때문에 시간이 갈수록 지친다. 그리고 사람은 변하지 않는다는 믿음을 키워간다. 권한 이양을 하고 싶지만 그럴 수 없다고 항변하고, 이러한 불행한 일 때문에 자신이 높은 급료를 받는다고 위안한다.

갈등이 반복되는 악순환

이런 습관적 대응이 일종의 비슷한 패턴을 만들어낸다. 힘을 활용하면 일시적으로는 분명히 성과가 있다. 그런데 그 동기 부여가 힘의 활용이나 정서적인 압력에 의해 이루어진다면 일을 지속시키는 압박감은 시간이 지나면서 서서히 줄어든다. 이 과정을 쉽게 표현하자면 '갈등이 심해지면서 행동이 유발되지만, 점점 그 갈등이 줄어들고 시정 조치를 지속해야 할 동기가 점점 사라진다'고 할 수 있다. 일을 지속시키는 동기가 외부 압력인 경우에는 일하는 사람들이 이렇게 쉽게 원래의 습관으로 돌아온다.

갈등 ⇨ 일시적인 행동 변화 ⇨ 갈등 축소 ⇨ 원상태로 복귀

이 과정을 유명한 경영 컨설턴트인 로버트 프리츠는 '진동 패턴'이라 부른다. 진동 패턴이란 아무리 유익한 의도라 해도 그것을 받아들인 당사자가 본인이 느끼는 갈등 때문에 반응한다면, 일시적으로는 개선되는 것 같지만 다시 원래의 습관으로 되돌아가는 것을 말한다.

병원도 마찬가지다. 조직을 이끌 때 힘을 이용해 위기나 재난을 강조하는 권위적 방식의 접근을 하면 처음에는 효과가 있는 듯 보인다. 그러나 시간이 지날수록 직원들은 상사의 히스테리를 무시한다. 아무리 화를 내도 '저 사람은 원래 그래'라고 생각해버린다. 이렇게 되면 이

전과 동일한 양의 결과를 이끌어내기 위해 상사는 더 큰 위기감을 조성해야 한다. 갈등 상황을 이용하는 이 방법 앞에서 직원들은 정서적 갈등을 줄이기 위해 수동적이고 반사적인 태도를 보이면서 객관적인 현실을 외면한다. 애초에 갈등은 한쪽에서 왜곡된 현실을 받아들이는 상황에서 발생하기 때문이다. 이런 상황에서는 상사도 자유롭지 못하다. 힘을 이용하거나 갈등 상황을 조장해도 원래대로 되돌아오는 진동 패턴에 본인도 넌더리가 난다. 더 이상 갈등 상황을 만들기가 감정적으로 힘든 것이다. 그래서 예상되는 갈등을 의도적으로 피하기도 한다. 결국 어느 쪽도 진실을 말하지 않는, 그러면서 어느 쪽도 갈등에서 자유롭지 못한 상황에 처하고 만다.

생각 더하기

의료계의 대면기술 부족이 만들어낸 결과

조셉 그레니 교수의 실험을 보면 부족한 대면기술이 만든 '병원의 가장 어려운 특성'인 의사와 직원 간의 의사소통 벽이 얼마나 엉뚱한 결과를 초래하는지 알 수 있다. 조셉 교수는 조사원들에게 의사로 가장한 채 병원에 전화해 간호사에게 환자의 투약을 지시하라고 주문했다. 간호사들이 이 가짜 의사의 지시를 따랐을까? 요청한 약품이 그 병원에서는 사용 승인이 나지 않은 약품이라면 어떨까? 또는 그 약품의 허용량을 넘는 수준을 투약하라고 지시를 받으면 어떨까? 독자 여러분은 당연히 따르지 않을 것이라 생각할 것이다. 그러나 95퍼센트의 간호사가 의사의 요청을 그대로 따르려 했다. 물론 환자에게 투약하기 전에 간호사에게 실험임을 인지시키고 그만두게 했다.

이 실험은 병원에서 서로 솔직하게 묻고 답하는 것이 얼마나 어려운지, 구
성원 사이에 얼마나 두껍고 높은 벽이 존재하는지 보여주는 단적인 예다.
또한 시스템이나 제도적인 문제가 해결하기 어려운 진짜 문제를 알려주기
도 한다. 의사와 직원들의 이런 관계는 다른 직원끼리의 관계에도 당연히
영향을 준다. 이러한 상황이 안타깝기도 하지만 이 상황에 놀라운 기회가
있다는 사실은 변화를 바라는 사람이라면 절대 잊지 말아야 한다.

상사와 부하직원의 실패 프로세스

하버드 대학 비즈니스 스쿨이 〈상사와 부하직원의 실패 운명〉이라
는 독특한 제목의 논문을 발표했다. 이 논문은 앞서 살펴본 것들이 대
면 접촉의 함정 속에서 어떻게 순차적으로 확장되는지 더 잘 이해하게
해준다. 논문의 주요 내용을 병원에서 일어나는 경우로 각색해 정리해
보았다. 논문에서 중요하게 생각하는 출발점 역시 앞서 언급한, 기대
에 못 미치는 업무 성과다. 여기에 습관적으로 대응하면서부터 조직은
엉뚱한 방향으로 나아간다.

① 실패 운명 신드롬이 나타나기 전 상사와 부하직원과의 관계는 보통
은 긍정적이거나 최소한 중립적이다 – 대부분의 병원에서 직원들과
의 초기 관계 역시 마찬가지다. 그러나 원장이 이전 병원에서 배워
그대로 적용한 나쁜 패턴이 눈에 띄는 병원도 간혹 있다. 원장은 이
전의 리더들에게 배운 그대로 '직원은 믿을 수 없다'거나 '상황을 강

압적으로 조정해야 한다'고 믿는다. 동시에 간호사들은 의사들이 변하지 않으므로 자신의 업무를 묵묵히 할 뿐이라 생각한다.

② 실패 운명 때문에 벌어지는 사건은 사소하고 은밀하게 진행된다. 예컨대 부하직원이 기일을 준수하지 못하거나, 고객을 놓치거나, 수준 이하의 보고서를 제출하는 것 등이다.

또는 성과와는 무관한 개인적·사회적 이유로 부하직원과 거리를 두는 상사로부터 신드롬의 원인이 생겨나기도 한다 – 언제나 발생 가능한, 기대에 못 미치는 사건에서부터 시작된다는 사실도 중요하지만, 병원의 경우 의사와 다른 직원 사이에 벽이 있고, 흔히 그렇게 서로 거리를 두는 것이 당연히 필요하다고 조언한다. 특히 간호사들은 이미 선배들로부터 이와 유사한 조언을 들었기에 이미 마음속에 벽을 만들어둔다. 이 벽들(생각 습관)이 문제를 엉뚱한 방향으로 몰고 간다.

③ 상사는 발단이 된 사건에 대응하기 위해 해당 부하직원을 강력히 감독하는 등 업무 지시 방법이나 추진 방식을 고민한다 – 이 순간은 매우 중요하고 결정적이다. 이때 핵심은 기대에 못 미치는 상황에 관심을 두는 것이 아니다. 문제는 개인적인 성격 또는 한계를 너무나 당연하게 원인으로 지목하는 습관이다. 낮은 업무 성과를 개선

하기 위한 행동은 당연히 필요하다. 그러나 이 문제를 개인의 한계로 받아들이는 순간 힘으로 밀어붙이는 해결 방법을 채택할 가능성이 높다. 앞서 말했듯 아무리 예의를 차린다고 해도 '믿지 못하는 직원'이라는 딱지를 붙이고 나면 그 의중은 어떤 식으로든 드러나기 마련이다. 그러면 부하직원은 상사가 자신을 신뢰하지 않는다는 것을 느낀다. 상사는 모든 조직 관리를 조정할 수 있다고 여긴다. 더불어 문제가 생겨나지 않을 방법을 연구한다.

상사와 직원 모두 서로에게 최소한의 기대만 갖는 것이다.

④ 부하직원은 자신에 대한 상사의 신뢰를 의심하고, 자신은 더 이상 상사의 '자기 인사이드 집단'에 속하지 않음을 깨닫고 반응한다.

우선 부하직원은 상사와 업무로부터 움츠러들거나 상사에게 보이는 자신의 이미지를 바꾸려고 노력한다. 하지만 결국 아무 성과를 얻지 못한다-'자기 인사이드 집단'이란 병원 원장이 신뢰하는 자기 직원이라고 스스로 만든 울타리를 이른다.

연구에 따르면 상사는 직원을 오직 2가지 분류로 범주화한다. 믿을 만한 직원과 믿지 못하는 직원으로 분류하고, 믿지 못하는 직원이 상사의 압력에 움츠러들면 그 직원이 성과가 미진해서 그렇다고 평가한다. 서로 간의 신뢰에 금이 가면 서로 의심하고 감시하고 재확인하고 압력을 가하는 일만 남는다.

⑤ 상사는 부하직원이 문제를 감추거나 무리하게 행동하거나 머뭇거리는 태도를 보고 그의 판단력이나 능력이 부족하다고 이해한다. 그 부하직원이 좋은 성과를 거둬도 인정하지 않고 우연히 생긴 일회성 사건으로 생각한다. 상사는 부하직원의 재량권을 제한해 그 직원과의 일상적 교류를 유보하고, 그 직원에 대한 자신의 신뢰 결여와 좌절감을 더욱 공공연하게 드러낸다. ─ 많은 병원에서 원장이 부하직원들을 대상으로 고민하는 내용이 거의 이와 같다.

⑥ 부하직원은 자신이 제약받고 있으며 과소평가되고 있다고 느낀다. 그는 상사나 업무 때문에 점점 주눅이 든다. 상사의 지시를 무시하거나 상사와 공개적으로 다투며, 거부당했다는 생각에 화를 내기도 한다. 결국 직원은 자신의 업무를 기계적으로 수행하며, 스스로를 방어하려 노력한다. 게다가 비일상적인 의사 결정을 모두 상사에게 의존하거나 상사와의 접촉을 아예 피하기도 한다. ─ 직원은 명령을 오히려 기다린다. 무엇을 어떻게 해야 하는지 스스로 결정하지 않으며, 대화를 나누더라도 그 대화를 자신을 돌아보는 계기로 받아들이지 않는다. 마음속으로 오직 하나만 생각한다. '그래서 나보고 어떻게 하란 얘기지?' 그리고 모든 대화의 끝은 이런 식이다. "알겠습니다. 제가 무엇을 하길 바라는지 알려주십시오. 그대로 하겠습니다." 이때 직원은 자기합리화에 더 많은 에너지를 사용한다. 실패

때문에 비난받을 것을 예전하고 일찌감치 변명거리를 찾아낸다. 비유적으로 말하자면 운전할 때 자동차의 백미러를 보는 데 많은 시간을 투자하느라 전방을 보는 시간이 부족한 것과 같다.

⑦ 상사는 점점 좌절하다가 그 부하직원을 '철저한 감독 없이는 업무를 수행할 수 없는 사람'이라고 확신한다.. 상사는 이러한 감정을 말과 행동으로 내보이며, 더 나아가 그 부하직원의 자신감을 꺾어버리고 그가 수동적으로 행동하도록 만든다.

⑧ 실패 운명 신드롬이 진행되는 동안 상사는 부하직원과의 상호관계를 감독하고 통제한다. 그렇지 않으면 부하직원과의 접촉을 회피하거나 일상적인 업무만 부여한다. 결국 그 부하직원은 좌절과 분노로 폐쇄적이 되거나 회사를 그만둔다. – 이 단계에서 원장은 해당 부하직원에게 오직 1~2가지 일만 맡기는 수준으로 대응한다. 직원은 갈수록 자신을 부속품이라 여긴다.

⑨ 상사는 이런 과정에서 부하직원을 인사이드 집단과 아웃사이드 집단으로 더 확실히 구분한다. 당연히 인사이드 집단의 직원들에게는 더 많은 일을 부과하고 관심을 둔다. 이때 인사이드 집단의 직원들은 많은 일을 부여받아 힘들어하며 과중한 업무로 피로가 누적되기

도 한다. 그런데 이보다 더 큰 문제는 폐쇄성을 유발한다는 점이다. 인사이드 집단에서도 당연히 문제가 생기기 때문이다. 아웃사이드 집단을 대하는 상사의 태도를 보면서 직원들을 일종의 소모품으로 대우한다는 정서가 내집단에서도 생겨날 수 있고, 더 나아가 모든 직원들이 그렇게 생각할수도 있다.

현재 자신이 근무하는 병원 상황과 비교하면 어떠한가? 위의 내용은 필자가 그간 병원 컨설팅을 하면서 수많은 병원에서 공통적으로 마주한 문제다. 특히 ⑨번 증상을 다른 각도에서 살펴보는 것이 중요하다. 아웃사이드 집단은 업무에서 소외시키고 인사이드 집단을 위주로 업무를 진행하는 점이 핵심이다. 인사이드 집단은 과중한 업무로 번아웃이 되고 반대로 외집단은 업무에서 점점 밀려난다. 이렇듯 조직 전체에 직원들이 소모품이라는 문화가 만연하는 현상이 실제로 어떤 메커니즘 때문에 일어나는지 정확하게 이해하는 것이 중요하다.

미국 《비즈니스위크》에서 세계에서 가장 영향력 있는 경영학 교수 10인으로 선정된 바 있는 로저 마틴 교수는 《책임감 중독》에서 ⑨번 상황을 이해하는 데 도움이 될 만한 조직 상황을 설득력 있게 제시한다. 로저 마틴 교수는 ⑨번 상황이 우리 내면에 존재하는 투쟁-회피 반응이 나타난 결과라 표현한다. 어떤 문제가 생기면 한쪽은 성공을 위해 모든 책임을 혼자 지려 하고, 반대로 한쪽은 가능한 한 책임을 적게 지

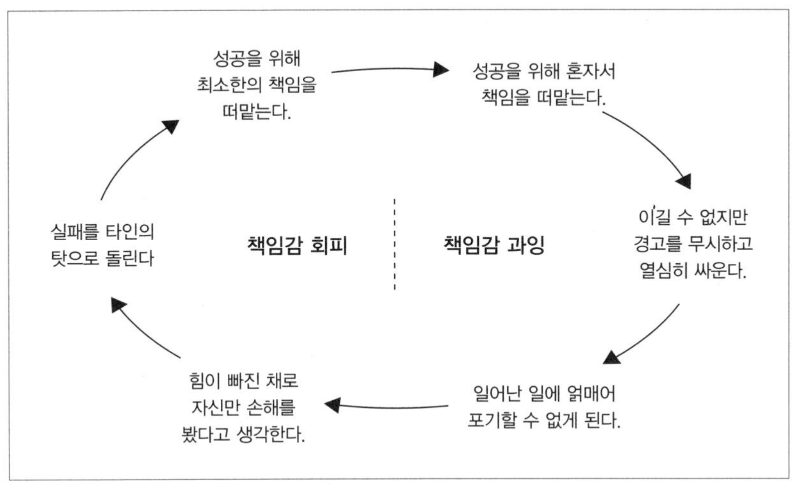

〈그림1-2〉 책임감 회피와 책임감 과잉의 사이클

려 한다는 것이다. 서로 반대로 내달리는 이 상황을 '책임감 바이러스 중독'이라고 말한다.

예를 들어 어떤 문제가 생겨 부하직원들이 두려워하면 상사는 스스로를 영웅이나 구세주로 여기고 문제를 해결하기 위해 모든 책임을 혼자서 떠맡는다. 자신이 리더십을 발휘하지 않으면 다른 사람들이 길 잃은 어린 양이 될 것이라 생각하는 것이다. 더불어 소심하게 행동하는 사람들은 새로운 책임을 맡아 행동하지 못한다고 판단하기도 한다. 그렇게 리더들은 무거운 짐을 스스로 떠맡는다. 부담이 커지고 에너지가 고갈될수록 '믿을 수 있는 사람은 오직 자신뿐'이라 판단한다. 이러는 사이 부하직원은 리더를 공격적이고 모든 결정을 혼자서 내리는 사람으로 받아들인다. 상사와 부하직원은 생각의 차이를 털어놓지 않으면 상대를 바라보는 자신의 시선을 점검할 기회를 갖지 못한 채 그대로 고수한다. 성급한 초기 판단의 나쁜 회로가 협력하지 않는 분위기를 조직에 퍼트리는 것이다. 결국 조직은 나쁜 방향으로 흘러간다.

결정적 순간의 중요성

지금까지의 내용을 주의 깊게 보면 매우 중요한 사실을 발견할 수 있다. 나쁜 습관을 제대로 다루는 대면기술 또는 대화기술이 모든 것의 근본이라 할 만큼 중요하다는 사실이다. 그런데 많은 병원들에서 리더십이나 대화기법을 단지 기술을 습득하는 방법으로만 받아들인다. 잘 포장해서 상대를 설득하는 기술이 사회적인 성공이나 부가적인 이득을 더 많이 얻을 수 있는 방법이라고 생각하는 것이다. 그런데 결정적 순간이라는 개념은 다른 것을 제시한다. 즉 자신의 부족한 습관적 대응의 한계를 알게 하고, 그것을 고쳐나가는 최고의 방법을 바로 '대면기술을 익히면서 얻을 수 있다'는 점을 알려준다.

미국에서 조사한 바에 따르면 노동자들의 44퍼센트 정도가 직장에서 해고되지 않을 만큼만 일한다고 한다. 우리나라도 별반 다르지 않다. 실제로 대부분의 기업이 습관적인 나쁜 대응 때문에 20~80퍼센트의 잠재적 성과를 잃어버린다는 조사가 있다. 조셉 그레니 교수는 이 연구를 시행하면서 유명한 기업 12곳에서 성과가 가장 높은 직원과 가장 낮은 직원의 기여도를 비율로 추산했다. 그랬더니 8:1 또는 10:1이라는 결과가 나왔다. 그런데 급여는 차이가 없었다. 즉, 조직 내부에서 이미 중요한 잠재력을 낭비하고 있음을 알 수 있다.

조셉 그레니 교수는 20여 년간 2만 5,000명을 대상으로 1만 시간 이상 그들의 일상적인 업무를 꼼꼼히 관찰한 결과를 이렇게 표현한다.

"조직에서 난처한 문제를 해결해주는 것은 조직이 만든 새로운 방침이 아니라 직원 사이의 대면기술이다."

이 대면기술은 기업의 품질 관리 실패, 안전 규정 위반, 비용 절감 문제는 물론 의료사고, 고집불통인 십대 아이들, 그리고 소심하게 입을 닫아버린 모든 사람에게 적용된다고 한다. 달리 말해 새로운 지침이나 시스템만으로는 변화를 촉진하기가 어려우니 대면기술을 습득해야 한다는 것이다. 습관적인 대응으로는 숨어있는 잠재력을 끌어올리기 어렵다.

그렇다면 조셉 그레니 교수가 말하는 새로운 습관은 조직 성과를 얼마나 높였을까? 10퍼센트의 성과 향상을 이루기도 힘든 조직에서 컨설팅 경험으로 25~50퍼센트의 품질·생산성 향상이 이루어졌다고 한다. 어떤 조직이라도 습관을 고치면 조직 안에 숨어있는 성장의 동력을 깨울 수 있다는 사실을 보여주는 결과다. 아래는 그 예시다.

• 대형 통신사 직원들에게 결정적 순간에 활용하는 대면기술을 가르치자, 이 기술의 활용도가 18퍼센트 증가할 때마다 생산성이 40퍼센트 이상 올랐다.

- 정보기술 그룹이 대면기술의 활용도를 22퍼센트 높이자 품질은 30퍼센트 이상, 생산성은 40퍼센트 가까이 증가했으며, 비용은 50퍼센트나 감소했다. 게다가 직원 만족도 역시 20퍼센트나 증가했다.

- 대면기술을 가르친 후 4개월 만에 어느 대기업 직원들의 문제 해결 능력이 10퍼센트 향상되었다. 당연히 고객·직원 만족도와 생산성, 품질도 동반 상승했다.

이처럼 대면기술의 비법을 깨닫는 일, 다시 말해 조직의 본능적이고 부정적인 습관을 넘어서는 일은 매우 중요하다.

애벌린 패러독스와 체크리스트

1974년 여름 어느 날 오후에 조지 워싱턴 대학 경영학과 교수이자 심리학 박사인 한 학자가 텍사스 주 콜먼에 있는 처가에 머무르고 있었다. 40도를 육박하는 더위에 먼지바람이 몰아치는 일요일, 가족은 선풍기 앞에서 시원한 음료를 마시며 도미노 게임을 하고 있었다. 그런데 이때 장인이 "애벌린에 가서 외식이나 하고 오지"라고 제안했다. 아내가 괜찮은 생각이라 거들었고, 내키지 않은 교수는 "장모님이 가시면"이라는 의견을 냈다. 장모는 사위와 딸 그리고 남편이 이렇게까지 이야기를 진행하니 '동의를 표'했다. 그렇게 가족은 집을 나서 애벌린까지 왕복 170킬로미터의 사막 길을 찌는 열기와 먼지를 무릅쓰고

4시간 동안 고물자동차를 타고 달린 뒤, 쥐구멍 같은 식당에 도착해 맛없는 음식을 먹고 돌아왔다. 집에서 그 불쾌한 기억을 곱씹던 가족은 놀랍게도 애초에 아무도 애벌린에 가고 싶지 않았다는 사실을 알게 되었다. 장모는 "집에 있고 싶었는데 다른 가족이 애벌린에 가자고 난리를 치는 바람에 어쩔 수 없이 따라나섰다"라며 투덜거렸다. 교수는 "다른 사람들이 원해서"라고 말했고, 아내도 "이렇게 더운 날 밖에 나가는 것 자체가 미친 짓"이라며 화를 냈다. 심지어 장인마저 집에서 도미노 게임이나 하고 싶었지만 모처럼 방문한 딸 내외를 즐겁게 해주고 싶어 인사치레로 한 제안이었다고 고백했다. 결국 아무도 원하지 않았는데 모두가 애벌린에 다녀온 것이다. 이것이 바로 '애벌린 패러독스'다.

모두의 진심은 무엇이었을까? 바로 '다들 찬성하는데 나만 반대할 수는 없지'였던 것이다. 이런 마음 때문에 마음속으로는 '노(No)'라고 생각하면서도 '예스(Yes)'라고 대꾸해버리는 것이다. 다시 말해 갈등을 회피하려는 의도 때문이다. 그러고는 집단의 의견에 동조했을 뿐 나는 달랐다거나 '어쩔 수 없었다'라고 변명한다.

애벌린 패러독스의 문제점은 동의하지 않을 결정을 '조직의 압력으로' 하게 만드는 것이다. 그리고 이런 상황에서는 성과가 나오기 어렵다. 심리학 박사 황상민은 애벌린 패러독스에 대해 이렇게 말한다.

"애벌린 패러독스는 사실 개인이 집단에 갖는 불안의 표현이다. 조직의 폭압에 따르지 않으면 좋지 않으리라 상상한 결과다. 그러니까 조직은 불안, 부정적인 상상, 실질적 위험, 소외에 대한 두려움, 성공과 실패의 심리적인 역전 같은 감정을 이용하여 개인의 바람과는 반대되는 집단행동, 즉 애벌린 패러독스를 행하게 만든다.”

애벌린 패러독스는 모두가 진심을 말하지 못하고 조직의 압력을 어쩔 수 없이 따라버린 조직 습관의 특성을 드러낸다. 이러한 대면 습관의 패턴이 조직에 만연하면 누구라도 진실을 말하기보다는 그냥 따르고 만다. 그리고 조직은 점점 무기력해진다.

자신의 조직은 어떠한지 알아볼 수 있는 애벌린 패러독스 진단 체크리스트가 있다. 이 체크리스트에 ‘네’라고 답한 숫자가 많을수록 새로운 변화의 필요성이 크다고 볼 수 있다.

애벌린 패러독스 진단법

① 조직 내에 갈등이 있다.

② 조직 구성원들이 갈등에 대처하면서 좌절감과 무력감, 불만족을 느낀다. 현재 대부분의 구성원들은 탈출할 방법만 찾고 있다. 예컨대 문제를 해결하기 위한 회의에 불참하거나, 불필요한 출장을 자주 가거나, 휴가나 병가를 이용해 가능한 한 조직 밖에서 시간을 보내려고 한다 – 업무를 마칠 때까지 견딘다고 생각한다.

③ 조직 구성원들이 문제의 책임을 대부분 상사나 다른 하위집단에 전가한다. 친한 사람들끼리 모이면 상사가 무능하고 비효율적이며 현실감이 없다고, 조기 퇴직 1순위라고 험담한다. 그러나 상사의 면전에서는 아무 말도 하지 않거나 에둘러 말한다. 그럴 만한 상사가 없다면 다른 하위 집단이나 부서, 사업단을 험담의 대상으로 삼는다. "일 못하는 ○○ 부서만 아니었다면 아무 일도 없었을 텐데"라는 말을 자주 하는 것이다.

④ 몇몇 친한 사람들끼리 하위 집단을 만들어 점심시간이나 커피타임에 조직의 문제를 논의한다. 이 하위 집단의 구성원들은 문제의 원인이나 해결책에 대해 상당한 의견 일치를 보인다. 그 대화 끝에는 주로 "우리가 ○○해야 해"라는 말이 나온다.

⑤ ④에 속한 사람들은 다른 하위 집단 사람들과 당면한 문제를 논의하는 회의에서는 목소리를 낮추고 얼버무리며, 다른 사람들의 입장에 맞춰 자신들의 의견을 바꾸기도 한다.

⑥ 회의가 끝나면 그들은 친한 사람들에게 정말 하고 싶은 말을 하지 못했다고 투덜거리면서, 왜 하고 싶은 말이나 행동을 할 수 없었는지 그 이유를 나열한다. 그 말을 들은 사람들은 그들을 동정하며 자

기도 같은 심정이라고 말한다.

⑦ 문제를 해결하려는 시도가 성공하지 못한다. 오히려 그러한 시도가
문제를 더 키우거나 악화시킬 때도 있다.

⑧ 조직의 구성원들 조직 내부보다는 조직 외부에서 더욱 친하고 서로
의 관계를 만족스러워하면서 더욱 효과적으로 소통한다.

3. 2퍼센트 부족한 병원 서비스와 습관

늘 제자리걸음인 병원 서비스

병원에서는 많은 시간을 들여 서비스 교육을 한다. 병원의 서비스
교육은 한마디로 행동 습관을 바꾸려는 노력과 동일하다. 그러나 이처
럼 행동 습관을 바꾸려는 서비스 교육을 오래 해왔는데도 병원의 서비
스는 그리 좋지 않다. 병원 종사자가 아닌 환자나 환자관계자로서 병
원을 방문할 때를 생각해보라. 만족스럽기는커녕 늘 부족한 점이 보이
지 않는가?

시간이 흐르고 많은 노력이 이뤄져도 병원 서비스는 언제나 제자리
걸음인 듯하다. 그런데 병원의 핵심 경쟁력인 서비스 개선 문제도 앞

서 알아본 내용인 습관의 영역에서 해결책을 찾을 수 있다. 습관은 건강한 조직을 만드는 가장 중요한 비결이자 서비스가 훌륭한 병원으로 가는 경쟁력의 핵심이다. 2퍼센트 부족한 병원 서비스와 그 해결을 위한 핵심인 습관에 관해 알아보자.

척보면 안다

병원을 방문한 사람들에게 병원의 서비스 수준을 물어보면 대부분 망설이지 않고 의견을 말한다. 병원 고객들은 왜 자신의 의견을 드러낼 때 별로 고민하지 않는 듯 보일까? 그리고 그렇게 많은 병원이 서비스 교육을 하는데도 최근 들어 병원 서비스 만족도가 답보 상태이거나 떨어지고 있는 경향을 보이는 이유는 무엇일까?

병원의 서비스 수준을 쉽게 파악하고 서비스 향상에도 적용하기 쉬운 서비스 이론이 바로 '접점이론'이다. 접점이론은 모든 서비스의 만족을 '기대와 경험의 차이'라는 간단한 공식으로 설명한다. 쉽게 말해 '기대-경험 = 만족 또는 불만족'이라는 등식이다. 사람들은 기대보다 현실의 경험이 기대에 이상이면 만족한다. 반대로 현실의 경험이 기대에 미치지 못하면 당연히 만족하지 못한다. 이때 중요한 것이 바로 기대치의 상승이다. 이제껏 병원 서비스에 만족해왔다 하더라도, 앞으로는 기대치 상승으로 같은 서비스를 불만족스럽게 느낄 가능성이 높다. 기대치의 상승은 다른 것을 요구하게 만든다. 그것은 바로 친절보다 더 높은 수준인 친밀감이나 진정성이다. 이를 극명하게 보여주는 예가 하나 있다. 보통 병원에서는 환자들의 화난 목소리를 듣기 쉽다. 이러한 상황은 대부분 비슷한 이유로 일어난다. 병원 직원은 이렇게 하소연한다.

"그 환자분을 무시한 적이 정말로 없거든요. ○○이(계산, 접수, 대기 시간, 검사 이유, 진료 상황 등 병원에서 흔히 나누는 모든 대화를 떠올려보자) 이상하다기에 차근차근 설명한 것뿐이에요. 그런데 자기를 우습게 봤다면서 느닷없이 소리를 지르고 화를 내잖아요. 나 참, 어이가 없어서. 매뉴얼에 나와 있는 대로 친절하게 설명했다니까요. 하긴, 저런 사람이 어디 한둘이어야 말이죠. 보나마나 다른 일로 열 받고 엉뚱한 데 분풀이하는 거예요."

병원에서 쉽게 마주하는 장면이다. 이때 의료종사자의 이 이야기가 무조건 맞을까? 그렇기도 하고 아니기도 하다.

서비스 교육에서 배운 대로 최선을 다했다는 직원들의 말은 아마도 진실일 것이다. 상냥한 목소리로 미소를 지은 채 대응했을 것이다. 상대를 무시하는 단어를 사용하지도 않았을 것이다. 그렇다면 왜 상대는 자신을 무시했다고 생각할까? 여기에는 중요한 것이 빠져있다. 누군가와 대화할 때 정보나 감정은 말뿐만 아니라 눈빛, 억양, 손놀림, 태도 등에서도 전달된다는 사실이다. 병원 직원들은 고객에게 '이상하다니 무슨 소리야. 내가 당신 같은 사람들 모를 줄 알고?'와 같은 무시나 '오늘 일 마치고 뭘 해야 하는데……'와 같은 무관심 또는 오늘 아침에 있었던 상사의 잔소리에 상한 기분을 자신도 모르게 전달한 것이다. 그 순간 고객들은 직원 자신도 모르는 감정 상태를 파악하고 자신을 소홀히 대했다는 사실에 화를 낸다. 미미한 태도 변화일지라도 인간의 뇌에 있는 거울신경은 그 변화를 즉시 알아차릴 수 있게 한다.

거칠고 억지스러운 고객이라 해서 둔감하다고 단정지으면 안 된다. 누구나 어디서든 상대의 부정적인 감정을 포착할 수 있듯 고객 역시 마찬가지다. 지극히 짧은 순간 내비친 비난과 무시의 감정, 알아보지 못할 것이라 생각하고 지은 순간적인 표정 등을 고객들은 마치 거울을 보듯 알아챈다는 사실을 잊지 말아야 한다.

별로 기억할 만한 것이 없다

경영 환경의 변화에는 중요한 변곡점이 항상 존재해왔다. 병원도 예외는 아니다. 병원 광고의 활성화, 병원 인테리어 변화, 병원 서비스 교육 강화, 각종 기업 마케팅 툴 도입 등은 경영 환경의 변화 시기에 맞춰 일종의 유행처럼 널리 퍼졌다. 그런데 이제는 고객의 기대치가 진정성의 차원으로까지 깊어져 앞서 언급한 방법으로는 병원의 서비스에 만족하지 않게 됐다. 병원을 비롯한 다양한 서비스 업종에서 부드러움이나 친절이 아닌 진정성과 친밀감이 갈수록 더 중요해지고 있는 것이다. 따라서 인간 심리를 이해하는 수준을 높이고 그 방법을 적용하는 것이 마케팅이나 경영의 핵심으로 떠올랐다.

사례를 통해 병원 서비스의 진정성을 알아보자. 그러고 나면 서비스 향상에 무엇이 필요한지 정확하게 이해할 수 있을 것이다. 실제로 고객을 만나려고 자동차를 판매하는 곳에 취업해 그 과정을 경험해본 저널리스트인 챈들러 필립스의 이야기를 보자. 필립스가 처했던 상황은 단순하다. 자동차 판매 매장에 연인으로 보이는 2명의 고객이 들어왔다. 필립스는 다가가 인사를 건넸다. 그 순간 필립스는 무언가를 발견했다. 필립스는 당시의 경험을 이렇게 말한다.

"나는 연인인 고객에게 다가가 '안녕하세요!'라고 명랑하게 인사를 건넸다. 그런데 고개를 돌려 나를 바라보는 그들의 얼굴에 두려운 기색이 완연한 것 아닌가. 나를 두려워하다니! 도대체 왜? 그들은 차를 사게 될까봐 두려워하고 있었다. 눈앞의 자동차가 너무나 마음에 들어 이성을 잃고 터무니없는 돈을 지불하게 될까봐 겁이 난 것이다. 그들은 내가 자신들을 속이고, 바가지를 씌우고, 압박을 가하고, 눈속임을 하고, 사기를 치고, 시간을 허비하게 하고, 교묘한 수단으로 지갑을 털어갈까봐 두려워했다. 그런 이유로 그들은 내가 한걸음 다가갈 때마다 공포의 감정을 역력히 드러내더니 한마디를 남기고 매장을 황급히 떠났다. '그냥 구경하는 거예요!'"

이러한 두려움 또는 어떤 상황에서 자신이 약자라는 느낌, 속임을 당할지 몰라 어려워하는 심정은 누구나 경험해봤을 것이다. 짐작해보면 병원을 방문한 환자도 마찬가지다. 병원을 방문한 환자는 어떤 불안을 느끼는지 구체적으로 살펴보자.

- 내 병을 제대로 진료할까?
- 엉뚱한 결과가 나오지는 않을까?
- 치료비나 검사비가 터무니없게 많이 나오지는 않을까?
- 심각한 상태라는 진단을 받지는 않을까?
- 이 병원은 첫인상이 뭔가 부족해 보여. / 첫인상이 너무 딱딱해 보여.
- 다른 병원에 갈걸, 괜히 이 병원으로 온 건 아닐까?

병원을 방문한 고객들의 마음속에서는 불안에 따른 가정이 끊임없이 솟아난다. 고객의 이러한 내면의 독백을 눈치 채고 공감하는 일은 서비스 교육으로 가능한 것이 아니다. 이때 필요한 것이 바로 진정성이다.

이해를 돕기 위해 필자의 경험을 소개하겠다. 몇 달 전 머리가 어지럽다고 호소하는 어머니와 병원을 방문했다. 이전에 뇌출혈이 약간 있었으므로 서둘렀다. 당시 어머니는 수술을 한 A병원에 여섯 달 정도 다녔는데 갈 때마다 마음이 편치 않았다고 했다. 그래서 지인의 소개를 받아 B병원으로 옮겼다. 어머니는 병원을 완전히 옮기겠다는 생각보다는 한번 가보자는 심산으로 B병원을 방문했다. 그런데 증상에 충분히 공감하는 의사의 진료가 마음에 들어 아예 옮기기로 마음을 굳혔다고 했다. 두통을 호소하는 어머니를 모시고 B병원 응급실에 도착했을 때 필자는 병원 입구에 들어서서 접수하고 기다리는 내내 과연 여기에 온 것이 잘한 일인지 의구심을 떨칠 수가 없었다. 어머니가 선택한 병원이 별로일지도 모른다는 생각에 아는 사람에게 물어볼걸 그랬다는 후회까지 더해졌다. 그러나 아픈 어머니를 모시고 다른 병원을 또 찾아가느니 이 병원에 있는 것이 좋을 듯 싶었다. B병원의 시설이나 서비스가 만족스러워서가 절대 아니었다. 다른 어려움 때문에 참은 것이었다. 그런데 대부분 병원의 응급 진료 과정에서 그렇듯 B병원 측에서도 증상과는 무관한 검사를 제안했다. 검사 비용이 만만치 않았는데도 응급실이다 보니 거의 습관처럼 진행되는 검사였다. 어머니의 건강 상태도 알아볼 겸 검사를 해볼까 생각했으나, 어머니도 반대하고 필자 역시 병원의 일방적인 프로세스가 마음에 들지 않아 차라리 제대로 된 MRI 촬영을 해달라고 요구했다. 그러면서도 혼란스럽고 찜찜한 기분이 들었다. 확신이나 만족보다는 병원의 요구에 끌려가는 분위기가 불만스러웠다.

아마도 환자나 환자 가족 대부분이 마찬가지일 것이다. 병원에서는 뭔가 잘못됐다는 판단을 내리기 힘들기 때문에 애매함과 두려움, 불편한 느낌을 해소하지 못한 채 머무르게 되는 일이 잦다. 그리고 치료가 무사히 끝나면 '기억에 남지 않을 그 병원'을 서둘러 떠난다.

환자나 환자 가족들의 입장에 진심으로 공감하지 못하면 병원의 서비스는 아무리 노력해도 늘 부족한 경험을 고객에게 제공할 수밖에 없다. 지금까지 진행한 아이디어 위주 또는 행동 처방으로는 이 흐름을 따라갈 수 없을 것이다. 그러나 여기에 놀라운 기회가 있다는 사실을 깨달아야 한다. 지난 20여 년간 빠른 성장을 보인 병원들은 작은 변화의 흐름을 남들보다 수년 앞서 적용해왔다. 대단한 차이는 아니었으나 다른 병원들이 뒤쫓을 만큼 중요한 변화였다. 이런 작은 차이가 드러내는 현실의 변화를 놓치면 수년이 지난 뒤 반드시 경영난에 허덕이고, 결국 문을 닫기까지 한다.

이렇듯 지금까지의 병원 경영이 일종의 반발 앞서기의 방법이었다면 오늘날의 변화, 즉 진정성의 변화는 전혀 다른 차원의 차별화를 이룰 수 있는 발판이나 다름없다. 이런 변화는 습관의 벽에 갇혀버린 개인이나 조직이 도모하기가 어렵다. 회피모드의 직원은 진정성을 발휘할 능력도 의지도 없을 가능성이 높기 때문이다. 병원을 자신의 직장으로 선택한 사람들은 대개 자신이 진정성을 발휘하려하는 마음을 남들에 비해 더 가지고 있다고 믿는다. 이런 마음이 조직과 개인의 좋지 않은 행동 습관의 벽 앞에서 굳어버린 것은 아닐까? 그렇다면 이제 굳은 것을 푸는 식으로 조직을 운영해야 한다. 진정성은 새로운 힘의 원천이자 기회다. 이를 위해 습관을 점검하는 일은 중요한 관점과 방법론을 제시해준다. 누군가에게 진정성을 느끼게 되는 가장 큰 요인이 무엇일까? 특히나 병원이라는 곳을 방문한 환자들은 어떤 경우에 진정성을 느낄까? 바로 환자 본인이 공감받고 있다고 느낄 때다. 결국 병원의 진정성을 확장하는 방법은 바로 공감을 확장하는 데 달려있다.

공감에서 멀어지는 병원의 나쁜 습관

공감은 진정성 있는 서비스를 제공하는 데 필수적인 요소다. 게다가 공감은 일의 의미를 새롭게 느끼게 해준다. 후술하겠지만 공감이야말로 의료계의 핵심 경쟁력이라 할 수 있다. 하지만 의료계는 공감의 힘을 제대로 활용하지 못하고 있다. 왜 그럴까? 흥미롭게도 의료계의 문화(즉 조직의 습관)가 공감을 줄이기 때문이라는 분석이 있다.

뉴욕 대학에서 인상을 묻는 조사를 진행했더니, '사람은 33밀리세컨드라는 짧은 시간에 상대의 인상을 결정짓는다'는 결과가 나왔다고 한다. 무슨 일이 일어났는지 순간적으로 파악하는 데 필요한 시간은 생각보다 훨씬 짧다는 것이다. 즉, 무의식으로 판단하는 것이다. 길을 가다가 낯선 사람의 얼굴을 흘깃 훔쳐보기만 해도 그 순간 인간의 뇌는 상대방의 인상을 순간적으로 결정해버린다. 33밀리세컨드라는 시간은 어떤 일을 제대로 인식하기에는 턱없이 부족한 시간이지만 뇌의 편도체가 반응하기에는 충분한 시간이다.

병원에서 의사를 신뢰할지 말지 결정할 때도 마찬가지다. 의사에 관한 신뢰 측정은 다음과 같은 방식으로 가능하다.

① 주치의가 나를 '한 사람의 환자'로 진심을 갖고 대하는지 의심스럽다.

　vs 주치의는 내 요구를 배려하고 우선시한다.

② 나는 가끔 주치의의 의견을 믿지 않아 다른 의사의 의견을 구한다.

　vs 주치의를 매우 신뢰하며 그의 조언을 언제나 따르려고 노력한다.

③ 주치의가 내 치료에 모든 의학적 조치를 사용하는 것 같지 않다.

　vs 주치의가 최선을 다해 나의 증상을 다룬다.

《환자의 마음》의 저자인 이탈리아 튜린 의과대학 교수 파브리치오 베네데티의 연구 결과에 따르면 환자는 의사에 대한 신뢰 여부의 판단을 0.1초 사이에 내리고, 이후에는 이것에 부합하는 정보만을 취사선택한다고 한다. 환자가 이렇게 빨리 의사의 신뢰 여부를 판단하는 이유는 진화적으로 그러한 행동이 생존에 유리하기 때문이다. 살고자 하는 욕망은 위급한 상황에서 빨리 판단하고 그에 맞는 행동을 하거나 몸을 피하도록 인간을 적응시켜 왔다. 판단은 일종의 느낌으로 다가온다. 인식하기도 전에 느낌으로 아는 것이다. 이 느낌은 앞서 언급했듯이 뇌의 편도체에서 기능한다. 편도체는 감정을 전염시키고 판단을 돕는 등 중요한 역할을 한다.

그렇다면 이런 무의식적인 판단 습관에 어떻게 대응해야 할까? 베네데티 교수의 연구 내용 중 의료기관에 적용 가능한 주요 사항을 몇 가지 알아보자.

첫째, 신뢰에 가장 큰 영향을 주는 요소가 바로 표정이다. 표정에서 특히 중요한 것은 미소다. 미소를 띠고 있으면 상대에게 친근하다는 인상을 주며, 두려움을 드러내도 된다는 신호로 전달되기도 한다. 이와 반대로 의사들이 대부분 그렇듯 표정이 굳어있거나 감정을 파악하기가 어려울 만큼 무표정하다면 그 사람을 믿을 수 없다고 무의식적으로 받아들인다. 그러므로 환자에게 믿음을 주고 환자의 고통에 진심으로 교감하려면 미소의 중요성을 이해해야 한다. 미소가 단순히 윤활유의 역할을 넘어 서로 간의 믿음이 중요한 업종에서 첫인상을 좌우하고 상대에게 신뢰를 이끌어내는 중요한 요소라는 사실을 인정해야 하는 것이다.

둘째, 의사에 대한 신뢰는 그를 존경할 수 있는지 아닌지로 결정된다. 자신의 건강을 다루는 일과 연관이 있기 때문에 당연하다. 그렇다면 환자들은 무엇으로 의사를 존경하겠다고 결정할까? 연구 결과에 따르면 첫째, 사회적·심리적 상황에서 훌륭한 성품이 드러나 보일 때다. 둘째, 일에서 숙련도가 높아 보일 때다. 이런 성품과 숙련도를 느끼게 하는 요소는 다름 아닌 의사의 말과 태도다. 일반인들은 숙련도를 지식 수준이라 여기기 쉽지만 환자에게는 말과 태도, 즉 감성적인 접근 능력으로 받아들여진다. 그러므로 의료인이라면 자신의 태도와 언어 습관에 주의를 기울여야 한다.

'의사가 인정하는 의사'와 '환자가 인정하는 의사'는 이 태도와 대화에 의해 구분된다. 이를 두고 의료업의 핵심이 오직 커뮤니케이션이라고 말하는 사람들도 있다. 환자의 입장에는 100퍼센트 맞는 말이다. 어느 병원을 선택해야 좋을지 알기 어려운 환자에게 공감의 미소와 진심 어린 커뮤니케이션은 불안을 덜어주고 스스로의 선택에 확신을 심어주는 중요한 역할을 한다. 예를 들어 진통제를 처방하면서 "이 진통제가 잘 듣지 않을 수도 있어요"와 "안심하세요. 이 진통제가 반드시 효과가 있을 겁니다" 같은 간단한 대화 내용의 차이가 치료 기대치를 바꿔 환자에게 영향을 미친다.

잊지 말아야 할 것은 긍정적 상담을 하려면 가능한 한 확실한 진단명과 치료적 확언을 주어야 하며, 약이 있으면 확실히 나을 것이라는 지지를 보여줘야 한다는 점이다. 또한 수술 후 통증 정도와 경과에 관한 설명을 듣고, 극복할 수 있을 것이라는 격려를 받은 쪽이 그렇지 않은 쪽에 비해 마약성 진통제가 훨씬 덜 필요했다는 분석도 있다. 환자를 안심시키는 말을 건네지 않는 무뚝뚝한 의사에 비해 다정한 말투로 환자의 불안을 잠재우는 의사의 선호도가 훨씬 높고 치료에도 효과적이라는 연구 결과도 있다.

신뢰는 태도와 말투에서 드러난다. 스스로 확신을 갖고 환자에게 신뢰의 메시지를 보내라. 이것은 의료의 질을 높이는 아주 중요한 요소다. 그저 친절하려고 노력하는 것만으로는 어렵다. 친절보다는 미소를 보이고 공감 능력을 키우며 신뢰를 줄 수 있는 말과 태도를 익혀야 한다.

셋째, 절차로서의 치료 행위도 무의식적인 프로세스를 통해 환자의 뇌에 영향을 준다. 예를 들어 환자가 치료에 대해 아느냐 모르느냐에 따라 치료 결과가 달라진다는 연구 결과가 있다. 치료 과정에 관한 지식을 전달받으면 심리적인 안정감이 생기는 등 치료 결과에 긍정적인 영향을 준다. 절차, 즉 모든 진료 과정을 환자의 입장에서 돌아보는 것이 중요하다. 실제로 치료가 예상할 수 없는 상태에서 진행되면 환자는 불안해하면서 의료진을 향한 신뢰를 낮춘다. 해당 검사나 수술을 왜 하는지, 어떤 결과가 나타나는지 환자에게 최선을 다해 설명하는 이유도 절차에서 오는 신뢰가 중요하기 때문이다. 너무 많은 말을 하지 않아도 된다. 꼭 해야 할 말을 환자 입장에서 생각해 건네는 기술이 필요하다.

넷째, 의료인의 가장 중요한 핵심을 하나만 꼽자면 공감이다. 환자가 느끼는 감정적 흐름을 알고 배려해주려면 미소나 태도, 화법을 교정해야 한다. 환자는 병원에서 자신을 완전히 맡겨도 된다는 '완전히 신뢰할 수 있는 상태'를 원하기 때문이다. 예를 들어 백내장 수술 환자의 수술 도중 간호사가 환자의 손을 잡아주었더니 환자가 느끼는 통증이 줄었다고 한다. 손을 잡는 행동이 환자의 자율신경계의 각성과 스트레스 상황에 대한 불안을 낮춰주는 역할을 한 것이다. 이런 행동은 오직 공감에서 의해서 가능하다. 의료적인 시각으로는 이런 결정을 할 수 없다.

그렇지만 실제 의료 현장에서 공감을 주는 행동을 하기가 쉽지 않다는 사실은 누구나 인정한다. 그 이유로 대부분 상황을 꼽는다. 현재 우리나라 의료 환경에서는 환자를 볼 수 있는 시간이 절대적으로 짧으므로 어쩔 수 없다는 것이다. 어느 정도 타당한 말이다. 제도의 한계를 뛰어넘는 일은 말처럼 쉽지 않다. 하지만 베네데티 교수는 그 원인을 의료진 스스로의 방어 때문이라 한다. 무엇을 방어한다는 것일까? 의료진들의 의료 장면을 자세히 들여다보면 의사들은 진료 과정에서 되도록 빨리 처리하려고 하는 태도, 귀찮아 하는 태도, 뭘 말해야 할지에 대해 혼란스러워하는 태도를 보인다. 또한 진료활동을 하는 의사들의 뇌를 확인해보니 의료행위로 인한 스트레스를 없애려고 자기 통제 기제를 구축한다는 사실도 드러났다. 예를 들어 상대방에게 통증을 유발하는 의료행위를 하는 의사에게 환자 몸 여러 부위에 바늘이 들어가는 동영상을 보여주었더니 그렇지 않은 사람에 비해 공감 활성화가 떨어졌다고 한다. 방어 기제 때문에 자신이 늘 하는 의료행위가 통증을 별로 유발하지 않을 것이라 스스로 판단하는 것이다. 환자가 아프다고 호소해도 당연히 참아야 한다거나 엄살이라고 묵살하는 경우가 많은 것이 이런 이유 때문이다.

공감하기를 스스로 차단하는 현상은 왜 생길까? 물론 개인적인 성향의 차이로 이해할 수도 있다. 하지만 알고 보면 다른 압력이나 습관들이 더 크게 작용한다. 이 점을 확인하기 위해 관계의 2가지 패턴을 알아보자.

나와 너, 나와 그것의 관계

대니얼 골먼은 《SQ 사회지능》에서 공감을 자기 스스로 줄여버리는 이유를 '나와 너의 관계'에서 '나와 그것의 관계'로 바뀐 데서 찾는다. 나와 너, 나와 그것의 관계 정의는 철학자인 마틴 부버가 관계의 중요한 특징으로 구분한 내용이다. 편안한 사람들과 대화를 나눌 때는 누구라도 미소를 짓고 자세와 동작도 자연스럽게 취한다. 이것은 '나와 너의 관계'라 할 수 있다. '나와 너의 관계'는 서로에게 감정을 이입하고 공감하며 파장을 맞추는 관계, 즉 연인이나 부부, 가족, 친한 친구들에게서 볼 수 있는 특징을 포괄한다. 이때는 다른 사람과의 관계가 중요하므로 감정 이입이 그 문을 여는 열쇠가 된다. 상대에게 감정을 이입할 때를 떠올려보면 이해하기 쉬울 것이다. 상대와의 각별한 감정을 본인도 느끼고, 그런 느낌을 상대가 느끼고 있다는 것 역시 동시에 알 수 있다. 그래서 '느낀다는 느낌'이라고도 말한다.

반대로 '나와 그것의 관계'는 감정을 이입하지 않거나 감정의 교류가 부족한 상태를 이른다. 상대와의 관계를 구축하는 것이 목적이 아니며, 상대의 감정을 다른 목표를 달성하기 위한 일종의 도구로 대하는 것이다. 의사나 경찰관처럼 직업적인 관계로 누군가를 대할 때 사람들은 자신도 모르게 '직업적 거리'를 두려 한다. 이런 거리는 의사나 경찰관이 그들의 역할을 수행하는 관점에서 사람을 보게 만든다. 상대를 사람으로 보기보다는 환자나 용의자로 보는 것이다. 이런 역할 수행에서는 상대와 감정적으로 파장을 맞추기보다 결과에 초점을 둔다. 실제로 누군가를 도와주는 직업에 종사하는 의사, 간호사, 상담사, 심리치료사와 그 대상과의 상호작용을 연구한 결과, 그 관계가 평상시 만남보다 더 약한 상태를 지향한다는 것을 보여주는 연구도 있다. 직업적인 역할 때문에 도와주는 일을 하는 사람이 상대를 향한 감정 이입을 스스로 줄여버리는 것이다. 그리고 이런 습관이 교육 과정이나 제도로 더욱 강화된다.

특히 의료처럼 환자의 고통이나 아픔을 늘 마주해야 하는 업종 종사자는 상대에게 동정심을 느낄 때 무의식적으로 전해지는 고통으로부터 스스로를 보호하려고 감정을 억제할 수도 있다. 다른 사람의 고통에 대해 스스로를 무감하게 만들어 안정감을 확보하는 것이다. 다른 사람이 고통 받는 모습을 볼 때 활성화되는 신경조직이 '무서워, 여기서 빠져나가야겠어'와 같은 본능적인 두려움을 만드는 것이다. 그것은 주의를 집중하는 데 방해가 될 수도 있다. 특히 교육 과정에서 공감을 불필요한 것이라 느끼게 될 여지가 높다. 의사들이나 간호사들의 교육 과정을 보면 대부분 앞에 있는 환자를 인간이 아닌 생리학적 치료 대상으로 대하도록 유도한다. 지식 습득이 목적인 교육 과정은 환자에게 감정 이입을 하지 않는 임상적인 자세를 견지하게 만들고, 또 대부분 이런 자세를 당연하게 습득한다.

따라서 의료종사자라면 환자와 의식적으로 공감하기를 선택하고,

그 깊은 교류를 상상으로라도 자주 경험해야 한다. 의료인에게 가장 중요한 공감 능력은 의료행위에서 오는 두려움과 불안으로 자신도 모르게 줄어들기 때문이다.

마음을 닫아야 의료인이 된다

시카고 대학 심리학과 교수인 장 데세티 역시 내과 의사들을 연구하면서 이들이 다른 사람의 고통과 불편함에 당연하게 보여야 할 자동적인 반응을 미리 차단하고 있다는 사실을 확인했다. 이를 담당하는 뇌의 부위가 '측두두정엽'이다. 이곳은 감정을 차단함으로써 집중을 강화하는 곳인데, 이곳이 활성화되면 타인과 거리를 두게 된다. 중요한 사실은 이 신경조직의 활성화가 유전적이기보다는 학습으로 강화된다는 것이다.

실제로 의과 대학생들은 학교를 졸업하고 정식 의사가 되는 과정에서 위급한 상황의 다양한 환자들을 접하면서 이런 공감을 제어하는 방식을 학습한다. 오로지 객관적인 현상에만 집중하는 것이다. 위급한 상황에서 감정적으로 혼란스러워지면 당연히 의료행위를 제대로 하기 어려우므로 일면 이해가 되기도 한다. 그렇지만 감정적 공감을 제어하는 것이 습관화되면 공감을 완전히 차단하는 단계로 넘어간다.

대니얼 골먼은 공감적 관심이 의학의 핵심적 가치에 해당한다고 주장한다. 실제로 하버드 대학 매사추세츠 종합병원에서는 공감·관계 개선 프로그램을 시행하고 있다. 이 과정에서는 거만하고 사람들을 무시하는 의사가 환자들의 기분을 얼마나 상하게 하는지를 진료 중에 나타나는 환자의 심리적 변화를 담은 영상으로 체험하도록 한다. 동시에 상대에게 공감하면서 집중하면 나타나는 자연스러운 관계 형성과 그 효과를 담은 동영상도 같이 시청하게 한다. 이 과정에는 의사들이 자신의 감정 변화를 더 잘 이해하도록 돕기 위해 복식 호흡을 가르치고, 자신의 생각과 느낌을 관찰할 수 있도록 하는 '관찰자 시선' 또는 '제3자 입장에서 자신의 감정을 바라보는' 훈련도 한다. 의사들이 감정적 혼란을 넘어서는 동시에, 감정 이입을 방해하는 자신의 습관을 관찰하고 바꾸도록 하는 것이다. 결국 자신에게 무슨 일이 일어나는지를 바라보는 것이 이런 습관을 바꾸는 열쇠다. 습관은 정작 당사자가 가장 모를 수 있기 때문이다. 자신을 바라본다는 것은 습관의 함정에 빠져있음을 완전히 인정하는 것이기도 하다. 자신의 습관에 대한 올바른 인식이 전제되지 않으면 좋지 않은 습관을 자신도 모르게 계속 반복한다.

이를 증명하는 다양한 연구들이 있다. 제퍼슨 의과대학의 모하마드레자 호자트 교수는 의과대학 재학생 456명을 대상으로 공감도 변화 조사를 실시했다. 그 결과 의대 4년 재학 중 3학년이 되면서 학생들의 공감도가 눈에 띄게 떨어졌는데, 이 시기가 바로 학생들이 강의실에서 벗어나 환자를 접하는 때라고 한다. 이러한 태도는 학교를 졸업하고 레지던트 근무 기간으로 이어진다. 펜실베이니아 의대의 학생들을 연구한 결과 이들 중 61퍼센트가 비윤리적이라고 생각하는 행동을 다른 의료

팀이나 다른 학생에게서 목격했고, 54퍼센트는 자신도 공범자라고 느꼈다고 한다. 67퍼센트는 임상 실습을 하면서 자신의 행동을 적어도 한 번은 후회하거나 죄책감을 느꼈으며, 62퍼센트는 윤리적 원칙 중 적어도 몇 가지는 무너지거나 사라졌다고 답했다고 한다. 환자와의 공감을 무시하는 선배나 교수의 행동을 보면서 자신 역시 자연스럽게 따라하는 것이다. 한 의대 교수는 이런 환경을 보면서 "자신이 무엇을 하고 있는지 모른 채 보이는 대로 따라한다"라고 고백한다. 혹자는 이것을 '숨은 교과 과정'이라고까지 말한다. 극도로 피곤한 레지던트의 일상과 맞물려 자신도 모르게 감정을 이입하는 방법을 잊는 것이다. 그러면서 병원은 경영이 우선이고, 환자는 수익이며, 의료는 상품이라는 병원 관계자들의 규모나 효율성 같은 개념을 자연스럽고 당연하다고 받아들인다.

장 데세티 교수는 환자의 고통을 공감하는 것이 중요하고 필요하지만, 위급 상황에서 그것이 감정적 마비로 이어지지 않도록 스스로 균형을 지녀야 한다고 제안한다. 이것은 결국 자기 자신이 새로운 습관을 만들어야 한다는 말로 요약할 수 있다.

병원을 이용하는 환자의 입장에 공감하려면 의료계는 조직 습관과 개인 습관의 한계를 넘어서야 한다. 그 과정에서 얻을 수 있는 새로운 기회는 대단히 크다. '행복한 병원이 행복한 고객을 만든다'는 것은 결코 허황된 구호가 아니다. 문제를 정확히 파악하고 조직을 바꿀 용기만 있으면 충분히 가능하다.

스스로의 위치 인식이 공감을 좌우한다

조직 문화를 연구한 사람들은 병원에 흔히 존재하는 나쁜 습관이 공감의 문화를 해친다고 지적한다. 그것은 바로 병원 스스로 자신을 높은 위치에서 혜택을 제공하는 사람(또는 조직)이라고 여기기 때문이다. 쉽게 표현해서 자신이 권력을 지녔다고 판단하면 공감이 어렵다는 것이다. 부유하고 힘 있는 사람들은 공감능력이 상대적으로 떨어진다는 연구 결과가 있다. 캘리포니아 대학 심리학자인 대처 캘트너에 따르면 자원이 부족하고 안정된 기반이 없는 사람들은 다른 사람에게 의존할 수밖에 없으며, 이것이 결국 다른 사람들의 욕구나 감정적 느낌을 관찰하고 파악하는 능력을 키우게 만드는 원인이라고 한다. 그러나 부유하고 힘 있는 사람들은 그럴 필요가 없기 때문에 상대적으로 상대의 감정이나 필요를 도외시한다는 것이다. 예컨대 부유한 사람들은 돈으로 다른 사람의 도움을 살 수 있다. 결국 다른 사람들의 욕구에 민감할 필요성이 상대적으로 작다. 캘트너의 연구에 따르면 5분이라는 짧은 시간에도 이런 태도가 드러난다고 한다. 부유한 사람들은 상대와 시선을 맞추거나 상대의 얘기에 고개를 끄덕이거나 웃는 등의 태도를 잘 보이지 않은 반면, 가난한 가정에서 자란 학생들은 상대에게 더 많이 관여하고 따뜻한 태도를 보였다고 한다.

네덜란드에서 실험한 결과는 더욱 흥미롭다. 피실험자들을 둘씩 짝을 지어 상대방과 사랑하는 사람의 죽음이나 이혼, 이별이나 배신, 어린 시절 당한 괴롭힘 등 고통스러운 것에 대해 이야기를 나누도록 했다. 물론 두 사람은 모르는 사이였다. 그 결과 사회적으로 힘 있는 사람들끼리 짝을 이룬 경우 두 사람 모두 서로에게 무관심한 모습을 보이는 경향이 강했다고 한다. 이들은 다른 사람의 고통에 별로 공감을 하지 못하거나 공감할 필요성을 느끼지 못하는 것이다. 조직에서도 높은 자리에 오르는 사람일수록 이와 비슷한 결과를 보인다. 지위가 높을수록 상대방의 감정이나 상황에 공감을 느끼는 정도가 약하다고 볼 수 있다.

주목할 것은 이런 위치를 판단하는 주체가 자기 자신이라는 사실이다. 자신이 스스로가 사다리의 어디에 위치하는지 판단함으로써 타인을 대하는 태도가 달라진다. 자신이 겸손하다고 생각하는 사람이라면 타인을 나와 동등한 입장으로 보고 친절하게 대할 것이다. 그러나 스스로에게 높은 위상을 부여하는 사람은 이와는 반대의 태도를 취할 것이다. 다시 말해 상황과 개인의 의식에 따라 달라지는 것이 바로 사다리에서 자신의 위치다. 재미있게도 부유한 가정에서 자란 학생들도 그들보다 더 높은 지위의 사람들과 대화하는 장면을 상상할 때에는 감정을 읽는 능력이 더 높아졌음을 보여주는 표정을 보였다고 한다. 결국 스스로를 어떻게 생각하고 상대를 어떻게 생각하는가에 따라 공감의 수준이 달라지는 것이다.

서비스 교육이 가장 어려운 집단이나 사람은 '자신의 권한을 누군가에게 베푼다'는 생각을 지닌 집단이나 사람이다. 많이 달라지긴 했으나 공무원이나 의료계의 서비스 마인드가 상대적으로 부족한 이유가 이 때문이다. 나 혹은 우리가 당신 혹은 당신이 속한 집단에 혜택을 제공한다는 태도는 상대를 아래에 있는 사람으로 보게 만든다. 이런 때에는 형식적이고 관습적인 서비스만 이루어지므로 그 사이에 공감이 자리하지 못하는 것은 당연하다. 이러한 상황을 변화시키기 위해서는 조직 습관 차원의 접근이 필요하다. 오늘날 참신하고 획기적인 서비스로 평가받는 사우스웨스트 항공의 마케팅전략이나 자포스의 놀라운 직원 배려 정책 역시 이런 조직 습관 차이에서 비롯한 결과다. 그러니까 서비스 매뉴얼의 차이가 아닌 것이다.

자신의 건강에 관해 긴장과 두려움, 혼란을 느껴 질문을 던지는 환자의 입장에 공감하지 못하는 태도는, 결국 스스로를 상대보다 높은 위치에 두고 내려다보는 습관적 대응 방식에서 나온다. 이런 습관적인 자동 반응을 따르면 상대의 대화에 숨어있는 감정적인 혼돈을 안아주거나 이해하고 믿고 따르게 하기보다, 면박을 주거나 더 큰 목소리로 상대의 불안을 자극할 수밖에 없다. 진정성을 가진 서비스는 서비스 기법이나 대화기술이 아니다. 공감하는 사람과 대화하는 과정에서는 그런 기술보다 느낌이 먼저 공유된다. 공감은 기술보다 더 중요한 것을 제시한다. 그래서 단순한 대화기법으로는 느끼기 힘든 일체감 속에서 전혀 다른 차원으로 대화가 진전된다. 병원이 달라질 수 있는 기회는 분명히 존재한다. 아직 채우지 못한 서비스의 공백이 있기 때문이다.

2부

보이지 않는 부문이 해결의 열쇠다

2장 공식적인 해결책의 한계

제1부에서는 병원의 좋지 않은 습관들이 어떻게 구축돼 나쁜 패턴으로 이어지는지를 여러 측면에서 알아보았다. 병원 조직 안에서 이런 나쁜 습관들이 굳어지면 누구나 문제가 있음을 직감한다. 원장이든 직원이든 조직에 속한 사람은 바쁜 와중에도 무언가 잘못되고 있다는 생각을 하기 마련이다. 또한 경영자는 병원 경영 방식을 변화시키려 할 것이다. 그리고 변화의 방향을 '처음처럼'으로 만들고 싶어 할 공산이 크다. 그러나 그것은 쉽지 않다.

조직에서 나쁜 습관이 굳어지면 대부분 개인들은 생각 속으로 도망가고, 조직은 규칙을 새로 만들거나 조직 개편을 단행한다. 그리고 동기를 부여해 초심을 회복시키려 한다. 그런데 이런 해결 방식이 오히려 엉뚱한 결과를 만들어낸다. 그럼 어떤 결과가 나타나는지 제2부에서 살펴보자.

병원의 가장 흔한 슬로건, 처음처럼

병원을 개원하는 과정을 경험한 사람이라면 그 과정에 큰 어려움과 독특한 열정이 동시에 존재한다는 사실을 잘 안다. 새로운 시작을 하는 조직에는 언제나 꿈과 열정이 넘친다. 또 일종의 긴장감과 더불어 시작하는 구성원끼리 끈끈한 일체감을 느낄 가능성도 높다. 하루 중 많은 시간을 조직에서 보내면서도 '같이'와 '의미 있는' 활동을 한다는 열정, '더 나은 것'을 지향한다는 상황과 긍정적인 에너지 때문에 그다지 피곤하지도 않고 기분 좋거나 몰입된 상태를 유지한다.

원장이나 경영진, 오래 근무한 사람들의 마음속에 '그때'는 항상 특별한 기억으로 남아있다. 그래서인지 조직에 문제가 생기면 간단한 질문이 마음속에서 솟아오른다. 왜 지금은 '그때' 같지 않을까? 그러고는 '처음으로 돌아가자'는 일종의 프로젝트나 캠페인을 만들어 추진한다. 그래서 '처음처럼'은 병원의 가장 흔한 슬로건이 된다. 돌아보면 개원 초기에는 모두들 외면하거나 회피하지 않고 전력을 다해 일하며, 일을 마치고 난 후에는 피로감조차 기분 좋게 느끼기 때문에 업무를 특별히 스트레스로 받아들이지 않는다.

이러한 '처음처럼'을 통해 조직 구성원들이 회복하고자 하는 것은 다름 아닌 '몰입하면서 일하던 시기에 대한 희구'다. 원장과 팀장들의 기억 속에 공통적으로 존재하는 '처음처럼'은 일의 어려움이나 많고 적음이 아니라 의미를 갖고 진심을 다해 일을 한 기억들이다. 약간씩 차이가 있긴 하지만 어떤 원장과 팀장이든 '처음처럼'을 가장 잘 표현할 만한 경험담을 들려달라고 하면 모두 비슷한 기억들을 끄집어낸다. '처음처럼'을 만들려는 노력은 소중한 지향점을 목표로 하는 것이라 대단히 환영할 만하다. 그리고 너무나 당연하고 근본적인 목표이기에 누구라도 그 명분을 반대하기 어려울 것이다. 그 '처음처럼'을 달성하려고 대부분의 조직이 규칙이나 동기 부여를 이용한다. 그렇지만 안타깝게도 이 방법을 활용한 대부분의 병원은 처음 의도한 '처음처럼'에 한참 미치지 못하는 변화를 보인다. 왜 그럴까?

병원의 공식적 대응의 한계① 규칙의 역설

병원 구성원이라면 누구나 병원이 성장하면서 초반의 적극적인 분위기가 점차 사라진다는 사실을 느낀다. 그것은 조직의 성장 과정에서 경험하는 일종의 '성장통'이기 때문이다. 간략하게 요약하자면 이렇다.

병원이 개원하고 시간이 지나면 병원 종사자들은 다양한 실제 경험들을 한다. 이때 예상하지 못한 사건이 생기면 앞으로 어떻게 하자는 약속을 만든다. 또는 문제가 발생하면 그에 맞춘 규칙을 하나씩 만들어간다. 직원이 늘거나 환자가 늘면서 또 다른 규칙들이 필요해진다.

그리하여 '조직 관리'가 더욱 중요해지면서 규칙들은 점점 이전에는 당연하게 할 수 있었던 행동들에 대한 제제나 매뉴얼의 형식으로 나타난다. 여기서 혼란이 발생한다. '꼭 그렇게 해야 하는가'와 '그렇게 해야 한다'는 의견이 뒤섞이면서 운영 방식 문제가 가장 중요한 의제가 되어버리는 것이다. 개원 초기에는 '다른 병원과의 차별화'라는 명확한 목적이 조직을 지배했다면, 발전 과정에서는 '어떻게'라는 운영 원칙이 조직을 지배하게 되었다고 볼 수 있다. 그리하여 병원은 자연스럽게 '처음처럼'을 외치게 된다.

병원이 변화를 유도하려 할 때 그 방식을 자세히 들여다보면 규칙을 추가하거나 변경하는 방법을 주로 쓴다는 사실을 알 수 있다. 그리고 결과를 이끌어내기 위해 벌을 주거나 상을 주는 방식을 택한다. 이러한 방식은 변화하려고 뭔가를 강화하거나 빼는 것에 따른 조치다. 어떤 문제를 해결할 때든 일단 규칙을 늘리고 그 다음에는 인센티브를 개선하는 해결 방법을 취한다. 그런데 이런 노력들이 예상과 달리 효과가 없는 경우가 많다.

그렇다면 새로운 규칙을 만들 때 어떤 한계가 있을까? 유능한 관리자와 효율적인 일터의 특성을 규명할 목적으로 20년에 걸쳐 시행된 갤럽의 조사 프로젝트를 이끈 마커스 버킹엄은 이것을 단 한마디로 표현한다.

"필요한 수단(각종 규칙들)은 오로지 고객의 불만을 방지하는 것일 뿐 만족을 견인할 수는 없다."

규칙은 문제를 예방하기 위해 고안되거나, 문제가 발생하더라도 더 키우지 않는 방법들에 대한 것이 분명하다. 이런 고안은 공통적으로 사람을 통제하거나 조정하려는 방향으로 만들어지기 쉽다. 버킹엄은 규칙이 만들어지는 과정을 재미있게 묘사한다. 그는 문제의 가장 큰 원인을 생각 습관에서 찾는다. 그러니까 규칙을 만드는 위치에 있는 사람들은 스스로가 생각하는 야망, 포부, 성공의 방법, 혐오하는 것들이 있기 마련이며, 나쁜 생각 습관으로 남들도 자신과 같이 생각할 것이라 보는데 원인이 있다는 것이다. 다시 말해 본인에게는 '정상적'인 것이므로 그것이 모두에게 적용되는 것이 당연하다고 하는 '일반화' 때문에 자신이 만든 규칙이 잘못된 문제를 야기하는 것을 이해하기 어려운 것이다.

대부분의 조직은 규칙을 표준화하고, 임무를 만들고, 계층화하고, 계획과 통제를 가하고, 목표를 정렬하고, 보상을 잘 짜는 것을 경영의 중요한 원칙으로 여긴다. 게리 하멜은 이런 진부한 경영 원칙 또는 규칙의 제약을 이렇게 표현한다.

"이런 원칙들은 업무를 효율적으로 할 수 있게 도와 '최고 경영진의 일을 수월하게 만든다.' 표준과 통제, 계획과 절차로 얻은 규칙은 일이 쉬워지도록 만들어준다. 이 덕분에 경영진은 탈선하려는 사람들을 쉽게 가려낼 수 있고 계획을 절차에 따라 수정할 수 있다. … 이런 경영 원칙, 즉 만들어진 습관 때문에 경영진은 자신들이 직원들을 제대로 통제하고 있다는 환상에 빠진다."

규칙이 필요한 이유는 탈선의 예방이고, 그 방법을 적용할 때 뭔가 잘 조정하고 있다는 느낌을 갖는다는 지적은 무척 중요한 진실이다. 이런 진실이 정확하다면 문제를 어떻게 볼 수 있을까? 세계적 경영전략가인 개리 하멜 교수의 진실에 대한 또 다른 혜안을 들어보자.

"우리가 산업시대의 원칙을 부지런히 응용해 현재의 경제적 번영을 누린 것은 의심의 여지가 없다. 하지만 조직원들의 적응력이 높은 조직, 대단히 인간적인 조직을 만드는 데 있어 이 원칙들은 불충분하기도 하거니와 독소조항 역시 많이 포함하고 있다. … 따라서 기존의 경영 원칙에만 기댄다면 관리자들은 개인적 노력을 이끌어내는 메커니즘인 목적과 열정의 힘을 무시하게 된다."

경영의 대가가 한 이 말이 어떻게 다가오는가? 이 지적을 온전히 인정할 수 있겠는가? 필자도 한때 이 논리가 대기업 또는 학자들에게만 적용되는 이야기라고 치부했다. 현실은 더욱 복잡하다고 생각하면서, 좀 더 완성도 높은 동기부여책 또는 규칙을 만들어보려고 시도하기도 했다. 물론 어느 정도 효과는 있었다. 그러나 시간이 지나면서 원래대로 돌아오는 경우가 대부분이었다. 왜 원래대로 돌아왔을까? 이를 알려면 먼저 우리 뇌의 독특한 특성을 이해해야 할 필요가 있다.

병원의 공식적 대응의 한계② 뇌와 동기 부여의 역설

미국 MIT 대학에서 실험을 진행했다. 실험의 대상이 되는 다수의 학생들을 세 그룹으로 나누고 불특정한 일련번호 외우기, 단어퍼즐이나 공간퍼즐 맞추기, 농구공 많이 넣기, 벽돌 옮기기 등의 다양한 과제들을 일정 시간 안에 수행하도록 했다. 그리고 첫 번째 그룹에는 적은 돈을, 두 번째 그룹에는 중간 정도의 돈을, 마지막 세 번째 그룹에는 가장 많은 돈을 주었다. 이 세 그룹 중 어느 그룹의 성과가 가장 좋았을까? 일반적으로 세 그룹의 차이가 없거나 가장 많은 보상을 준 그룹의 성과가 가장 높다고 생각할 것이다.

그러나 결과는 달랐다. 창의성이 별로 요구되지 않고 흥미롭지 않은 기계적인 스킬만을 요구하는 단순한 과제일 경우에 더 많은 돈을 지급할수록 더 높은 성과를 낸 것으로 나타났다. 따분한 일에서 외부적 보상이 중요한 동기 부여 효과를 발휘한 것이다. 그런데 병원 업무는 그런 기계적이고 따분한 일이 아니라 모든 것이 환자의 치료에 영향을 주는 결정적 순간의 연속이라 할 수 있다. 이렇듯 스스로가 일의 본질을 인지하여 대안을 제시하고, 적극적인 공감도 필요한 경우에는 앞선 결과와 완전히 반대의 현상이 일어났다. 다시 말해 더 많은 돈을 지급할수록 성과가 오히려 떨어진다는 결론이 나온 것이다.

자신들의 연구 결과에 놀란 교수들은 MIT 학생들이라는 점이 이러한 결과를 낳았을지도 모른다고 생각해 이것을 실제 업무 현장에서 실험해보기로 했다. 연구진은 인도의 마두라이라는 지방도시에 있는 어느 기업에서 동일한 조건의 실험을 했다. 현지 임금 수준으로 첫 번째 그룹에는 2주치 급여를, 두 번째 그룹에는 한 달치 급여를, 세 번째 그룹에는 2개월치 급여를 주고 일정 기간 동안 그들의 성과를 측정해보았다. 결과는 MIT에서와 다르지 않았다. 중간 정도의 보상이 주어진 그룹이 낮은 보상의 그룹보다 조금 나은 성과를 보인 것이다. 특이한 점은 가장 높은 보상이 주어진 그룹이 놀랍게도 최악의 성과를 보였다는 사실이다.

그 후 많은 심리학자들, 사회학자들, 경제학자들이 이 실험을 다양한 조건으로 수없이 반복해 동일한 패턴의 결과를 얻었다. 세계적인 경영 구루인 다니엘 핑크는 단순하고 기계적으로 되풀이되는 과제들에서는 이런 형태의 보상 시스템이 좋은 성과를 이끌어낼 수 있지만, 복잡하고 일정 수준의 개념적·창의적 사고를 요구하는 과제에서는 이러한 보상들은 고성과를 내는 데 전혀 도움이 되지 않거나 오히려 장애가 된다고 단언한다. 심지어 다니엘 핑크는 《드라이브》란 책에서 어떤 일을 진행할 때 당근과 채찍 방식은 7가지의 치명적인 단점이 있다고 주장한다. ① 내재적 동기를 없애고, ② 성과를 감소시키고, ③ 창의성을 말살하고, ④ 선행을 몰아내고, ⑤ 사기와 편법과 비윤리적인 행동을 하게 하고, ⑥ 중독성을 유발시키고, ⑦ 근시안적 생각만을 촉진시킨다는 것이다. 이 사실을 이해하기 위해 몇 가지 예를 더 확인해보자.

보상이 동기를 죽인다

동기에 관련한 역설로 가장 많이 인용되는 예는 어린이들의 그림 그리기에 보상이 영향을 준다는 실험이다. '어린이들이 자신의 감정을 얼마나 솔직하게 대하는지를 보면 숨은 진실을 알 수 있다'는 이 실험은 그리 복잡하지 않다. 며칠 동안 어린이집을 관찰한 실험자는 노는 시간에 그림 그리기를 선택한 아이들을 따로 뽑았다. 자발적으로 그림을 그리는 아이들을 선택한 것이다. 그리고 이 아이들을 세 그룹으로 나눴다.

첫 번째 그룹의 아이들에게 본인의 이름이 새겨진 파란 리본으로 장식된 '참 잘했어요!'라는 상장을 보여주고, 이 예쁜 상장을 받고 싶은지 물어보았다. 쉽게 말해 '상을 기대하는 그룹'인 셈이다. 두 번째 그룹은 상장을 미리 보여주지 않고 그림을 다 그린 후에야 '참 잘했어요!'라는 상을 주었다. 이 그룹은 첫 번째 그룹과 달리 '상을 기대하지 않는 그룹'인 셈이다. 세 번째 그룹은 그림을 그리고 싶은지 묻긴 했으나 첫 번째, 두 번째 그룹과 달리 상을 미리 보여주지도, 그림을 다 그린 후에 상을 주지도 않았다.

실험이 있은 지 2주 뒤 노는 시간에 교사들이 아이들에게 종이와 사인펜을 나눠주었다. 두 번째 그룹과 세 번째 그룹에 속했던 아이들은 전처럼 여전히 재미있게 그림을 그리고 놀았다. 그런데 첫 번째 그룹에 속했던 아이들은 그림 그리기를 재미 없어 하거나 전에 비해 짧은 시간 동안만 그림을 그리고 그만두었다. 첫 번째 그룹 아이들은 왜 스스로 재미를 느꼈던 그림 그리기에서 멀어진 것일까? 연구자들은 아이들이 상을 보고 그 상을 받기 위해 그림을 그리는 순간 즐거운 놀이가 일종의 해야 할 일로 바뀐 것이라 지적한다. 그렇다면 상을 받은 두 번째 그룹에서는 첫 번째 그룹과 같은 결과가 왜 나타나지 않은 걸까? 핵심은 '그림을 그리면 상을 받는다'라는 조건적인 보상을 제시한 경우와 그렇지 않은 경우의 차이다. 조건적인 보상은 내면에 있던 원래의 동기를 없애고 그 자리에 보상에 대한 기대가 자리 잡게 한다.

아이들에게 수학 자습서를 한 장씩 풀 때마다 돈을 준다면 전보다 수학문제를 열심히 풀 것이 분명하므로 단기적으로는 성적이 오르겠지만, 장기적으로는 수학에 대한 흥미 자체를 잃어버리게 만드는 것과 같은 이치다. 눈에 보이는 보상(조건 보상)이 동기에 부정적 영향을 주는 것이 분명하다는 결론이 나온 것이다. 조건적인 보상은 그것만을 바라보게 만들기 때문에 결국 문제를 보는 시야를 좁힌다.

충돌하는 2가지 동기 체계

성격이 약간 다르지만 동기의 종류를 알 수 있는 매우 중요한 실험을 하나 더 알아보자. 혈액 기증 이야기다. 혈액은 수술을 받는 사람에게 반드시 필요하다. 게다가 유통기한이 있기 때문에 늘 부족할 수밖에 없다. 그렇다면 헌혈을 유도하기 위해 돈을 지급하면 어떨까? 1970년 사회학자인 리처드 티트머스는 혈액을 제공하는 데 돈을 지급하면 비윤리적일 뿐만 아니라 '비효율적이기 때문에' 헌혈 양이 줄어들 것이라 예견했다. 과연 그럴까? 이를 확인하기 위한 실험이 진행되었다.

앞선 아이들의 경우와 마찬가지로 첫 번째 집단에는 혈액을 제공할 때 약 7달러를 받을 수 있다고 했다. 두 번째 집단에는 7달러를 받지만 이 돈을 소아암 자선기금으로 낼 수 있다고 했다. 세 번째 집단에는 혈액 기증은 자발적인 행위이므로 아무런 보상이 없다고 했다. 결과는 어땠을까?

세 번째 집단은 52퍼센트가 헌혈했다. 반면 첫 번째 집단은 더 적은 수치인 30퍼센트만이 헌혈 의사를 밝혔다. 두 번째 집단의 결과는 더욱 흥미롭다. 헌혈하고 돈을 받으면 그 돈을 기부할 수 있다고 하자 혈액을 무상으로 제공하는 것과 동일한 수준의 53퍼센트가 헌혈을 한 것이다. 이 결과는 현금이라는 인센티브가 원래 이타적인 행동인 헌혈에 대한 내적인 동기가 줄어들게 했다고 볼 수 있다. 그렇다면 이런 질문이 가능하다. 인간의 내적인 동기 중에는 이타적인 행동을 이끌어내는 동기와 이익을 추구하려는 동기가 있는데, 이 2가지가 서로 충돌한다는 가정이다.

실제로 인간에게 서로 정반대인 동기 2가지가 존재한다는 사실을 다른 예를 통해 알아보자. 2000년 이스라엘의 탁아소에서 있었던 일이다. 이 탁아소는 아침 7시 30분에 문을 열고 오후 4시에 문을 닫는다. 부모가 아이를 늦게 데려가면 교사가 그 시간까지 남아있어야 하므로 탁아소가 문을 닫기 전까지 부모는 아이를 반드시 데려가야 한다. 그렇지만 아이를 맡긴 부모 중에는 개인적 이유든 일 때문이든 간혹 늦는 경우가 있었다. 이 때문에 탁아소에서는 아이를 늦게 데려가는 부모에게 벌금을 부과하는 방식을 택했다. 흔히 말하는 부정적인 채찍을 활용한 것이다. 결과는 어땠을까? 벌금이 도입되자 아이를 늦게 데려가는 부모들의 숫자가 오히려 늘어났다. 그 비율이 이전에 비해 두 배나 커진 것이다. 그 이유를 알아보기 전에 탁아소에서는 이런 결과를 보고 다시 원래대로 벌금을 받지 않는다고 방침을 변경했다. 그렇다면 다시 원래대로 돌아왔을까? 아니었다. 벌금을 부과할 때와 거의 비슷한 수준이 계속 이어졌다.

그 이유는 2가지 동기의 근원이 다르고, 보상 동기가 개입되는 순간 이타적인 동기가 손상됐기 때문이다. 벌금은 보상과 관련한 동기다. 아이를 데리러 늦게 간 탓에 교사들이 오랫동안 남아있어야 하는 데 대한 미안한 마음은 보상 동기와는 다른 이타적이거나 도덕적인 동기다. 그런데 이 2가지 동기가 충돌하면서 이타적인 동기가 보상 동기에 밀려난 것이다. 벌금제로 자신의 행동에 대한 도덕적 인식이 사라졌고, 그 대신 지각을 하면 육아 서비스 시간 추가 요금을 내면 된다는 금전적 계산을 하게 된 것이다. 이렇듯 금전적 동기가 한번 자리를 차지하면 제도를 다시 원래대로 바꿔도 도덕적·이타적 동기가 돌아오지 않는다. 이를 두고 행동경제학자들은 이타적 동기와 보상 동기가 부딪치면 대부분 보상 동기를 우선하고, 이타적 동기는 점점 줄어든다고 분석한다.

이로써 매우 중요한 사실을 알 수 있다. 봉사와 친절을 기본으로 삼고 마음에서 우러나오는 행위여야 하는 병원 일은 그 일 자체가 직원들에게 의미 있지 않으면 다른 보상으로 그 행동을 하게 만들기 어렵다는 것이다. 따라서 병원에서 '처음처럼'을 회복하려면 '습관'에 대해 고민하고 접근해야 하며, 보상이라는 제도로는 '처음처럼'을 회복할 수는 없다. 이 말은 성과에 따른 과학적 보상 시스템이 불필요하다고 이야기하는 것이 아니라 이 시대의 조직과 개인의 초월적 성과를 가능하게 하는 것은 분명히 다른 데 있다는 사실을 의미한다.

둘 중에 하나만 선택하게 만드는 뇌

보상이라는 외적 동기와 내적 동기는 뇌에서 과연 어떻게 나타날까? 실제로 이런 내면의 과정을 확인할 수 있는 예로 미국 국립보건원이 실시한 실험이 있다. 이것은 대단히 흥미로운 실험이다. 이 실험을 쉽게 이해하려면 스위스에서 일어난 핵폐기물 매립지 선정 과정에서 있었던 사건을 먼저 알아볼 필요가 있다.

스위스는 누구나 동경하는 최고의 자연경관을 가진 나라다. 이 나라는 전체 전력의 40퍼센트를 핵발전소에 의지한다. 우리나라와 마찬가지로 스위스 역시 핵폐기물은 항상 골칫거리다. 스위스 정부는 1993년 핵폐기물을 처리할 수 있는 장소로 작은 마을 두 곳을 잠정적으로 선정한 후 주민들을 설득하려 했다. 물론 어느 누구라도 이런 혐오 시설이 자기 마을에 들어서는 것을 반길 리 없다. 그런데도 해당 지역 주민의 50.8퍼센트가 공동선을 위해 핵폐기물 매립장 건설에 동의했다. 물론 매우 높은 수치지만 주민의 절반은 반대 입장이라 정부와 학자들은 이 문제를 해결할 방법을 찾았다. 결국 매립장 건설 지역 주민들에게 매년 한 사람당 약 2,175달러씩 보상해주겠다고 제안했다. 핵폐기물 시설 수용으로 금전적 이득을 얻을 수 있으니, 당연히 모든 이들이 이 제안을 받아들일 것이라 예상했다. 그러나 결과는 예상 밖이었다. 금전적 보상을 개입시키자 앞서 언급한 탁아소 사례와 비슷하게도 제안을 수락한 사람의 비율이 오히려 반으로 줄어들어 24.6퍼센트만 핵폐기물 매립장 건설에 동의한 것이다. 학자들은 금전적 보상의 수준이 미미해서 그렇다고 여기고 2,175달러에서 4,350달러, 다시 6,525달러로 보상 금액을 올렸다. 그러나 반대 의사를 표현한 사람들은 그 의견을 고수했다. 실제로 보상 이야기에 마음을 바꿔 제안을 받아들이기로 한 사람은 1명뿐이었다고 한다.

이러한 결과가 어떻게 나오게 됐는지 그의 단초를 뇌에서 찾을 수 있다. 미국 국립보건원이 간단한 게임을 하면서 피실험자들의 뇌를 확인하는 실험을 했다. 게임 방식은 단순했지만 게임을 하면서 돈을 따거나 잃을 수 있었다. 게임을 하는 동안 딴 돈과 잃은 돈을 화면에 표시하고 이 과정의 뇌 활동을 모니터했다. 그러자 돈을 따거나 잃을 때마다 뇌의 특정부위가 활발히 활동한다는 사실이 드러났다. 그 부위는 흔히 중독과 관련된 도파민의 활동 영역으로, 쉽게 말해 인간에게 쾌감을 주는 기능을 담당하는 부위였다.

그렇다면 이타적인 행위는 뇌의 어떤 부분을 활성화할까? 2006년 듀크 대학에서는 앞서 언급한 비디오 게임과 비슷하지만 자신이 돈을 따는 것이 아니라 점수가 높을수록 더 많은 돈이 자선 단체에 기부되는 방식의 실험을 진행했다. 그 결과 앞서의 실험에서 쾌감을 느낀 뇌 부위는 잠잠한 대신 다른 뇌 부위가 활발히 움직인다는 사실을 확인할 수 있었다. '후부상측두구'라는 곳으로 타인을 지각하고, 관계를 맺고, 유대관계를 형성하는 등 사회적 상호작용을 관할하는 뇌 부위였다. 이보다 더욱 흥미로운 결과는 이 실험을 하는 피실험자를 단지 관찰하기만 한 사람들에게서 나왔다. 이 게임에서 딴 돈이 자선단체에 기부된다는 것을 알고는 있지만 게임에는 참여하지 않고 단지 지켜봤을 뿐인 사람 역시 사회적 상호작용을 관할하는 뇌 부위도 활성화된 것이다.

오리 브래프먼과 롬 브래프먼은 《스웨이》란 책에서 이 차이를 이렇게 설명한다. "우리 뇌 속에서 동시에 움직일 수는 없는 2개의 엔진이 돌고 있는 것과 같다. 우리는 이타적 관점이나 이기적 관점, 둘 중 하나의 관점으로 과제에 접근한다. 두 엔진은 사용하는 연료의 종류도 다르고 엔진이 돌아가는 데 필요한 연료의 양도 다르다. 이타 중추에 연료를 주입하는 데는 많은 노력이 들지 않는다. 누군가에게 도움이 되거나 긍정적인 영향을 준다는 느낌만 있으면 그뿐이다. 그러나 쾌감 중추는 훨씬 더 많은 노력이 필요하다. 정답 하나당 2.5센트를 지급하거나 핵폐기물 매립장 유치에 동의하는 대가로 5,000 프랑을 보상해주는 정도로는 충분하지 않다."

다시 말해 일반적인 뇌 부위는 서로 연결되어 활동하지만, 쾌감을 느끼는 부위와 이타적 행위를 관장하는 부위는 둘 중 하나만 통제력을 갖는다는 말이다. 만일 두 중추가 동시에 기능한다고 하면 앞서 언급한 탁아소나 핵폐기물 매립장의 사례에서 벌금이나 보상 금액에 따라 변화가 다르게 나타나야 한다. 그러나 돈이 개입되는 순간 쾌락 중추가 활동하면서 이것이 우위에 선다. 이때 내면의 질문이 바뀐다. 이타 중추가 작용할 때는 그것이 가치가 있는지, 의미가 있는지, 도움이 되는지 등을 묻는다면, 쾌락 중추가 작용하는 순간 어느 것이 이익인지를 따지게 된다. 탁아소에 돈을 내는 것이 유리하다고 판단하고, 핵폐기물 매립장이 들어오는 대가로 그 정도의 돈을 준다면 시설을 수용하지 않겠다는 쪽으로 입장이 바뀐 것이다.

미국 스와츠모어 칼리지의 저명한 심리학자인 베리 슈워츠는 이런 동기부여책의 한계로 '정작 필요한 것을 만들기에는 그 동기가 너무 무디다'는 점을 지적한다. 외과용 메스가 필요한 상황에서 인센티브는 큰 쇠망치와 같다는 것이다. 아울러 인센티브가 도입되면 올바른 행동을 이끄는 더 훌륭한 동기가 사라진다고 말한다. 게다가 전문적인 일에서 도덕성을 앗아간다는 부정적인 요소로 인센티브가 작용한다고 덧붙인다.

경영과 인간 본성의 조화

이러한 결과가 나온다고 해서 보상이 무용하다고 할 수는 없다. 다니엘 핑크는 "보상은 동기를 불러일으키는, 다시 말해 반응을 만들어내는 분기점으로 봐야 한다"고 말한다. 분기점이란 무엇일까? 누구에게나 적절한 보수는 중요하다. 부양과 삶을 위해 어느 기준점 이상을 바란다. 또한 동일한 업종의 사람들과 비교하기도 한다. 자신의 성과에도 적절한 평가와 보상을 바란다. 그것을 '기준선 보상'이라고 말한다. 이 기준선을 넘는 것이 분기점이다. 기준선을 넘는 보상이어야 한다는 것이다. 예를 들어 공정하고 적절한 수준의 보상을 받지 못하면 자신이 처한 부당한 상황과 불안한 환경에만 신경을 쓴다. 기준선에 못 미치면 외적인 동기와 내적인 동기 모두 얻기 힘들다. 그러나 기준선 보상이 일단 충족된 후에는 당근과 채찍이 원래의 의도와 전혀 다른 효과를 보인다. 앞서 살펴봤듯이 외적 보상만으로 직원들을 조정하려 할 때 동기는 오히려 줄어든다. 이런 현상을 근거로 다니엘 핑크는 "경영이 인간의 본성과 조화를 이뤄야 한다"고 주장한다.

경영은 인간이 어떤 특성을 지니고 있다는 가정을 기반으로 세워진 논리다. 그 가정 중 하나가 인간은 보상이나 처벌을 당하지 않으면 타성에 젖어 제자리에 머물 것이라는 전제다. 또한 사람들이 움직이면 감독이 필요하다고 생각한다. 정말 이 전제가 인간의 본성을 제대로 말한 것일까? 다니엘 핑크는 절대 그렇지 않다고 말한다. '경제적 생존'

이라는 명목 때문에 인간 본성의 일부가 그렇게 보일 수 있지만, 이와 전혀 달리 인간의 본성 속에는 자율성이 있다고 본다. 그러므로 다른 사람을 통제하고 싶은 유혹에 저항하고, 새로운 수단을 활용해 인간의 정신에 숨어있는 자율성을 일깨우는 것이 중요하다고 말한다. 그리고 그것을 이전의 동기 부여 버전에서 업그레이드되었다는 의미로 '동기 부여 3.0 버전'이라 부른다.

습관적 생각은 교육을 받으면서 부지불식 간에 심어지기도 한다. 학교 교육이나 양육환경에서 자기도 모르게 "만약 ○○을 한다면 ○○을 얻을 수 있다"라는 외적 동기를 중요한 것으로 받아들이는 것이다. 그러나 내면에는 전혀 다른 차원이 존재한다. 마음속으로는 새로운 동기를 불러일으키고 공감하도록 만드는 것이 분명 더 나은 길이라 생각한다. 그리고 그런 예들을 도처에서 발견할 수 있다. 수많은 경영학 서적에는 조직 구성원들의 즐거움을 최고로 추구하는 실제 사례부터 기적과도 같은 성공담까지 여러 이야기가 실려있다. 그러나 그러한 이야기를 자신의 상황으로 가져오려 하면 마음속에서 뭔가 걸린다. '이 조직에서는 안 된다'거나 '내가 하기에는 어렵다'는 등의 반응이 솟아오르는 것이다. 이것이 바로 습관이 주는 감정적 모습이다. 자신의 생각이나 경험에 반하기 때문에 두려움이 본능적으로 일어나는 것이다. 이런 습관의 흐름을 바꾸는 일은 생각만으로는 불가능하다. 머릿속 지식만으로 또 다른 한계를 접할 경우 자신도 모르게 논리의 함정에 빠져 원래대로 돌아올 가능성이 높다.

　병원이라는 조직에서 나타나는 나쁜 습관 역시 마찬가지다. 현재 본인이 경영하거나 근무하는 병원에 나쁜 습관이 있다면 그로 인한 결과가 어떠할지를 명확히 받아들여야 한다. 병원의 나쁜 습관은 원장과 직원 등 구성원 모두의 기운을 소진시키고 서로를 적대시하게 만들며, 결국 환자들을 불행하게 만든다. 필자의 고민 역시 이로부터 출발했다. 자신의 습관적 대응이 문제를 더 키우고 있는데도 그것을 해결하려 하지 않아 악순환하는 경우를 많이 보았기 때문이다.

3장 똑똑한 병원 vs 행복한 병원

무의식중에 잘못된 결정을 내리는 습관, 그릇된 방향으로 판단하는 습관, 아무 생각 없이 학습된 태도로 굳어진 습관, 조직의 압력에 순응하는 습관은 많은 기회를 놓치게 만들어 조직의 화목과 발전을 저해한다. 이를 알려주는 이슬람교 수피파 사람들의 우화가 있다. 사람들에게서 '바보성자'라 불리는 물라 나스루딘이 어느 날 밤 환한 가로등 아래에서 뭔가를 열심히 찾고 있었다. 지나가던 사람이 그 광경을 보고 무슨 일이냐고 물었다. 나스루딘이 열쇠를 잃어버렸다고 하자 행인이 친절하게도 허리를 숙여 열쇠 찾는 일을 도와주었다. 1시간이 넘었는데도 열쇠가 보이지 않자 행인이 물었다.

"정말 여기서 열쇠를 잃어버린 게 맞소?"

나스루딘은 어두운 골목길을 가리키며 대답했다.

"아니요, 저기 컴컴한 데서 잃어버렸습니다."

그 말을 들은 행인이 어이가 없어 다시 물었다.

"그런데 왜 이 가로등 아래에서 열쇠를 찾고 있습니까?"

나스루딘이 대답했다.

"여기가 환하니까요!"

이 우화는 중요한 메시지를 던진다. 생각해보자. 어떤 문제가 생겼을 때 해결법을 어디서 찾는가? 혹시 독자 여러분은 문제의 원인을 해결하기 위한 방법이 아니라 단순히 문제를 없애기 위한 방법을 찾지는 않는가? 다시 말해 인간의 자율성을 믿고 더 나은 방향으로 가기 위한 방식이 아니라 상황을 제재하고 압박하는 규칙을 만들고 있지는 않은가? 이러한 문제 해결 태도는 조직 습관의 한계를 여실히 보여준다. 그러니까 이 우화에서 보듯 엉뚱한 데서 해결의 열쇠를 찾아 헤매는 것과 다를 바가 없는 것이다.

〈그림2-1〉을 보면 더 쉽게 이해할 수 있다. 거듭 말했듯이 중요한 것은 그림의 하단 부분, 즉 '보이지 않는 습관의 영역'이다. 일종의 무의식 영역인 이 영역을 사람들은 대부분 눈에 보이지 않는다는 이유로 알려고도 하지 않으며 개인 영역이라 여겨 거리를 두기까지 한다. 하지만 알고 보면 이 영역에서의 진행 상황을 확인하기 어렵기 때문에, 변화를 기다릴 인내심이 많지 않아서 접근을 두려워하는 것이 사실이

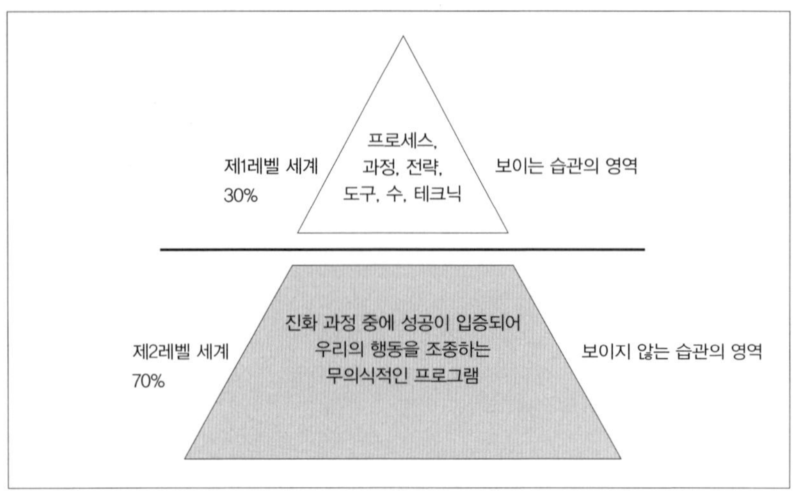

〈그림2-1〉 보이는 영역과 보이지 않는 영역

다. 따라서 이 책에서는 '경영 원칙'이라는 이름으로 눈에 보이지 않는 제2레벨을 다루려고 한다. 흔히 '보이는 영역'과 '보이지 않는 영역'을 빙산에 비유한다. 빙산의 대부분은 수면 아래에 있으며, 보이지 않는 이 부분이 배를 침몰시킬 수 있다. 타이타닉호 침몰 사건처럼 말이다.

1. 나스루딘의 열쇠는 어디에 있을까?

병원과 보이지 않는 영역

현실적인 병원 운영을 빙산에 비유하는 방법은 여러 측면에서 가능하다. 그중 1가지가 바로 공식 조직과 비공식 조직의 구분이다. 보이는 영역은 흔히 공식적으로 활용하는 형식이라 할 수 있다. 또한 대체로 메커니즘이 명확하고 이름이 확실하며 문서로 나타낼 수 있고 측정도 가능하다. 이때 프로세스나 전략, 도구, 숫자 등은 더더욱 선호된다. 이성적이고 관리가 가능할 것처럼 보이기 때문이다. 이와 반대로 보이지 않는 부문은 비공식 조직이라 할 수 있다. 이렇게 명확하게 드러나지 않는 부문을 연구한 《경영, 비공식 조직에 주목하라》의 저자인 존 카젠바흐와 지아 칸은 비공식 조직의 중요한 기능 4가지를 꼽았다. 이 구분을 병원의 현장 경험에 대입해보면 다음과 같다.

생각 더하기

병원 조직의 비공식적 요소와 영향력

① **공유 가치** 개인 또는 집단의 행동과 의사 결정을 위해 공유되고 있는 신념과 불문율의 규범으로, 공식적으로 언급된 가치와 구별된다. 예를 들어 병원에서는 팀 간의 갈등을 공개적으로 거론하지 않기 위해 각 팀들의 가치에 입각해 막후에서 갈등을 해결한다.

② **비공식 네트워크** 지식의 공유, 신뢰, 에너지, 여타 다른 특성들에 기반을 둔 긍정적인 관계 패턴이다. 예들 들면 이들은 경력 상담, 정치적 조언, 특별한 전문성 등을 발견하기 위해 움직인다. 겉으로 드러난 위계질서와는 다르며, 위계상 상사라 해도 이런 멘토적 차원에서 내부 팀원과 대화가 없다면 그 상사는 일종의 따돌림을 당한다. 병원에서 흔히 볼 수 있는 경우다. 이 비공식 네트워크에 영향력을 행사하는 사람들이 실제로 공식 조직에서 간극을 조정하고 직원들이 나아가야 할 방향을 제시하는 역할을 한다. 공식적인 지시는 거부하면서 비공식 네트워크의 지시는 수행하는 것도 이런 영향력 때문이다.

③ **커뮤니티** 공식 조직보다 비공식 커뮤니티에서 공통의 정체성과 관행을 공유한다. 병원 내에서 특정 업무를 진행하려 하거나 변화를 유도하려 할 때 비공식 커뮤니티 안에서 거부하면 언뜻 진행이 되는 듯 보여도 전략이 제대로 기능하지 못한다.

④ **자부심** 사람들은 자기 자신에게 의미 있는 목적을 이루려고 특별한 역량을 쓸 때 자부심을 느낀다. 자부심 그 자체와 자부심을 느끼는 것에 대한 기대는 강력한 동기 요인이다. 그러나 자부심은 안타깝게도 공식 조직에서 인정받는 것으로는 채워지지 않는다. 자신이 존경하는 가족이나 멘토 등으로부터 자신의 성과를 인정받을 때 더욱 커진다. 병원에서는 각 전문집단별로 이런 자부심에 대한 내부적인 규율이 있고, 그것이 침해된다고 느끼면 변화나 절차 진행에 저항하기도 한다.

병원 역시 여느 기업과 마찬가지로 전략적 차원에서 조직 개편을 단행하는 경우가 많다. 그런데 개편으로 공식 조직에 큰 변화가 있는데도 직원들의 행동과 사고에는 변화가 없다면 그것은 앞서 언급한 비공식 조직을 제대로 이해하고 활용하지 못했기 때문이다. 비공식 조직에서 직원들이 다분히 의도적으로 소통했기 때문에 개편에 대한 저항이 생기고 변화가 무력화된 것이다. 이런 이유로 전략 실행에 오랜 시간이 걸리거나, 계획이 처음과 다르게 변형되거나, 아예 폐기되는 경우가 생긴다.

존 카젠바흐는 공식 조직을 활용할 때 생기는 이러한 한계를 한마디로 '이성적 사고의 한계'라 말한다. 병원이든 다른 조직이든 변화를 시도할 때 쓰는 방법은 비슷하다. 공식적인 조직을 통해 지금의 상황이 위기임을 알리고, 새로운 계획의 중요성과 당위성, 이후 관리 방법을 전한다면 조직이 변할 것이라 생각한다. 왜 이렇게 생각할까? 조직 구성원들이 변화의 필요성을 논리적으로 이해한다면 그대로 받아들여 실행에 옮길 것이라 믿기 때문이다. 합리적이고 적절한 설명과 보완책이 있다면 당연히 원하는 대로 달라지리라 믿는 것이다. 그러나 이런 전제는 현실에서 통하지 않는다. 구성원들은 변화의 필요성을 스스로 받아들일 때 움직이며, 조직이 만든 논리적 판단을 그대로 받아들이지 않는다. 조직 구성원들은 공식 조직의 주도로 만들어진 제도, 규칙, 당위성에 동기를 부여받지도 않으며, 그것들을 쉽게 따르지도 않는다.

병원에서는 각 파트마다 전문적인 업무가 정해져 있다. 그리고 업무가 진행되는 동안 서로의 업무가 실제로 어떻게 이루어지는지 알기 어렵다. 쉽게 말해 원하든 원하지 않든 모든 병원 직원은 각자 자신의 업무를 처리하는 방식과 관련하여 자율성을 자연스럽게 허락받는 셈이다. 물건을 만드는 조직이라면 어디에서 무엇이 문제인지 규명하기 쉽겠지만, 병원의 전 과정은 그렇게 구분하기 어렵다. 아무리 공식적인 것을 강조해도 비공식적인 가치와 규율, 가까이 있는 직원들과의 관계에서 암묵적으로 영향을 주고받는 것이다. 그리고 조직의 '습관' 영역은 병원이라는 조직에서는 더욱 강력한 힘을 발휘한다.

특히 조직 구성원이 10~50명이라면 비공식 조직이 더욱 중요하다. 이러한 작은 조직은 서로를 너무나 잘 알고 있고, 리더들 또한 구성원들의 조직 생활에 깊이 관여한다. 상호 교류도 자주 일어나며, 환자의 상황별 대응에 다른 구성원들의 도움을 구해야 하는 특성도 지녔으므로 보이지 않는 부분의 힘이 더욱 강할 수밖에 없다.

병원의 경영 한계와 악순환, 전문 집단의 폐쇄성은 얼어있는 시베리아의 대지와 같다. 공식적인 경영전략만으로는 그것을 녹이기가 어렵다. 그렇다고 비공식 조직의 중요성을 안다 해도 비공식 조직에 어떻게 접근하고 어떤 방식으로 변화를 이끌어내야 하는지 알 수가 없다. 보통은 이 현실의 벽을 없애려고 구조 변경이나 압력, 절차를 또 도입하려 한다. 그런 명확한 것들이 더 관리하기 쉬워 보이고, 실제로 사용하기 편해 보이기 때문이다. 그런데 병원은 제조업체와는 다르다. 공장을 돌리는 것과는 다른 조직으로 인간과 대면해 접촉하는 업무가 주를 이룬다. 따라서 비공식 조직이라는 벽이 바로 습관의 영역에 대한 이해라고 볼 수 있다. 결국 습관의 영역을 다룰 수 있어야 병원의 새로운 경영 패턴을 만들 수 있다.

공식적 권한의 한계란?

하버드 대학 경영대학의 리더십전략을 설명하는 책 《보스의 탄생》에서는 관리자들이 공식 권한을 '착각'하고 있다고 주장한다. 상사의 권한이 조직 관리의 핵심이라 여기고 구성원들의 인간적 관계(보이지 않는 영역)를 무시해도 별탈이 없다고 생각하는 것이다. 이를 왜 착각이라고 할까? 그 이유를 몇 가지로 정리했다.

① 권한을 내세워도 직원들이 따르지 않는 경우가 많다.

직원들은 스스로 중요한 일을 한다고 생각하고, 상사의 의견에 동의하지 않으면 스스로 더 좋은 방법을 마련할 수 있다고 확신하므로 자신의 판단을 따르려 한다.

② 공식 권한 자체로는 헌신을 이끌어낼 수 없다.

모든 조직이 원하는 것은 결국 감정적 헌신이다. 공포 분위기로는 그것을 이끌어낼 수 없다. 그 방법밖에 없다고 여기는 조직에는 그로 인해 또 다른 문제가 생긴다.

③ 공식 권한으로는 진정한 변화를 이룰 수 없다.

불확실성과 불안감은 조직원을 위축시킨다. 변화를 받아들이는 것은 오직 '스스로의 수용'이며, 권한과 규칙은 최소한의 대책으로 봐야 한다. 권한과 규칙은 부정적인 것을 줄이는 것만 가능하다.

④ 공식 권한만으로는 직원들의 지식과 지혜를 이끌어내기 어렵다.

한계에 봉착하면 관리자들은 두 번째 착각에 빠진다. 권한이 제대로 작용하지 않아서 상처 받은 자존심을 회복하려고 자존심을 더 강하게 내세우는 것이다. 한계를 스스로 인정하지 않고 정면 돌파하려 한다.

건강함이 조직 성과의 50퍼센트를 좌우한다

습관을 중요하게 보는 것은 보이지 않는 영역을 관리하는 일에 상대적으로 중점을 두는 것이기도 하다. 다른 말로 하면 조직의 건강에 관심을 둔다고 표현할 수 있다. 컨설팅 회사인 맥킨지는 높은 성과를 창출한 기업들 중 3분의 2가 우수함을 유지하는 데 실패했다고 파악했다. 그러면서 그 원인이 무엇인지 밝힌 책《차이를 만드는 조직》을 냈다. 그 책을 보면 '건강한 조직'의 중요성을 잘 알 수 있다. 맥킨지는 성과를 기준으로 한 기존의 방식들로는 지속적인 성장을 이룰 수 없다고 단언한다. 더불어 '건강한 조직'이라는 개념을 제시하면서, 탁월한 성과를 창출하고 유지하는 승자가 되는 길은 역설적이게도 성과 자체에 얼마나 덜 집중하는가에 달려있다고 한다.

성과 자체에 덜 집중한다는 것이 무슨 뜻일까? 병원이나 기업 중 대개는 목표 달성에 지나치게 집중한다. 그것은 단기적이고 공식적인 지향이다. 그런데 성공을 유지한 기업을 연구한 결과 성공 여부의 50퍼센트 정도는 바로 이 조직 건강으로 결정된다고 한다. 50퍼센트라는 수치는 보이지 않는 '습관' 영역의 중요성을 알려주는 바로미터다. 결과는 조직의 성과 측면에서 봤을 때 놀라운 전환점이다. 조직 습관이 결국 새로운 성장의 동력이라는 주장이기 때문이다. 그 말인 즉, 조직을 발전시키는 일과 성과를 향상하는 일, 조직의 습관 영역인 건강함을 회복하는 일을 동시에 추진해야만 한다.

맥킨지는 '건강함이 탁월한 성과를 유지할 수 있도록 하는 능력'이라고 말한다. 이 말에서 건강함은 조직 구성원의 믿음과 태도 등을 가리키는 것으로, 맥킨지는 이를 '조직의 의식구조'라 부른다. 〈그림2-1〉의 보이지 않는 아랫부분과 같은 내용이다. 건강한 조직을 쉽게 이해하려면 스포츠 팀에 비유하면 된다. 어느 스포츠 팀이 시즌 1등만을 목표로 한다면 머지않아 좋지 않은 상황을 맞을 것이다. 지나친 압박과 기존 선수들의 번아웃, 외부의 좋은 선수들을 영입하는 과정에서의 문제가 틀림없이 발생할 것이기 때문이다. 운동선수들이 좋은 성과를 기대할 때 가장 중요한 것은 평소에 건강을 돌보고 체력을 꾸준히 관리하는 일이다. 세계적인 운동선수들은 단순히 경기에만 '집중'하지 않는다. 체지방과 근육량을 확인하고 식이요법을 실시하는 등 건강 수칙을 지키며, 나쁜 습관을 바꾸고, 경기 중에 최고로 집중할 수 있도록 포커스 존(Focus Zone, 이후에 자세하게 다룰 개념으로, 쉽게 말해 '잡다한 생각을 하지 않는 상태'라 할 수 있다)에 있기 위해 마인드 컨트롤 기법도 익힌다. 오늘 하루 또는 당장 이번 시즌만을 생각한다면 건강에 신경 쓰지 않아도 크게 문제가 없다. 그러나 장기적으로 보면 절대 그렇지 않다. 건강에 주의를 기울이지 않으면 머지않아 그 대가를 치러야 한다.

'행복한 병원'을 만들려면 '건강한 조직' 이론에 주목하라!

미국의 《포춘》에서 '꼭 알아야 할 경영 구루' 중 한 사람으로 선정되는 등 세계적으로 인정받는 리더십의 대가 패트릭 렌치오니는 '건강한 조직'과 대립하는 개념을 '똑똑한 조직'이라 표현한다. 똑똑한 조직이란 전략과 마케팅, 재무, 기술 등의 공식적이고 측정 가능한 요소를 훌륭히 관리하는 조직을 이른다. 이와 달리 건강한 조직이란 최소한의 정치, 최소한의 혼란, 높은 사기, 높은 생산성, 낮은 이직률로 대변되며,

조직의 운영, 전략, 문화가 서로 들어맞아 조직력이 극대화되는 상태의 조직이다. 그리고 지속적으로 성공하려면 똑똑한 조직 못지않게 건강한 조직을 이뤄야 한다고 주장한다. 이런 구별이 새롭지는 않다. '관리와 리더'의 차이로 강조되어온 것과 일맥상통하는 내용이기 때문이다. 관리란 인력을 배치하고, 조직 구조를 만들고, 조직 변화를 계획에 맞춰 실행하는 것을 일컫는다. 이를 위해 조직은 '통제'라는 방법을 활용한다. 다시 말해 규칙을 만드는 것, 통제하고 문제를 해결하는 것이 관리다.

그렇다면 리더란 무엇일까? 조직의 변화 관리를 다루는 학문의 구루인 존 코터는 리더십이란 비전을 실현시키기 위해 동기 부여와 격려의 방법을 사용하는 것이라 한다. 즉 인간의 기본적이지만 충족되지 않은 욕구와 감정, 가치에 호소해 장애물을 극복하고 구성원들이 올바른 방향으로 갈 수 있도록 이끄는 능력이라는 말이다. 관리는 앞서 빙산의 윗부분에 해당하는 것이며, 리더십은 빙산의 아랫부분과 관련있다. 존 코터는 "리더십의 속성은 관리와 전혀 다르다. 어떤 의미의 변화든 성공적인 변화를 이끄는 주요한 힘은 리더십이지 관리가 아니다"라고 말한다. 리드하지 않는 경영자는 예외 없이 함정에 빠지는데, 그 이유는 변화에 대한 '공감대'를 충분히 형성하지 않고 과소평가하기 때문이라는 것이다. 결국 관리와 리더의 차이를 알지 못하는 경영자는 빙산의 아랫부분을 무시하고 그저 계획과 예산에만 치중한다. 조직에는 2가지 모두 필요하지만 대개는 관리, 즉 보이는 것에만 집중한다. 조직 문화나 보이지 않는 조직 습관이 중요하다는 사실에 동의하면서도 말이다.

습관 영역에 관심이 없는 이유

렌치오니는 자신이 보기에 '정말 건강한 조직'인 회사가 그렇게 되기까지 했던 활동들에 대해 발표하는 어느 리더십 컨퍼런스 자리에서 의문에 빠졌다. 발표가 끝나고 렌치오니는 그 회사의 CEO에게 조용히 물었다.

"귀사의 경쟁 업체들은 도대체 왜 이런 일들을 하지 않는 거죠?"

그랬더니 그 CEO는 이렇게 답했다고 한다.

"솔직히 말씀드리자면, 그런 일들을 하기에 자신들이 너무 대단하다고 생각하는 것 같습니다."

렌치오니는 이 말이 진실을 가장 잘 표현한다고 확신했다. 자신들이 너무 대단해서 보이지 않는 습관 영역을 잘 다루지 않는다는 것은 과연 무슨 뜻일까?

첫 번째 이유는 조직의 의사 결정자들이 자신들은 더 고귀한 영역의 일을 해야 한다고 믿은 채 그러한 업무를 분석하고 숫자로 바꾸는 것만 중요하다고 생각하기 때문이다. 직원들을 개인적으로 이해하고 공감하며 그들과 마음을 터놓고 이야기하는 것을 일종의 낯간지러운 일로 받아들이는 것이다. 별것 아니라고 치부해버리거나 '해야 하기는 하지만 나중에 하지'라고 생각한다는 말이다.

두 번째는 이런 편견들이 나오게 된 이유이기도 한데, 복잡하고 어려운 방법이 해결책이라는 믿음이다. 조직을 건강하게 만드는 방법이나 리더십으로 직원을 사람으로 대우하고 그들과 보조를 맞추는 것보다는 차별화나 극적인 개선책이 더 중요하다고 여기는 편견이 그것이다. 복잡한 것이 해결책이라고 믿는 편견이 조직 건강을 돌보는 간단한 방법을 고지식한 방법으로 폄하한다. 결국 조직 건강을 단순히 감성적인 차원으로 넘기고 마는 것이다.

세 번째는 어느 조직에 속한 구성원을 불문하고 건강한 조직의 중요성을 모르는 사람이 없는데도 대부분 조직 건강에는 관심을 두지 않고 숫자로 표현된 성과 목표와 관리 방침을 구현하는 데 집중하도록 훈련받는 것을 문제로 꼽는다.

리더십은 보이지 않는 습관의 영역, 즉 빙산 아랫부분의 힘을 끌어내는 것이다. 그러나 조직 변화 프로젝트는 이런 보이지 않는 부문을 다루기보다 결국 조직의 개편에 초점을 맞춘다. 존 코터는 이런 접근 방법이 문제를 더 악화시킨다고 경고한다. 많은 조직 변화에서 정신적인 부문, 습관적인 부분을 배재한 결과 조직 구성원은 더 입을 다물고, 경영자는 더 강압적이 된다고 말한다.

물론 똑똑한 조직도 중요하다. 하지만 그것은 성공을 위한 최소한의 기준일 뿐이다. 성공적인 병원과 그렇지 않은 병원의 중요한 차이는 '얼마나 많이 아는가'가 아니라 '얼마나 건강한가'에 달려있다. 똑똑하기만 한 조직은 건강하지 못할 수 있다. 그러나 건강한 조직은 시간이 걸리더라도 똑똑해지기 마련이다. 건강한 조직은 서로에게서 배우고 익혀 점점 똑똑한 조직이 된다. 그러나 똑똑하기만 한 조직의 구성원들은 자신의 결함을 인정하거나 동료들에게서 배우는 것을 힘들어할 가능성이 높다. 똑똑한 조직이지만 서로를 열린 마음으로 대하거나 정직하게 대하지 못하는 조직은 실수를 빨리 수습하지 못하고 상황을 악화시킬 가능성이 높다.

똑똑한 조직이 성공하지 못한다는 사실은 병원 업계의 성장을 주도한 조직을 한 번만 훑어봐도 알 수 있다. 숨어있는 강자들은 똑똑하기보다는 건강하고, 민첩하게 움직인다.

병원 성장과 나빠지는 조직 문화

병원을 창립하는 사람들은 병원을 만들 때 열정을 쏟고 깊이 몰두해 사업 구상이나 원칙을 만든다. 다시 말하면 자신이 과거에 경험한 일에서 얻은 행동이나 감정을 크게 고려한다. 어떤 규칙이 이미 만들어진 다른 규칙과 비슷해 보이더라도 그 필요성을 스스로 묻기도 하고, 조직원들과 협의하기도 하며, 일반적이거나 상식적인 규칙을 없애기도 한다. 열정적으로 규칙의 당위성을 따지면서 조직의 큰 틀을 만들어나가는 것이다.

그러나 시간이 지날수록 자신을 그토록 고무시켰던 첫 느낌을 잃어버린다. 그렇게 되면 경험에서 우러난 중요한 사항보다는 상황에 따른 타당성에 맞춰 결정을 내린다. 말 그대로 '열정과 현실의 타협'이다. 이런 타협의 과정이 계속되면 열정은 점점 시들해진다. 남는 것은 앞서 말한 '보통의 조직을 위한 규범들'이나 '성과를 위해 만든 성과지표'뿐이다.

결국 사업 초기의 토대가 되었던 열정이 실용주의에 점차 잠식당한다. 그리고 새로운 직원들이 충원되면서 실용주의가 조직을 더욱 장악한다. 새로 들어온 직원들은 이 조직의 열정이 무엇이었는지 전혀 알지 못한다. 그리고 누구도 처음의 열정이 무엇이었는지 알려주지 않는다. 이미 만들어진 규율을 중심으로만 대화하는 경우가 비일비재하다. 또한 열정보다는 능력에 치중해 직원을 고용하거나, 해당 업무를 무리 없이 소화할 정도의 직원들을 고용하면 창립 초기에 입사한 사람들은 혼란스러워진다. 말하자면 조직 내부에 여러 감정적 느낌과 이야기가 정리되지 않은 채 존재하는 것이다. 이러한 상황은 무의식적인 영역에 어떻게 대응해야 할지, 열정을 어떻게 보존할 수 있을지, 조직원에게 문제를 어떻게 알려야 할지 몰라서 일어나는 혼돈의 결과다. 이때 조직에 열정이 아직 남아있을 수 있다. 그것을 구체화하지 못하는 것이 문제다.

게리 하멜과 C. K. 프라할라드 교수의 논문에 나오는 화난 원숭이 우화를 보면 이러한 상황을 좀 더 쉽게 이해할 수 있다. 방에 원숭이 다섯 마리가 있다. 천장에는 샹들리에가 달려있고, 샹들리에 위에 바나나가 걸려 있다. 원숭이들은 당연히 바나나를 먹고 싶어한다. 원숭이 한 마리가 바나나를 잡으려고 샹들리에에 매달린다. 그때 갑자기 벼락이 치듯 사이렌이 울리며 폭우가 쏟아지듯 물이 떨어진다. 샹들리에에 매달린 원숭이는 혼비백산해서 다시 바닥으로 내려온다. 잠시 후 다른 원숭이가 바나나를 갖기 위해 매달리고 다시 똑같은 상태가 된다. 결국 원숭이들은 여러 차례 같은 상황을 경험하면서 샹들리에에 매달리면 악몽 같은 상황이 일어난다는 사실을 모두 알게 된다. 이제 원숭이 한 마리를 방에서 꺼내고 새로운 원숭이 한 마리를 집어넣는다. 새로운 원숭이는 바나나를 보자마자 샹들리에에 올라가려고 뛰어오를 것이다. 그러면 다른 네 마리 원숭이가 기겁을 하며 뜯어말릴 것이다. 이 새로운 원숭이는 이유를 알지 못한 상황에서 '샹들리에를 만지면 절대 안 된다'고 생각할 것이다. 이런 식으로 원숭이들을 차례차례 바꿔 넣는다. 결국 샹들리에를 만지면 무슨 일이 일어나는지 경험한 적 없는 원숭이만 방 안에 남는다. 그렇지만 이 다섯 원숭이 모두 샹들리에를 절대로 만지면 안 된다는 사실을 알고 있다. 이제 어떤 원숭이가 그 방에 들어와도 샹들리에를 만지는 일은 금기가 되어 그대로 이어진다. 샹들리에를 만지는 일은 '어느 누구도 이유를 설명할 수 없지만 주위 반응에 따르는 그 무엇'이 되고 만 것이다.

처음에는 분명 합리적인 이유로 탄생한 규칙들이 어느 순간 그저 존재하기만 하는 규칙으로 변하는 것도 이런 식으로 진행된다. 결국 단순히 규칙만 남고 아무도 처음의 열정과는 관련 없게 되어버리는 것이다. 나스루딘의 열쇠는 영원히 찾을 수 없다.

2. 습관 영역 활용을 통한 성공

보이는 영역 관리하기

보이는 영역 관리하기의 한계와 더불어 습관의 영역, 다시 말해 보이지 않는 부문을 규칙이나 단순한 인센티브로는 관리할 수 없다는 것도 알아보았다. 그렇다면 습관의 한계를 넘어 어떤 방식으로 조직을 운영할 수 있을까? 실제로 이 보이지 않는 영역을 제대로 관리해 일의 의미를 찾고, 직원들 스스로 자신감을 높여 더 나은 모습으로 발전하는 동시에 조직도 성공한 예는 생각보다 많다. 이 장에서는 다음 장부터 고민해볼 습관 영역의 해결 대안을 위한 몇 가지 실례를 알아본다. 이 성공 사례들은 '습관'과 관련한 방법을 조직에 어떻게 적용해야 놀라운 성과를 이룰 수 있는지 알려준다.

성공 사례① 습관을 활용한 서비스 교육의 혁신

병원에서 서비스 매뉴얼을 만들 때 많은 병원들이 직원들을 '조정'하려 한다. 조정의 핵심은 행동을 바꾸는 것이다. 이때 경영진은 '강제'를 동원하는 방법을 택한다. 그 방법만이 유일하다고 생각한다. 직원들은 이러한 서비스 매뉴얼과 훈련을 고역으로, 즉 자신의 행동을 바꾸도록 강요하는 외부의 압력으로 여긴다. 직원들에게 그들 자신이 부족하다고 느끼게 만든다면 그 방법은 진정성을 발휘하기 어려울 것이다. 그렇다면 다른 방법이 없을까? 유명한 서비스 기업의 훈련 프로그램을 10년 이상 진행한 책임자는 이렇게 말한다.

"많은 직원이 이 회사를 첫 번째 직장으로 경험합니다. 부모와 선생님에게 어떻게 살아야 한다고 귀가 따갑게 들어왔을 텐데 손님이 갑자기 고함을 지르고 상관은 너무 바빠 어떤 지도도 해주지 않는다면 난감할 수밖에 없을 것입니다. 이런 과도기를 원만하게 넘기지 못하는 사람들이 의외로 많습니다. 그래서 우리는 직원들에게 학교에서 배우지 못한 '자제력'을 가르쳐주는 방법을 고안하려 했습니다."

그 결과 이 회사에서 6년간 일한 직원이 고백하기를 현재 자신이 가진 모든 것은 이 회사에 빚을 진 셈이라고 한다. 이 직원은 이 회사의 훈련으로 올바르게 살아가는 방법, 중요한 것에 집중하는 방법, 시간에 맞춰 일을 시작하는 방법, 심지어 감정을 조절하는 방법과 의지력을 강화하는 방법을 배웠다고 한다.

이런 이야기가 믿기지 않을 수도 있다. 회사는 직원의 '자제력'을 키워줄 생각을 어떻게 할 수 있었으며, 또 직원은 '성공을 위한 모든 기술을 가르쳐준 회사가 너무 고맙다'고 어떻게 말할 수 있었을까? 이 2가지 접점에 바로 습관이 있다. 습관 영역에 대한 고민 끝에 이뤄진 아주 작은 차이가 놀랄 만한 결과로 드러난 것이다. 이 회사가 바로 스타벅스다. 우리나라에서는 스타벅스의 전략이 특별해 보이지 않을 수도 있다. 국내에서 워낙 많은 커피 체인이 경쟁하고 있기 때문이다. 그러나 스타벅스가 '커피를 높은 가격 수준이 가능한 일종의 문화'로 만들었다는 사실은 분명하다. 스타벅스는 2007년 당시 하루 평균 일곱 곳의 새로운 매장을 열었고, 매주 1,500명을 직원으로 고용했다. 이런 상황에서 어떻게 이들을 고객 서비스에 소홀함이 없도록 훈련할 수 있었을까? 어떻게 모든 고객을 미소 짓는 얼굴로 맞이하며 주문 내용뿐만 아니라 고객의 이름까지 기억하게 만들었을까?

스타벅스에 입사하면 입사한 첫해에 최소한 40시간의 교육을 받는다. 또한 숙제를 해야 하고, 자신과 연결된 멘토와 이야기를 나눠야 한다. 교육 매뉴얼도 잘 구성되어있다. 이런 내용은 다른 기업의 것과 크게 달라 보이지 않는다. 중요한 차이점은 전혀 다른 접근 방법에 있다. 스타벅스 직원 교육의 전제는 '의지력(자제력)'이라는 습관을 키울 수 있도록 만들어져있다. 단지 서비스를 제공하는 훈련이 아닌 것이다. 스타벅스는 직원들이 어떻게 하면 자신의 감정을 조절하고, 자제력을 잘 발휘할 수 있을지를 연구했다. 고등학교를 갓 졸업해 그런 훈련을 한 번도 받아본 적 없는 대부분의 직원들을 대상으로 '매일 8시간씩 근무한 후에도 집중력과 자제력을 유지할 방법(의지력)'을 고민한 것이다.

쉽게 말해 직원이 개인적인 감정 조절을 잘하지 못하면 은연중에 손님에게 영향을 미친다는 사실을 깨닫고, 그 의지력, 즉 습관을 어떻게 바꿀 수 있을지를 연구해 적용한 것이다. 이 부문은 병원의 서비스 개선에도 큰 도움이 되므로 몇 가지로 나눠 알아보도록 하겠다.

의지력(습관)의 역설

의지력은 정신근력이자 뇌가 사용하는 에너지다. 안타깝지만 뇌가 의지력을 사용하는 것은 어느 수준까지만 가능하다. 양이 정해져있다는 말이다. 의지력 연구가인 로이 F. 바우마이스터는 첫째, 사람에게는 사용할 때마다 소진되는 일정한 양의 의지력이 있다고 하며 둘째, 사람은 모든 종류의 과제를 수행할 때 똑같은 양의 의지력을 사용한다고 한다. 다시 말해 의지력은 뇌의 사령부 역할을 하는 전전두엽이라는 곳에서 발휘되며, 주어진 양, 즉 한계가 있다. 그리고 어느 과제에나 일정한 양의 의지력이 사용된다. 일, 다이어트, 운동, 가족과의 유대관계 등 여러 가지 과제를 수행하는 데 필요한 자기 절제 에너지가 각기 달라 보일지라도 실은 모두 하나의 에너지원을 사용하는 것이다. 이것은 아주 중요한 문제다. 왜일까?

예를 들어 한 집단에 초콜릿을 먹지 못하게 한 뒤 과제를 풀게 하면, 초콜릿을 먹을 수 있게 허락된 집단에 비해 과제를 일찍 포기한다. 초콜릿을 먹지 않는 데 사용한 의지력 때문에 문제를 풀 의지력이 줄어들었기 때문이다. 또 다른 실험에서는 영화를 보면서 슬픈 감정을 억지로 억누르게 한 후에 과제를 풀게 했더니 그 결과도 초콜릿 때와 같았다고 한다. 슬픈 감정을 억누르는 것이나 초콜릿을 먹지 말라고 강제한 것이 의지력을 고갈시킨 것이다. 직원들이 매뉴얼에 맞춰 서비스를 강제 적으로 제공해야 한다고 생각하면 하루가 지나기도 전에 의지력이 바 닥난다. 원장이나 다른 의료진이 진료 과정을 환자와 공감하지 못하고 빨리 해결해야 할 과제(회피모드)로 본다면 결국 의지력은 전부 쓰이고 만다. 그리고 이때 화를 내는 등 무의식적인 부정적 반응이 자연스럽 게 드러날 가능성이 많다. 자신의 의지력이 한계점을 넘었기 때문이다.

그렇지만 의지력이 일종의 정신근력이란 사실은 희망적인 사실이 다. 운동을 꾸준히 하면 근력이 좋아져 이전에는 들기 힘든 무게의 아 령을 들 수 있는 것과 같다. 의지력인 습관을 키우기 위해 체육관에 가 거나 명상을 하거나 음식을 조절하는 등 어떤 것이라도 하나를 계속 해나가면 생각하는 습관까지 바뀐다. 이렇게 의지력 근육이 강화되면, 다른 충동을 조절하는 데에도 자연스럽게 영향을 준다. 의지력이 뇌의 에너지 차원을 높여주는 셈이다.

의지력 키우기

스타벅스는 의지력을 다룬 중요한 실험을 참고했다. 그리고 그것을 활용해 자제력을 조직의 습관으로 바꾸는 작업을 시행했다. 이것이 일반적으로 병원에서 시행하는 서비스 교육과 다른 점이다. 인간의 습관에 대한 이해를 기반으로 새로운 처방을 만들어나간 것이다. 억압하고 제재하는 것이 의지력 에너지를 사용하는 데 더 문제가 된다는 사실을 정확히 파악해 이것을 거꾸로 활용한 것이다. 스타벅스 CEO에서 물러났다가 2008년에 복귀한 하워드 슐츠는 복귀 후 가장 먼저 직원들의 의지력과 자신감을 북돋아주는 훈련프로그램을 다시 구축했다고 한다. 서비스 매뉴얼 자체가 목표가 아니라 의지력과 자신감을 목표로 서비스 매뉴얼을 만든 것이다. 습관을 이해하고 그것을 바꿔 직원들도 성장시키고 조직도 성장하는 방식을 채택했다는 점을 중요하게 참고해야 한다. 예를 들어보자. 별다른 문제가 없는 날에는 의지력이 높은 직원이나 낮은 직원 둘 다 업무 태도가 크게 다르지 않다. 그러나 뜻밖의 스트레스를 받거나 애매한 상황이 닥치면 의지력이 낮은 직원은 감정이 쉽게 끓어올라 발끈한다. 고객이 고함을 치는 순간에는 차분하던 직원도 평정심을 충분히 잃을 수 있다. 스타벅스는 이런 상황에 대처하는 방법을 개발하고 현장에 적용했다. 즉 직원들에게 곤란한 상황 대처 방법을 반복 학습시켜 자연스럽게 습관으로 자리 잡게 했다. 고객들의 특정한 신호에 자동적으로 반응할 때까지 훈련을 거듭한 것이다. 직원들에게 곤란한 순간을 자연스럽게 벗어나도록 의지력의 습관고리를 만들어준 것이 핵심이다. 이는 습관적으로 행동해야 할 중요한순간들을 훈련한 결과다.

병원에서 흔히 적용하는 서비스 훈련은 위 사례와 내용이 같을 수는 있지만 목표가 다르다. 또한 직원들에게 다가가고 그들을 설득하는 패턴이 다르다. 그러나 조금만 더 생각해보면 병원 서비스뿐만 아니라 개개인의 나쁜 습관도 스타벅스의 방법으로 변화시킬 수 있다는 사실을 알 수 있다. 자신만을 위한 '나쁜 습관을 고치는 의례'를 활용해 나쁜 습관을 스스로 이겨내는 정신근육을 확장시킬 수도 있다.

왜 자부심을 중요하게 다룰까?

방향점의 차이는 또 다른 데 영향을 미친다. 방향점이 다르면 반응하는 사람의 태도가 달라진다. 심리학자인 마크 무레이븐이 대학생들을 대상으로 한 실험을 예로 살펴보자.

피실험자들을 두 집단으로 나눈 후 갓 구운 따뜻한 쿠키를 놓아두고 먹지 말라고 요구했다. 그런데 한 집단에는 '쿠키를 먹으면 안 됩니다'라는 '명령만' 제시했다. 다른 말을 하지 않고 지시를 따르라고만 한 것이다. 다른 집단에는 다르게 접근했다. 실험 진행자가 "쿠키를 먹지 마세요. 알겠죠?"라고 말한 후 이 실험이 유혹을 억제하는 실험이며 참가해줘서 고맙다고 전했다. 이어 실험 과정에서 제안하고 싶은 내용이 있으면 언제든지 말해달라고 하면서 실험에 피실험자들의 적극적인 도움이 필요하다고 덧붙였다. 대학생들은 당연히 쿠키에 손을 대지 않았다. 그렇게 5분이 지난 후 진짜 실험을 실시했다. 컴퓨터 모니터에 하나씩 빠르게 떴다가 지나가는 숫자를 보면서 일정한 규칙이 나타나면 스페이스 바를 누르라고 했다. 보통 집중력을 확인할 때 활용하는 실험이다. 어떤 결과가 나왔을까? 두 번째 집단인 친절한 대응을 받은 쪽은 실험을 무난하게 수행했다. 그러나 첫 번째 집단, 즉 쿠키를 먹지 말라는 명령만 받은 집단은 그렇지 않았다. 스페이스 바를 눌러야 할 때를 그냥 넘겨버리기 일쑤였고, 피곤해서 집중할 수 없다고 투덜거렸다.

이 연구를 진행한 마크 무레이븐는 첫 번째 집단이 의지력 에너지를 상대적으로 더 많이 사용했기 때문에 숫자를 보는 실험에 집중하지 못했다는 결론을 내렸다. 달리 말하면 친절한 대접을 받은 학생들은 같은 쿠키 실험에서 상대적으로 의지력 에너지를 적게 사용한 셈이다. 이러한 차이의 핵심은 바로 스스로를 통제한다는 의식 때문이다. 마크 무레이븐은 이렇게 말한다.

"우리는 똑같은 결과를 거듭 확인했습니다. 자제력이 필요한 일을 하라는 요구를 받을 때 그 일을 개인적인 이유로 한다고 생각하면, 다시 말해 그 일을 즐긴다고 생각하거나 그 일로 누군가를 돕기 때문에 선택받은 사람이라는 기분이 들면 그 일을 하는 데 힘이 훨씬 덜 듭니다. 반면에 아무런 자율권 없이 명령에 무조건 따라야만 한다면 의지력 근육이 훨씬 빨리 지칩니다. 두 경우 모두 학생들이 쿠키를 먹지 않았지만 결과적으로 사람이 아니라 톱니바퀴 취급을 당한 학생들은 쿠키를 먹고 싶은 욕구를 참기 위해 더 많은 의지력을 써야 했던 겁니다."

스타벅스의 CEO가 의지력과 자부심을 왜 그토록 중요하다고 강조했는지 충분히 이해할 수 있게 하는 실험이다. 방향점의 차이가 관리 패턴의 차이를 만드는 것이다. 전제가 다르니 관리 패턴은 당연히 달라진다.

예를 들어 스타벅스에서는 에스프레소 기계나 금전등록기의 새로운 배치 문제마저도 직원들과 매니저가 몇 시간에 걸쳐 같이 의논하고 결정하는 것을 당연하게 여긴다. 직원에게 친절하게 대하는 것이 관리자의 성격 차이로 치부할 문제가 아니라는 사실을 스타벅스는 알고 있는 것이다. 그래서 직원에게 친절하게 대응하는 리더십을 중요하고 당연하게 받아들이도록 중간관리자를 훈련하는 것이다. 스타벅스의 부사장은 이렇게 말한다.

"우리는 파트너(스타벅스에서 직원을 부르는 호칭)에게 '상자에서 커피를 꺼내 여기에 두고 규칙을 준수해'라고 지시하는 대신, 지적 능력과 창의력을 마음껏 발휘하라고 독려합니다. 사람은 누구나 자신의 삶을 지배하고 싶어하죠."

방향점에 중점을 둔 스타벅스의 대응 방식 차이는 직원 이직률 감소와 높은 고객 만족도라는 결과로 드러났다. 대부분의 경우 문제를 위주로 해결하려는 것과 다른 식의 해결 방법은 이런 관점의 차이에서 비롯된 것이다.

습관에서 열쇠를 찾은 이유

스타벅스의 하워드 슐츠는 방향점의 차이를 어떻게 알게 되었으며, 다른 기업들과 반대로 직원들의 습관을 바꾸는 것에 어떻게 계속 집중할 수 있었을까? 어떤 확신으로 대부분의 기업들이 이루려는 방향과 다른 것을 주장할 수 있었을까? 분명히 쉽지 않은 결정이었을 것이며, 계속 주장하면서 어려움도 많이 겪었을 것이다. 남들과 다른 패턴을 고수하면서 '의지력'이라는 습관의 영역을 경영에 도입하는 것도 결코 쉽지 않았을 것이다. 그런데 어떻게 그 방향을 향해 계속 움직일 수 있었을까? 이 질문을 병원 조직에 대입해보면, 새로운 병원이 문을 연 뒤 일정 시간이 지나면 어째서 다른 병원들과 비슷한 방식을 답습하며 조직 문제에 뻔한 방식으로 대응하느냐는 의문을 제기할 수 있다.

《뉴욕타임즈》의 기자이자 하버드 대학 MBA 출신인《습관의 힘》저자 찰스 두히그는 스타벅스 CEO 하워드 슐츠가 여러 면에서 스타벅스 직원들과 비슷한 성장 과정을 거쳤다고 말한다. 슐츠는 브루클린의 저소득층 주택단지에서 어린 시절을 보냈다. 슐츠가 일곱 살 되던 해에 아버지가 발목이 부러져 트럭운전을 그만두었다. 가족은 경제적으로 어렵게 생활할 수밖에 없었다. 학교 운동장은 매우 작아서 친구들과 축구나 농구를 하려면 족히 1시간 동안 기다려야 했다. 그런데도 슐츠는 운동에 집중해 미식축구 장학생으로 대학에 진학하고 커뮤니케이션학을 전공한다. 이후 제록스의 영업사원으로 사회생활을 시작한다.

그러던 중 1987년 지인들의 돈을 모두 모아 스타벅스를 인수했고, 지금의 스타벅스를 일구었다. 슐츠는 스타벅스를 운영하게 된 이유를 찰스 두히그에게 이렇게 말한다.

"어머니는 항상 이렇게 말씀하셨습니다. '너는 우리 집안에서 대학에 진학하는 첫 번째 사람이 될 거다, 너는 전문직종에서 일하게 될 거다, 네가 우리 모두를 자랑스럽게 해줄 거다.' 또 어머니는 사소한 질문을 던지곤 했죠. '오늘 밤에는 어떻게 공부할 거니? 내일은 무엇을 할 거니? 시험 준비는 다 했니?' 그런 독려와 질문 덕분에 나는 습관적으로 목표를 세웠습니다. 그런 점에서 운이 좋았습니다. 만약 당신이 누군가에게 '당신은 성공하는 데 필요한 것을 갖고 있다'고 말해주면, 그 사람은 당신 말이 옳다는 것을 입증해보일 것입니다."

슐츠는 한마디로 사람을 믿는 패턴을 가지고 있었다. 그리고 어릴 때의 양육 환경에서 중요한 경험을 했다고 말한다. 결국 본인의 경험과 어머니를 통해 습득한 습관이 바로 스타벅스의 서비스 패턴에 지대한 영향을 미친 것이다. 달리 말하면 그가 다른 회사의 것과는 다른 서비스 습관을 활용한 계기는 자기 삶의 경험에서 온 확신 때문이었다.

스스로 확신할 수 없다면 다른 사람들의 조언에 따라가기 쉽다. 특히 조직이 성장하는 과정에서 경험하는 혼돈과 초기 단계에서 시달리는 성공의 압박은 상상을 초월한다. 이러한 혼돈과 압박은 가치를 지향하는 상태를 유지하기보다는 현실의 문제를 서둘러 해결하는 것이 더 중요한 일이라 여기게 한다. 이 와중에 자신의 방침을 고수하려면 스스로를 향한 믿음이 강해야 한다. 이런 믿음은 '그럴 것이다?!'라고 생각하는 신념이자 가정이다. 이것은 단순히 학교나 책을 통해 얻는 지식과는 확연히 다르다. 지식이나 조언은 대부분 '어떻게 할 것인가?', '무엇을 할 것인가?'라는 주제를 결정하게 만든다. 반면 믿음은 '왜 그렇게 하는가?'에 대한 깊은 신념을 제공한다. 'WHAT', 'HOW'는 합리적인 판단이다. 그러나 'WHY'는 합리적인 판단을 넘어서는 에너지다. 'WHY'는 보이지 않는 무의식의 영역이자 습관의 영역이다.

X이론과 Y이론

MIT의 경영학 교수였던 더글러스 맥그리거는 1960년대에 기업의 관리자들이 상반된 2가지 생각으로 조직을 이끌고 있다는 것을 발견했다. 첫 번째는 'X 이론'이라고 하는데, 이것을 믿고 있는 관리자들은 직원들이 오직 돈을 목적으로 일한다고 본다. 그리고 관리자는 당연히 항상 감시를 게을리하지 말아야 한다고 믿는다. 이와 상반되는 두 번째 이론을 'Y 이론'이라 부른다. 이 이론을 믿는 관리자는 직원들이 내적 만족감을 위해 일한다고 믿는다. 따라서 직원들에게 가능한 한 더 많은 권한과 자유를 제공해주려 한다. 그런데 맥그리거는 놀라운 사실을 또 하나 발견한다.

그것은 서로 다른 이론을 가진 리더와 직원이 만나면 어떤 일이 벌어지는지 알아보기 위한 실험을 진행하면서 발견한 사실이었다. 즉, 바로 한 조직의 리더와 직원들이 서로 다른 이론을 가지고 있는 경우가 거의 없다는 것이다. 다시 말해 리더가 X이론을 지지하면 직원들도 X이론대로 움직이고, Y이론을 지지하면 직원들도 Y이론을 따른다는 말이다. 연구원들이 왜 이런 상황이 생기는지 조사해보니, 직원들이 애초에 어떤 이론을 믿고 있었는지에 상관없이 리더의 이론에 따라 그들 자신의 믿음을 바꾼다는 결론이 나왔다. 일종의 피그말리온 효과가 나타나는 것이다. 하버드 대학의 숀 아처 교수는 이것을 두고 이렇게 말한다.

"비관적이고 냉담한 상사 밑에서 낙관적이고 열정적으로 일하는 직원은 없다. 리더가 방향을 선택하면 직원들도 그 방향을 자연스럽게 따라간다. 이런 관점에서 피그말리온 효과는 비즈니스 세계의 강력한 무기라고 할 수 있다. 조직의 규모가 3명이든 300명이든 상관없이 지금 리더의 자리에 앉아있다면 조직 전체의 성과는 직원들의 절대적인 업무 능력보다 자신의 업무와 조직을 바라보는 직원들의 태도에 달려 있다는 점을 기억하라."

이렇듯 '스스로 무엇을 믿고 어떻게 할 것인가에 관한 결정을 내리는 것이 조직 전체를 지배한다'는 점이 중요하다. 습관을 해결하면서 더 나은 것들을 추구한다면, 그것이 그 조직의 주제가 된다. 많은 경영진들은 더 나은 것을 추구하기보다 당장의 문제를 해결하려 한다. 더 나은 것은 자신의 조직과 맞지 않거나 불가능하다고 생각한다. 안타깝지만 당신이 그렇게 믿는다면 조직은 그렇게 나아간다. 이것이 진실이다.

그렇다면 습관적인 한계를 넘어서려면 무엇이 필요할까? 숀 아처 교수는 매주 월요일에 3가지 질문을 던져보라고 말한다. 첫째, 직원들의 업무 능력·기술이 노력에 따라 개선될 수 있다고 믿는가? 둘째, 직원들이 의미와 가치를 발견하기 위해 최선을 다해 일하고 있다고 생각하는가? 셋째, 직원들의 능력과 발전 가능성에 대한 신뢰를 어떤 방식으로 드러내고 있는가?

하워드 슐츠는 자신의 경험에서 비롯된 확신으로 조직을 이끌었다. 어렵게 생활하면서도 믿음을 주고받으며 의지력을 키우면서 변화를 이끈 경험이 슐츠에게 확신을 주었다. 다시 말해 슐츠 본인의 경험이 다른 사람을 변화시키는 방법에 관한 중요한 기준이 되어 긍정적으로 작용한 것이다. 그렇기 때문에 직원들의 입장에 공감하고, 그 방법에 '의지력'의 확장, '습관'의 변경이라는 측면에서 다가갈 수 있었다.

리더십에 관한 수많은 연구들이 공통적으로 말하는 중요한 사실이 하나 있다. 리더십에 단계가 있다는 점이 그것이다. 리더십에도 성장이 필요하다. 리더십의 대가들이 말하는 성장이란 바로 '자신에 대한 깊은 이해를 통해 본인의 한계를 온전하게 인정하고, 타인에 대한 공감을 자연스럽게 받아들이는 과정'이다. 리더십은 습관의 벽을 넘는 것이고, 깊은 공감이 주는 힘을 활용할 수 있는 방향으로 나아가는 것이다. 만일 더 관리해야 한다고, 힘을 더 활용해야 한다고 믿는다면 그것은 리더십의 성장도, 리더의 방향도 아니다. 리더십에 힘이 필요하다고 느끼면 그것은 '리더 자신의 내면에 습관적으로 힘을 따르려는 한계가 존재한다'는 것임을 일깨워준다고 받아들여야 한다. 이런 힘의 논리에서 벗어나 관계의 새로운 역동성을 활용한 병원의 일화를 통해 또 다른 습관으로 성공한 사례를 살펴보자.

성공 사례② 보이지 않는 관계와 병원의 회생

조직은 대부분 안정성과 지속성, 예측 가능성을 기반으로 만들어진다. 이 설계 과정에서 당연히 규율이 하나둘씩 생긴다. 미시간 대학의 긍정조직학 창시자인 킴 캐머런은 조직 규율의 지향점을 설명하면서 결국 '보통'을 위해 조직의 공식적인 면이 구축된다고 한다. 이해하기 쉽게 킴 캐머런 교수가 제시한 일탈의 연속선표를 살펴보자.

이 표에서 대부분의 조직은 '보통 수준'을 경영의 당연한 과제로 받아들이고 기대한다. 그러나 현실에서는 이런 보통의 규율을 넘는 부정적·긍정적 일탈이 있기 마련이다. 이때 조직은 보통의 규율을 유지하려 한다. 이 규율은 무난한 수준을 위해, 현실에서 생길 수 있는 변동이나 불확실성 일탈을 가능한 한 줄이는 것을 목적으로 한다. 규율을 구성하는 보고체계, 기대치, 목표, 규정, 절차, 전략 등이 모두 그렇다.

구분	부정적 일탈	보통	긍정적 일탈
개인 수준	질병	건강	활력과 몰입
조직 수준	• 비효과적인 • 비효율적인 • 해를 주는	• 효과적인 • 효율적인 • 이익이 나는	• 탁월한 • 출중한 • 이익 이상의 가치를 만들어내는

<표2-1> 일탈의 연속선표

긍정적 일탈과 습관

킴 캐머런의 저서 《긍정에너지 경영》에서는 긍정적 일탈이 성공한 사례로 미국 뉴잉글랜드 지역의 그리핀 병원을 소개한다. 이 병원의 경영 담당 부사장인 패트릭 카멜의 이야기가 그것이다. 카멜 부사장은 직원들에게 혁신적이고 유능한 경영자이자 긍정적인 에너지를 만드는 상사, 한마디로 '신뢰'를 제공하는 인물로 여겨졌다. 그런데 몇 가지 이유로 그가 사임한 후 병원의 경영이 악화되자 직원들의 요구로 패트릭 카멜은 결국 병원에 복귀한다. 그러나 그가 복귀했는데도 경영 악화는 계속돼 복귀 6개월 만에 직원의 10퍼센트를 감축해야 하는 상황이 닥쳤다. 병원의 적자 규모가 커서 카멜은 자신을 지지한 사람들 중 일부를 해고해야 했다. 평범한 병원이라면 이런 인원 감축은 당연히 직원들의 사기 저하, 비난, 냉소와 분노 같은 조직 풍토를 조장할 것이다. 하지만 그리핀 병원에서는 인원 감축에도 불구하고 정반대의 결과가 나타났다. 이유가 무엇일까?

이 사건의 이면에는 사장으로 복귀한 카멜의 비공식 조직 활동의 영향력, 즉 조직 습관에 대한 지속적인 노력이 있었다. 병원에 복귀한 카멜은 단지 문제를 봉합하는 것이 아니라 긍정적인 일탈을 가능하게 만드는 전략을 꾸준히 펼쳤다. 그는 부정적인 조직 풍토가 싹트는 것을 내버려두지 않았고, 끈끈한 인간관계, 개방적이고 솔직한 의사소통, 일에서의 의미 만들기를 강조하면서 그것이 구현될 수 있도록 다양한 방법을 시도했다. 더불어 긍정적인 조직 습관을 만들기 위해 조직에 적극적으로 개입했다. 항상 용서, 긍정적 전망, 신뢰, 언행일치, 진실성을 강조하면서 조직 곳곳에서 따뜻한 마음을 나누고 친절을 베풀며 미덕을 보였다. 이런 긍정적인 개입의 결과로 나타난 조직 내 변화를 단적으로 보여주는 예가 있다. 이 병원의 남자 간호사 중 말기 암 진단을 받은 사람이 있었다. 이 간호사의 안타까운 사정을 들은 직원들은 자신의 휴일과 연차를 간호사에게 기부했다. 남자 간호사가 일을 하지 않아도 급여를 받을 수 있게 도운 것이다. 다행히 기부한 연차 일수가 다 소진되지 않아 남자 간호사는 죽기 전까지 급여를 받을 수 있었다.

조직 습관 개선과 긍정성

그리핀 병원은 인력 감축에도 불구하고 '긍정적인 일탈' 수준의 분위기를 어떻게 유지할 수 있었을까? 병원 구성원들도 카멜 사장이 만든 긍정적 조직 분위기가 어려움을 극복하고 더 나아가 병원의 번영을 이룬 주된 요인이었다고 증언한다. 이런 긍정적 분위기가 서로의 협력과 더불어 일의 의미를 돌아보게 하고, 서로의 커뮤니케이션 과정을 개선해 어려운 상황에 처한 직원을 도와주는 조직을 만든 것이다. 실제 직원들의 포커스 그룹 인터뷰에서 나온 응답은 이렇다.

"우리가 속한 의료 서비스 시장은 경쟁이 매우 치열하다. 그래서 우리는 배려와 친절을 중시하는 조직 문화를 구축해 타 경쟁 병원들과의 차별화를 시도해왔다. … 케케묵은 표현이라는 것은 알지만 우리는 환자들을 정말 사랑한다. … 직원들은 여기에서 일하는 것을 너무나 좋아하며, 직원들의 가족들 또한 우리를 사랑한다. … 인력 감축을 경험하는 동안에도 패트릭 카멜 사장은 진실성의 극치를 보여줬다. 그는 진실만을 말했으며, 모든 것을 함께 나누었다. 카멜 사장은 진솔함과 개인적 배려를 바탕으로 모든 사람의 지지를 얻었다. … 그랬기 때문에 경영진이 취한 고통스런 조치들을 용서하기란 그다지 어려운 일이 아니었다."

이 병원의 사례를 연구한 킴 캐머런 교수는 긍정적 분위기, 긍정적 관계, 긍정적 의미, 긍정적 의사소통이 병원의 분위기를 만들었다고 진단한다. 조직의 보이지 않는 영역에서부터 긍정적인 변화가 이루어졌기 때문에 가능했다는 것이다. 더불어 교수는 아주 중요한 인간 본성을 이야기한다. 그것은 바로 사람들은 본능적으로 부정적 현상에 집중하는 경향이 있고, 잠재적 이익보다는 잠재적 손실이나 위협에 주의를 더 기울이도록 학습받는다는 사실이다. 바로 이때 '놓치는 것'이 생긴다. 긍정적 신호들이다. 다시 말해 조직은 긍정적인 신호를 무시하는 것이 그리 중요하지 않다고 받아들이는 '습관의 벽'을 이미 가지고 있는 것이다. 그 결과 조직은 긍정적인 것을 강화하기보다는 부정적인 것을 예방하는 데 더 집중하고, 이것을 당연한 경영전략이라 받아들이는 습관적 한계를 지닌다. 그러므로 캐머런 교수는 긍정적 분위기를 만들어내는 것이 조직의 변화를 이끄는 핵심전략이라고 주장한다. 대부분의 사람들에게 오랜 기간에 걸쳐 내재화된 '부정적인 것에 대한 민감성(또는 습관적 벽)'을 극복하려는 새로운 습관이 반드시 필요하다. 쉽게 말해 긍정적인 측면, 긍정적인 상태를 늘 고려하는 태도가 바로 자신의 습관적 한계를 해결하는 열쇠인 것이다.

조직의 당면 문제나 장애 요인을 중심으로 만든 것이 일반적인 조직의 공식적 규율이라면, 비공식 관계에서는 일의 의미, 감사하는 습관의 전파, 멘토링이 뒷받침되는 일이 곧 성공전략이다. 그리핀 병원의 카펠 사장은 습관의 영역에 관한 충분한 이해를 바탕으로 부정적인 것보다는 조직에 긍정적인 활력을 불어넣는 데 집중해 새로운 병원을 만든 것이다.

성공 사례③ 보이지 않는 관계와 자긍심

이삿짐 회사를 이용한 사람들은 대부분 불만을 터뜨린다. 게다가 이사를 자주 하는 사람은 드물기 때문에 단골을 만들 수 없으므로 이삿짐 회사의 직원들도 고객 대응에 무성의하기 쉽다. 물론 이삿짐 회사의 업무가 열악해서 이직률이 높은 것도 문제일 것이다. 그런데 전혀 다른 분위기의 이삿짐 회사가 있다. 이 회사를 이용한 고객들은 비싼 비용에도 불구하고 서비스를 이용한 지 20분만 지나면 "젠틀 자이언트는 프리미엄을 받을 만해요"라고 인정한다고 한다.

뉴잉글랜드 지역에 16개의 지점을 둔 이삿짐 회사인 '젠틀 자이언트'의 직원들은 이삿짐을 나르는 일을 진심으로 '사랑'한다고 한다. 그래서인지 직원들은 놀랄 만큼 활기차고, 열정적으로 짐을 트럭에 싣고 내린다. 이 이삿짐 회사가 이렇듯 차별화된 서비스를 제공할 수 있는 원천이 무엇일까? 물론 몇몇 중요한 요소들이 있지만 이 회사의 직원 훈련을 담당하는 이사인 브라이언 콜먼은 그것을 '관계' 때문이라고 전한다. 브라이언 콜먼은 이 회사에 채용된 직후 자신이 해야 할 일이 규율이나 시스템을 만드는 것이라 생각했다. 하지만 실제 현장이 돌아가는 과정을 이해한 뒤 규칙과 시스템은 해결책이 아니라고 확신했다. 그는 현장에서 중요한 사실을 발견했는데, 그것은 바로 직무의 단 10퍼센트만이 공식적인 훈련을 통해 전달되고, 90퍼센트는 실제 현장에서 관계를 통해 배운다는 사실이었다. 이 회사의 CEO인 래리 오틀은 아일랜드의 농장에서 자랐고, 대학에서 조정 선수로 활약할 정도로 덩치가 컸다. 이삿짐 회사에서 아르바이트를 하면서 본인이 이삿짐 운송과 같은 육체적인 일을 할 때 즐거워한다는 사실을 깨달았으며, 일을 하면서 농장에서 짐을 옮기던 어린 시절의 향수도 느낄 수 있어서 이삿짐 회사를 창업했다고 한다.

자신에게는 매우 의미 있는 일이었기에 래리 오틀은 이삿짐을 소중히 다루었다. 또한 느리거나 산만한 다른 이삿짐 회사 직원들에 비해 래리 오틀은 주의 깊으면서도 민첩하게 움직였고, 결국 고객들에게서 인정을 받았다. 이삿짐 운송이라는 일 자체를 일종의 도전으로 받아들인 래리 오틀은, 이 일의 의미를 전파하는 것이 성과를 높이는 핵심이라 생각했다. 그래서 래리 오틀은, 일의 의미를 생생하게 전달할 수 있도록 '보이지 않는 관계'를 확립하는 데 집중했다. 직원 구인과 직원 교육 모두에 자신만의 독특한 방식을 채택한 그는, 보통 운송업자들이 하는 일반적인 습관을 받아들이지 않았다. 예를 들어 일하는 도중에 담배를 피우거나 잡담을 하며 오랫동안 휴식을 취하지 않았고, 어슬렁거리며 계단을 오르는 행동 등을 용납하지 않았다.

체력이 업무에 아주 중요하다 보니 운동선수 출신의 활력이 넘치는 사람을 고용하고, 이 회사의 오랜 전통으로 자리 잡은 혹독한 훈련을 같이했다. 그 훈련은 하버드 대학 경기장에서 102개의 계단을 왕복 37회 주파하는 것인데, 모든 직원에게 이 과정을 의무화해 그 경험을 기억할 만한 것으로 만들었다. 래리 오틀도 당연히 이 과정에 참석해 직원들과 끈끈한 관계를 만들었다. 그리고 일의 의미를 확장하기 위해 직원들에게 현장에서 운송작업을 하면서 도자기를 정교하게 포장하는 법, 좁은 계단에서 비싸고 오래된 책상을 아래로 내려보내는 법, 피아노를 옮기는 법 등 50여 가지 특별 훈련을 시켰고, 그때마다 직원들이 소지하고 있는 일종의 여권에 스탬프를 찍어주었다. 직원 스스로 훈련의 진척 정도를 가늠하고 역량을 개발할 수 있게 도운 것이다.

이러한 관계를 만든 후에는 조직 내에서 특정한 이야기를 활용했다. 이삿짐 회사 직원들은 이동하면서 많은 시간을 같이 보내기 마련이다. 브라이언 콜먼은 이 시간 동안 많은 이야기가 조직 전반에 퍼지도록 했다. 그중 좁은 계단을 이용해 5층 아파트로 큰 옷장을 옮기느라 애썼던 직원의 이야기가 있다. 작업 전에 직원들은 옷장을 5층 꼭대기로 옮길 수 있다고 예상했지만 실제 현장을 보고 나서는 불가능하다는 사실을 알았다. 직원들이 한참을 고민하고 다양한 방법을 시도했지만 허사였다. 작업반장이 고객에게 정중하고 진심 어린 사과를 하며 물건을 옮길 수 없다고 말했다. 그러나 고객은 이를 받아들이지 않았다. 고객은 '젠틀 자이언트를 왜 불렀다고 생각하죠? 내가 알기로는 당신들이 최고이기 때문이에요. 당신들이 최고라면 어떻게든 해결 방법을 생각해내야 하지 않을까요?'라고 말했다. 이 말을 들은 직원들은 도움을 얻으려고 브라이언 콜먼에게 연락을 취했다. 콜먼은 소식을 듣고 현장으로 가기 전에 다른 작업반장에게 도움을 구했다. 일을 마치고 돌아온 다른 작업반장은 이 말을 무시할 수도 있었지만 콜먼과 함께 트럭에 올라 현장으로 갔다. 그리고 모두가 한자리에 모여 오랜 시간 궁리한 끝에 결국 해결책을 찾았고 무사히 짐을 올렸다.

젠틀 자이언트 내에서 전설로 남은 이 이야기를 직원들은 신입직원에게 전한다. 스토리의 전파는 일의 의미를 바꿔주고, 비공식적인 관계에서 일종의 드러나지 않는 문화를 만드는 단초를 제공한다.

이렇듯 일의 의미는 보이지 않는 관계와 결정적 순간의 대화를 통해 구축된다. 선언적인 문구나 최고 경영자의 훈시로 형성되는 것이 아닌 것이다. 지금도 젠틀 자이언트 직원들은 활력을 보여주기 위해 이삿짐 일부를 갖다 놓고 뛰어서 트럭으로 돌아간다. 이런 행동이 본인들의 열정을 보여주고, 신체를 단련시키며, 고객을 감동시킨다고 생각하는 것이다.

얼어붙은 시베리아를 녹인 방법

이삿짐을 옮기는 일에 의미를 부여할 방법을 발견한 이야기는 감동적이기까지 하다. 이 이야기는 보이지 않는 영역을 해결할 방법이 다양하며, 그 방법을 찾아내는 것은 '의미'를 진심으로 수용한다면 누구나 가능하다는 것을 보여준다. 최근 연구 결과를 보면 가장 감정적인 어려움을 경험하는 업종이 콜센터라고 한다. 전화로 고객에게 물건을 팔거나 고객의 불만에 응대하는 과정에서 자신의 감정을 숨겨야 하기 때문에 당연히 어렵다. 만일 당신이 콜센터의 최고경영자라면 어떻게 접근할 것인가? 직원들의 닫힌 마음을 어쩔 수 없는 현실이라고 받아들이고 말것인가? 여기 참고할 만한 이야기가 있다. 뱅크 오브 아메리

카의 외주 콜센터에 새로 부임한 그렉 쉬히의 이야기다.

콜센터에 부임한 직후 그렉 쉬히는 "콜센터 문을 열고 들어가는 순간 회사에 문제가 있음을 직감했습니다"라고 말한다. 이 회사는 따로 운영되던 두 회사가 설립한 회사라는 한계 때문에 공식적인 통제를 할 수 있는 방법이 제한적이었다. 또한 자주 바뀌는 임원들에 대한 직원들의 불신을 확인한 그렉 쉬히는 흔히 조직에서 쓰는 관리 방법과는 전혀 다른 식으로 접근하고자 마음먹었다. 그는 비공식적인 관계를 활용했는데, 그것은 바로 콜센터로 출근하는 날마다 각 층을 돌아다니면서 상담원들·직원들을 직접 찾아가 대화를 나누며 관계를 형성하는 방법이었다. 그렇게 리더 그룹에 속한 직원은 물론 다른 종류의 영향력을 행사하는 직원들과도 관계를 만들어나간 결과 머지 않아 많은 상담원들과 개인적인 친분을 나누게 되었다.

그렉 쉬히는 이런 관계의 문제를 '시간의 문제'로 받아들였다. 즉, 의사 결정을 할 때 '시간이 별로 없다'라는 상황 때문에 선택하는 공식적인 명령이 문제라고 정확히 파악한 것이다. 그러나 이와 동시에 개인적 관계를 구축하는 데 너무 오랜 시간을 들이는 것도 한계가 있다는 사실을 깨달았다. 그렉 쉬히는 관계의 중요성을 놓지 않으면서도 시간의 한계를 극복하기 위한 자신만의 방식으로 문제에 접근했고, 약간은 비효율적이지만 반드시 필요한 '관계 자본'을 형성해나갔다. 이런 신뢰가 형성되고 나서야 그렉 쉬히는 상담원들에게 '성과에 대한 기대치를 왜 높여야 하는가'를 알려나갔다. 그리고 일반적인 콜센터에서 만든 계약서의 수준을 넘는 열정을 요구했다. 그 열정이 본인들과 직원 자신들과 회사를 위해 가장 좋은 방법이라고 직원들을 설득했다. 이에 대해 그렉 쉬히는 이렇게 말한다.

"내가 취임 첫날 직원들에게 최고의 회사를 만들어야 한다고 공표했다면 어떻게 되었을까요? 그 결과는 회의적이었을 테죠."

그렉 쉬히는 직원들을 개인적으로 파악한 후, 그리고 자신을 신뢰하게 만든 후에야 공식적인 목표를 제시했다. 직원들 또한 최고 경영자의 헌신을 믿었기에 최고의 위치로 가자는 목표를 수용하고 긍정적으로 받아들일 수 있었다고 말한다.

이렇듯 직원들의 행동 변화를 이끌어내는 에너지는 신뢰와 감정적 공감이다. 비공식 조직의 신뢰 관계를 연구한 존 카젠바흐는 이렇게 말한다.

"얼어붙은 것처럼 보이는 시베리아가 진짜 얼어있는 것은 아니다. 이것은 개인이 갖고 있는 독창성과 민첩성 그리고 감정적인 몰입의 여지를 거의 남겨두지 않은 채 행동을 규정하고 단순한 실행만을 요구하는 상의하달식 공식 접근법에 강하게 저항하고 있는 상태라 봐야 한다. 그래서 비공식 조직이 동료 간의 상호교류와 비공식적인 네트워크를 활성화시키고, 조직 내 공유된 일에 대한 개인의 자부심이 감정적으로 연결되는 순간, 시베리아는 빠르게 녹아내린다."

창의성은 '사이'에 있다

조직 문화의 변화를 제시하는 《화난 원숭이들은 모두 어디로 갔을까?》의 저자 송인혁은 창의성이 관계에서 비로소 나타난다는 주장을 본인의 경험담을 근거로 강조한다. 저자는 거대 기업인 삼성에서 근무하면서 몇 가지 고민이 빠졌다. 삼성이라는 조직에서 왜 신입직원들이 입사한 지 얼마 지나지 않아 패기를 잃어버리는지, 직원들이 왜 회사 밖에서만 열정을 보이는지 의문이었다. 당연히 조직이 주는 보이지 않는 압력이 원인일 것이었다.

이후 저자는 직원들과 마음을 열고 이야기를 나눌 수 있는 몇몇 계기를 가졌다. 이 계기를 통해 개개인들은 늘 열정적이고, 단지 조직 속에서 그것을 표출할 기회가 없어서 답답해하고 있다는 사실을 확인했다. 그래서 소통의 장을 마련하니 놀랍게도 직원들이 자신의 업무 외 시간을 들여 그 일에 참여하는 것이었다. 그는 관계가 창의성의 핵심이라고 주장하면서 이렇게 말한다.

"그것은 바로 우리의 '사이'에 있습니다. 창의성은 사람과 사람 사이에 존재하는 거니까요. 사람이 만나 대화할 때 연결되어있지 않던 정보들이 비로소 연결되면서 그것이 어떤 가치를 갖는지에 대한 통찰이 생기는 겁니다. 정보는 그 자체로는 가치가 없어요. 정보에 가치가 부여되는 순간은 그것이 어떻게 '연결'되느냐에 달려있습니다. 가치는 노드가 아니라 에지에 존재하는 것입니다. 상관없어 보이는 정보도 서로 만나면 생각지도 못하던 새로운 가치를 만들어냅니다. 사람과 사람이 열린 마음으로 만날 때 비로소 그 사이에 숨어있던 창의적 아이디어가 모습을 드러냅니다. … 연결이 하나의 문화로 자리 잡기 시작할 때, 그때가 바로 물이 끓어올라 증기의 모습으로 변화하는 순간입니다. 그리고 이 증기는 거대한 기관을 움직이는 폭발적인 힘을 갖지요."

관계는 조직 자체의 목적이라는 점에서도 중요할 뿐만 아니라 일의 의미와 열정, 흥미 등을 이끌어내는 중요한 동기이기도 하다. 이것은 모두 '사이'에서 이뤄진다. 교회를 비롯한 종교단체에서 가장 중요한 습관은 다름 아닌 '작은 모임'을 늘 갖는 것이다. 이 작은 모임이 정착되면 교회는 급속한 성장을 이룬다. 작은 모임들이 어떤 힘을 발휘하는 것일까? 그 힘은 바로 마음을 여는 관계에서 출발한다. 같이 이야기를 나누는 관계의 힘이 종교적인 마음을 더욱 강하게 이끌어주는 것이다. 숨어있는 관계의 욕구를 끌어내면 어느 순간 전혀 다른 일이 이뤄진다.

일을 해결하는 2가지 방법

나스루딘의 열쇠를 언급하면서 그려본 비공식과 공식 영역의 삼각형을 조금 다르게 살펴보자. 〈그림2-2〉에서 보듯이 '잘못되어가는 일을 다루는 영역'과 '일이 제대로 진행되도록 돕는 영역'으로 나눌 수 있다. 여기서 중요한 것은 영역의 크기다. 당연히 '일이 제대로 되도록 돕

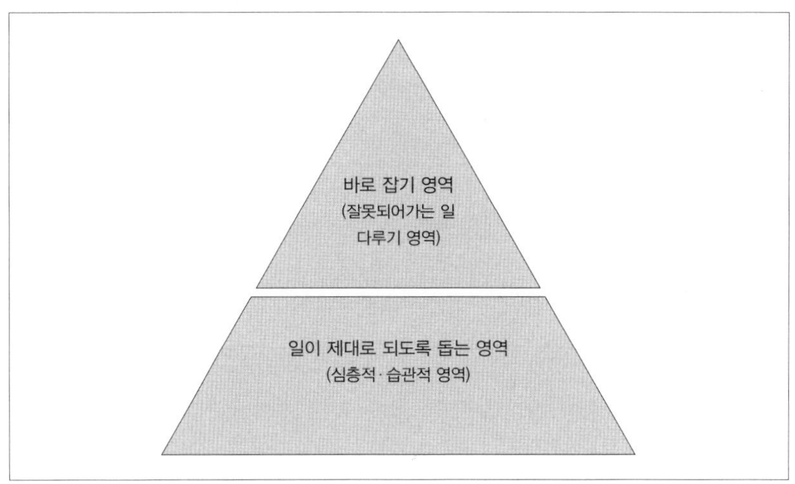

〈그림2-2〉 바로 잡기 영역과 일이 제대로 되도록 돕기 영역

는 영역'의 면적이 크다. 여기에 시간을 들이는 것은 낭비가 아니다. 그런데 보통은 이 〈그림2-2〉와는 반대로 움직인다. 아이들의 잘못을 고치려 하고, 배우자를 자기 뜻때로 움직이도록 바꾸려 하고, 직원들을 바로잡으려 하는 등 원하는 대로 행동하지 않는 사람을 규칙과 인센티브, 힘으로 바로잡으려 한다. 그보다는 더 광범위한 방법이 효과적이지만 현실에서는 그렇게 생각하기 어렵다. 생각해보면 규칙과 인센티브가 아니라 누군가에 대한 좋은 의도와 작은 배려가 주는 순수한 열정으로 움직이는 일이 더 많다는 사실을 알 수도 있다. 잘못되어가는 일을 단순히 바로잡으려는 것보다 일이 제대로 돌아가도록 도와주다 보면 스스로가 변화를 받아들이고 그것을 넘어설 수도 있다. 이것이 습관을 활용해 성공적인 결과를 이룬 예가 보여주는 공통 사항이다.

교육과 도움, 경청하기, 관계 개선하기 같은 노력을 들이는 이유는 바로 이 관점을 정확하게 바라보았기 때문이다.

잘못되는 일만 다루려고 하면 사람은 대상이 되고, 급한 마음으로 빨리 문제만 해결하려 하게 된다. 그런데 일이 제대로 되도록 도우려 하면 이와는 다른 제3의 방법들을 찾을 수 있다.

많은 사람들이 생각하듯이 조직 속에서 늘 불만족한 상태로 살아갈 필요는 없다. 지금과는 다른 만족감과 생산성이 높은 조직을 이루는 것도 가능하다. 죽어라 일해서 그저 그런 성과를 올리는 식이 아니라 감성지능과, 협업지능을 높이는 일이 병원에서도 가능하다. 직원들의 자발성과 적극성을 동시에 높이는 방법이 있는 것이다. 그것은 일이 제대로 이뤄지도록 하는 영역에 대한 관심이다.

3부

건강하고 행복한 병원을 위한 제안

4장 행복한 병원을 위한 첫 단추, 습관 넘기

뇌과학은 습관을 이해하려고 할 때 기준점을 제시한다. 마음의 문제에 단지 심리적으로만 접근하면 '사람마다 다르니 어쩔 수 없다'는 결론이 나온다. 기준점이 없으면 비교하기 어려울뿐더러 어떻게 받아들여야 할지 판단하기도 어렵다. 뇌과학이라는 학문은 습관의 원인과 기준점을 정확하게 짚어준다.

《행복에 걸려 비틀거리다》의 저자인 대니얼 길버트는 뇌과학이 얘기하는 습관의 실체를 이해하기 쉽게 전달한다. 저자는 "착시현상의 가장 흥미로운 점은 모든 사람이 실수를 범한다는 사실이 아니라 모든 사람이 '동일한' 실수를 범한다는 데 있다"라고 뇌과학의 핵심을 말한다. 즉 '동일한' 패턴을 알게 되면 기준점이 보이는 동시에 자신의 착각을 정확하게 파악할 수 있다는 말이다.

이제 행복한 병원을 만들기 위해 습관 자체를 넘어서는 방법을 알아보려 한다. 대니얼 골먼은 《감성의 리더십》에서, 많은 비용을 들여 리더십 훈련을 실시한 기업을 훈련한 지 3개월에서 1년 반이 지난 후 조사해보면 조사 기업 중 약 10퍼센트 정도만 개선되었다고 한다.

왜 많은 비용을 들였는데도 이런 빈약한 결과가 나올까? 골먼은 그 이유를 대부분의 훈련 프로그램이 방향을 잘못 설정하기 때문이라고 말한다. 뇌의 특성을 제대로 보지 못해 변연계보다 신피질에 초점을 맞췄기 때문이라는 것이다.

우리 뇌의 신피질은 이성적인 사고를 담당한다. 반대로 변연계는 감성과 습관을 담당하는 뇌 영역이다. 흔히 학습을 통해 이해하는 기능을 담당하는 것은 신피질이다. 그러나 이해했다고 해서 현장에서 그대로 적용할 수는 없다. 그 이유는 바로 변연계 때문이다.

다시 말해 학습 내용이 감성과 습관의 뇌 부위인 변연계를 바꾸지 않으면 별다른 효과를 보지 못하는 것이다. 이 변연계의 변화란 다름 아닌 습관의 변화다. 감성의 리더십, 즉 감성지능은 생각 습관, 감정 습관의 변화로 높아진다. 이제 행복한 병원을 위한 첫 단추인 습관의 변화를 알아보도록 하자.

1. 전략의 승패를 좌우하는 것

그 많은 전략들은 어디에 있을까?

자기계발서적, 경영서적, 종교서적에는 자세히 살펴보면 누구나 알 수 있는 논리 패턴이 있다. 바로 "부족한 상태 → 비전 또는 '너머' → 새로운 상태"라는 구조다. 내용도 당연히 이 단계를 따른다. 먼저 현재의 한계를 벗어나는 것이 꼭 필요하다는 전제가 있다. 그리고 더 나은 상태에 대한 비전 또는 '너머'의 중요성을 여러 자료를 근거 삼아 말한다. 마지막으로 그 '너머' 상태에 도달하기가 쉽지 않으므로 새로운 상태를 자기 것으로 만들기 위한 방법을 제시한다.

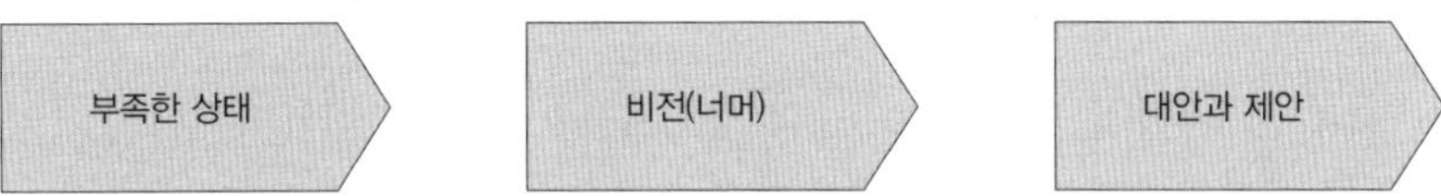

여기서 가장 중요한 것은 무엇일까? '과거의 문제점을 파악하는 것'이나 '대안을 제시한 것' 모두 한 방향을 향한다는 점이다. 바로 '너머'다. 두려움 너머, 스트레스 너머, 무기력 너머, 일시적인 달콤함 너머, 돈을 목적으로 한 그 너머에 진정한 목적과 꿈이 존재한다.

그렇다면 '너머'란 무엇을 의미할까? 사전적으로 '너머'는 높이나 경계를 가로막은 사물의 저쪽 또는 그 공간을 지칭하는 명사다. '넘어'는 "산을 넘어 간다"처럼 동작을 나타내지만 '너머'는 공간이나 공간의 위

치를 가리킨다. 즉, '너머'란 '지금은 아니지만 당연히 가야 할 곳'이라
할 수 있다. '너머'란 다른 곳이기에 그곳을 목표로 했을 때 중간에 징
검다리가 필요하다. 쉽게 말해 "부족한 상태→비전 또는 '너머'→새
로운 상태"가 필요하다. 이 작은 목표를 하나씩 해결할 때 '너머'는 현
실이 된다. '너머'는 목표이기도 하고, 개인적인 성공의 열망이기도 하
며, 보람과 가치이기도 하다. '너머'에 분명 꿈이 있고 변화가 있다. 그
러나 사람마다 '너머'가 다르다. 그 이유는 '너머'를 수용하는 크기가 저
마다 다르기 때문이다. '너머'를 잃어버리고 과거가 만들어놓은 패턴인
습관에 붙잡히는 순간 삶은 점점 시들해지고 재미없어진다. '너머'가
없다면 하루하루 억지로 견디는 지경에 이른다. 그러므로 '너머'가 내
면에서 살아있는 것이 무엇보다 중요하다.

하지만 '너머'를 받아들이고 내 것으로 만드는 일은 쉽지 않다. 그렇
다면 어째서 '너머'를 자주 잃어버릴까? 예를 들어 좋은 리더십을 제시
한 책을 읽었거나 부족한 자신을 정확히 바라보게 한 강연을 들었다
고 해보자. 책을 읽을 당시나 강연을 듣는 순간에는 충분히 이해했다
고 생각했는데, 현실에서는 적용하기가 쉽지 않다. 새롭게 접한 그 이
야기가 현실적이지 않아서일까? 혹여나 시간이 지나면서 다시 습관의
힘에 스스로 이끌려가기 때문은 아닐까? 다시 말해 과거의 습관적 생
각과 감정, 늘 하던 행동들이 나타나면서 '어려워' 또는 '안 돼'라는 상
태를 다시 만들어버리기 때문이다.

이는 결국 습관의 힘이 이긴 상황이다. 좋은 감흥과 아이디어가 불현듯 떠오른 습관의 생각 패턴에 질식당한 것이다. 행복한 조직, 생동적인 조직을 꿈꾸던 초기의 긍정적 감정이 어느 순간 사라진 것이다. 이렇다 보니 비전(너머)을 포기하고, 아주 교묘하게 '활용 위주의 처방'만을 취사선택하는 경우가 생긴다. 적당한 변명과 적당한 처방이 조화를 이루는 것이다. 이렇듯 새로운 상태의 습관이 구축되지 않으면 대부분의 처방들이 원래대로 회귀하게 되는 것은 당연하다. 그리고 이것은 개인이나 조직 모두 마찬가지다.

병원 조직도 다르지 않다. 문제를 해결하기 위해 변화 프로그램을 운영해도 원장이나 직원들의 습관적인 대응이 계속되면 어느 순간 또 전과 같은 상황에 처하고, 서로를 신뢰하지 못하는 분위기가 만들어진다. 이 악순환에서 벗어나지 못하는 병원 조직을 컨설팅을 하면서 수없이 목격했다. 습관을 제대로 다루지 않으면 제자리걸음을 할 가능성이 크다는 점은 분명한 사실이다.

잃어버린 조각과 중독 조직

앤 윌슨 섀프와 다이앤 패설, 이 두 경영컨설턴트는 업무상 이상한 경험을 한 적이 제법 있다고 고백한다. 비싼 돈을 내고 도입한 컨설팅 대안들 덕에 조직의 문제가 며칠 또는 몇 주 정도 완화되는 듯 보이다가, 얼마 지나지 않아 동일한 문제가 다시 일어나거나 오히려 전보다 더 심각하고 더 끈질기게 문제가 되풀이되는 상황을 목격한 것이다. 예를 들어 컨설팅에 따라 의사소통 워크숍을 하거나 조직 문화 개선 위원회를 만들어도 얼마 지나지 않아 소통 불능, 부정, 고립, 분노, 참여 철회와 같은 일이 벌어지곤 했다고 말한다. 이렇다 보니 변화를 위한 새로운 계획들은 갈수록 무자비해지거나 인위적이고 조작적이 되며, 갈수록 경직되고, 갈수록 덜 창의적이면서 위험도 덜 감수하려고 한다는 사실도 발견했다. 참여경영이 좋은 효과를 가져온다는 사실을 알고 도입했으나 실제로 이것은 경영진의 립 서비스였고, 오히려 새로운 구호와 방향을 방패 삼아 통제력을 더욱 강화하는 방식으로 적용되었다는 것이다. 이런 결과를 되돌아보면서 도대체 무엇 때문에 문제가 더 나빠졌는지를 궁금해하지 않을 수 없었던 그들은 곧 잃어버린 조각을 발견했고, 그것을 '중독 조직'이라고 이름 붙였다.

'중독 조직'이란 중독되는 질병 또는 중독적인 세계관에 큰 영향을 받은 조직이 개인 중독자처럼 행동하는 것을 일컫는다. 그러니까 대부분의 조직이 정상이라고 간주하는 행동들을 들여다보면 상당수가 중독자들이 행하는 모습과 거의 비슷하다는 것이다. '조직'이나 '기업' 또는 '경영'이라고 불리는 행위도 알코올중독자가 술을 마시면서 위안을 얻고, 술이 없으면 절대 안 된다고 믿는 것과 거의 동일한 형태의 중독 행위들이라 지적하는 것이다.

중독자는 중독 행위를 하면서 일종의 쾌감을 느끼고 자신감도 드러낸다. 그렇지만 그 방법 말고 다른 것을 선택하라고 하면 좌절한다. 또 중독자는 중독 행위를 하지 않으면 불안해한다. 오직 그 방법만이 자신의 불편을 확실하게 통제할 수 있는 방법이라 믿는다. 제1부에서 살펴본 이야기들의 이면에도 이와 비슷한 점이 있다. 특정 방법이 유일하고 옳다고 생각하며, 그게 아니면 안 된다고 여기는 것이다. 게다가 제2부에서 살펴본 X이론과 Y이론에서는 리더가 믿는 방식에 조직 전체가 동조한다는 것을 알아보았다. 결국 다름 아닌 자신의 습관적 한계가 조직 전체 또는 자신의 팀을 '중독 조직'이 되도록 끌고 간다는 사실을 말해준다. 스스로 생각하기에 필요하다고 여기면서 '어쩔 수 없는 선택'이라고 한 것들이 알고 보면 자신의 습관적 판단이나 믿음 때문에 정작 더 좋은 방향·방법이 있는데도 조직을 더 경직된 방향으로 이끈 셈이다.

그렇다면 결국 중요한 것은 의사 결정에 베이스가 되는 모든 습관적 생각, 감정, 판단들을 돌아봐야 한다는 점이다. 이것들을 정확하게 바라보고 교정해나가야 한다. 기존의 습관적 믿음이나 가정에 매몰되면 다른 어떤 방법을 새로 도입하더라도 늘 비슷한 결과가 나타난다. 왜냐하면 중독 조직은 새로운 방법이 전제하는 가정이나 믿음 또는 목표를 전적으로 받아들이지 못하기 때문이다.

중독 조직에 대한 연구 중 무척 인상적인 것이 하나 있다. 바로 주변 사람들의 행동이다. 중독자의 비위를 맞추고 그가 일으킨 문제들을 대신 수습해주는 것이 결과적으로 중독 상태를 연장시키는 경우가 그것이다. 예를 들면 아버지가 술을 많이 먹을 때 어머니는 아이들에게 아빠는 바깥에서 힘든 일이 많아 그렇다고 한다. 조직에서 누군가가 중독자처럼 행동해도 조직이 계속 유지되는 이유가 바로 이런 조정을 하는 또 다른 누군가가 있기 때문이다. 좋은 의도이지만 결국은 문제가 있는 사람을 어느 정도 지지해주는 엉뚱한 효과가 나타난다.

중요한 것은 습관의 문제임을 정확하게 인지하고, 그것을 바꾸려는 노력을 해야 한다는 점이다. 그렇지 않으면 임기응변의 수습책과 서로 다른 이론적 근거를 둔 행동 중에서 자신이 받아들일 것만을 취사선택해서 만든 '해결력이 없는 해결책'들로 조직은 더 큰 혼란에 빠질 수 있다.

생각을 생각하는 기술

습관은 여러 얼굴을 가지고 있다. 생각이나 판단, 감정, 행동 등에 영향을 미친다. 대부분 부정적인 예측이나 경험을 기반으로 부정적인 결정을 하는 경우가 많다. 습관의 뇌는 '생존'을 우선하기 때문이다. 과거의 판단과 기억, 경험을 통해 위험을 상정해서 경고하는 것이 습관의 뇌가 하는 역할이다. 이런 습관적인 생각들과 감정들의 맨얼굴을 본다면 '문제가 일어난 것이 아니라 문제에 빠진 것이라고 보는 편이 더 정확하다'는 사실을 인정하게 된다. 습관적 생각과 감정이 색안경을 통해 엉뚱한 것을 더 강조하고 중요하게 만들기 때문이다. 그런 이유로 같은 상황을 두고 누군가는 문제라 생각하고, 또 누군가는 그렇지 않다고 생각한다. 이런 차이를 어떻게 해결할 수 있을까? 생각에 대해 한 번 더 생각해보면 된다. 습관적 생각이나 반응을 그저 과거가 만들어놓은 틀 때문에 자동적으로 떠오른 일종의 제안 또는 가정으로 바라보는 것이다. 이것을 '습관이라고 알고 인정하는 것'이라 정의한다.

스스로의 생각은 따르는 것이 아니라 더하거나 빼면서 고민해야 할 무엇이다. 생각이나 감정, 판단을 꼭 따라야 할 기준이 아닌 하나의 제안으로 취급할 수 있어야 한다. 그러나 사람들 중 대부분은 마음속에 떠오른 생각이나 감정적 자동 반응을 신호나 가정, 습관으로 받아들이는 훈련을 해본 경험이 거의 없다. 하지만 '생각을 생각하는 것'은 매우 중요한 기술이다. 그러므로 병원 조직이 건강하려면 스스로의 생각과 반응을 들여다보고, 그 생각을 습관이라 여기는 훈련이 무엇보다 중요하다. 판단을 제대로 한다는 것은 바로 '생각이 난 즉시 결정하는 것'이 아니라 '생각을 더하는 것'이다. 다른 말로 '자신의 습관이 하는 이야기가 착각이자 과거의 패턴이라 판단하고, 이를 따를지 말지 결정하는 것'이다. 이때 제대로 판단하기 위해서는 '습관임을 알고 인정하는' 첫 단추가 반드시 필요하다.

스탠퍼드 대학의 조직행동론 교수인 댄 히스는 《자신 있게 결정하라》라는 책에서 사람들이 결정을 내릴 때 실제로 이성적 사고를 근거로 삼기보다는, 이미 결정해버린 습관적 판단 안에서 벗어나지 못하거나 감정 습관에 매몰되거나 실질적인 검증 과정을 빠뜨린다고 지적했다. 그러면서 습관적으로 옳다고 주장하는 것을 넘어서는 다양한 방법들을 제시한다. 이 방법들의 공통점은 무엇일까? 제대로 결정하려면 생각을 무조건 따르기보다 몇몇 과정(추가적인 프로세스)으로 검증하는 절차를 추가 하라고 조언한다. 가장 먼저 떠오르는 생각을 습관으로 보고 더 깊이 사고하기, 처음 생기는 감정에 거리 두기 등의 과정이 중요하다는 것이다. 이러한 방법을 제대로 익히지 못하면 스스로를 옹호하기 위한 엉뚱한 이유를 만들어내면서 점점 더 강압적인 사고에 갇히게 된다.

《성취 습관》의 저자 버나드 로스는 한발 더 나아간다. 자신이 만들어내는 생각을 한마디로 '퍽이나 좋은 이유겠다'라면서 딱 자르라고 말한다. 꼭 필요한 경우가 아니라면 이유를 대지 말고 있는 그대로 관찰하는 관점으로 돌아가는 것이 나은 방법이라는 것이다. 이런 방법이 너무 지나친 것이 아니냐고 생각할 독자들도 있겠지만, 실제로 자신의 습관적 사고 반응을 자세히 들여다보면 틀린 말이 아님을 알 수 있다.

이미 마음속에서 결정해버린 습관적 판단에 스포트라이트를 계속 비추면서 그것을 뒷받침하는 정보만을 끼워 맞추는 방식으로 자신의 판단을 옹호하는 우를 범하는 과정을 아는 것은 매우 중요하다. 그러나 이것을 이해하는 수준, 즉 아는 것에서 그치면 안 된다. 스스로 경험해봐야 한다. 그것을 '자기 실험실의 필요성'이라 부를 수 있다. 그럼 '자기 실험실의 필요성'의 특성을 알아보자.

습관적 사고는 어떤 모습일까?

아래 내용은 습관적 사고의 특징이다. 모두 습관적 사고가 만든 섣부른 단정, 얕은 감정, 한계가 있는 믿음이다. 한마디로 비합리적인 반응이라 할 수 있다. 그러나 우리는 흔히 습관적 사고를 너무나 당연한 '자연스럽고 논리적인 닌 다른 사람 때문이거나 상황이 문제라고 받아들이는 경우도 있다.

③ 부정적인 의도 추측(독심술을 가진 듯한 태도)

어떤 문제와 관련하여 상대에게 다른 의도가 있을 것이라고 추측하는 순간 모든 것은 부정적으로 바뀐다. 물론 그럴 가능성도 있다. 그러나 그렇게 미리 생각하는 사람의 내면이 더 심각하다. 자신의 나쁜 습관을 다른 반응'이라고 착각한다. 이런 생각을 하는 사람이라면 스스로의 생각을 들여다보는 방법에 대해 깊이 고민하고 개선하려는 노력을 기울여야 한다.

① 극단적 사고방식

모 아니면 도라는 방식으로 문제를 판단하는 습관이다. 절충안이나 제3의 길을 염두에 두지 못해서 생기는 착각이자 생각의 오류다. '이 직원은 전에 그랬기 때문에 앞으로도 그럴 것이다', '내가 원하는 자리에 오르지 못하면 나는 절대 만족할 수 없을 거야', '원칙은 반드시 지켜야 하고, 사람들은 나에게 항상 친절해야 하고, 결과는 반드시 좋아야 하고, 나는 반드시 1등을 해야 하고, 항상 내 방식대로 해야 해' 이러한 생각들은 모두 나의 습관적 사고가 만든 착각이다. 현실에는 다른 길도 있다. 제3의 길을 찾지 못하는 이유는 그것이 없어서가 아니라 습관적 생각이라는 상자 안에 갇혀있기 때문이다. 다른 길을 보려 노력하는 것이야말로 리더십과 더불어 조직을 더 나은 방향으로 이끄는 단초가 된다.

② 여과하기(긍정적인 요소를 부정하거나 부정적인 요소를 긍정하는 것)

모든 일에는 좋은 것과 부족한 것, 잘되는 것과 그렇지 않은 것이 존재한다. 그런데 부정 지향 때문에 대체로 부족하고 문제가 있는 것만 의제로 상정해버린다. 행동경제학자들은 이런 부정적 지향은 긍정적 지향에 비해 영향력이 세 배나 강하다고 한다. 그래서 사람들은 좋은 일에 대해서는 대체로 '운이 좋았다'고 하는 반면 나쁜 일에 대해서는 '그럴 수밖에 없다'고 부정적인 요소를 더 강조하면서 받아들인다. 뇌의 가장 큰 임무인 생존을 위해 문제를 더 확대해서 보게 만드는 덫에 걸린 것이다. 한편 이와는 정반대로 좋은 일은 자신이 잘해서이고, 나쁜 일은 자신이 아닌 사람에게 투사하기 때문이다. 예컨대 상사와 면담을 해야 한다고 해보자. 내면에서 이미 상사는 부정적일 것이고, 자신의 말을 믿지 않을 것이며, 그래서 좋은 사람이 아니라고 가정한다면 어떨까? 결국 면담에 소극적으로 임할 확률이 높다. 그리고 문제 해결은 요원해진다.

④ 과장하기

습관적 사고 때문에 부정적인 면이 더욱 크게 다가올 수도 있다. 한두 번의 경험을 예로 들어 '모든 사람들이 나를 싫어한다'거나 '우리 직원들은 안 된다'는 반응을 보이는 것이다. 여과하거나 부정적인 의도를 추측하는 것이 감정적 파장으로 나타나면 상황까지 과장하게 된다. 과장의 오류는 자신이 만든 허상을 강하게 만들 뿐이다.

⑤ 임의적 추론 또는 섣부른 예측

상대의 행동을 보고 자신의 생각이 틀림없다고 추론하는 생각의 오류다. 이 추론은 대체로 부정적인 방향으로 나아가므로 중지하는 게 좋다. 추론하지 말고 사실을 직접 확인하는 게 좋다. 부정적인 것을 먼저 예측하는 뇌의 특성 때문에 가능한 면을 보기보다는 혼란에 빠지고, 잘 안 될 것이라는 식의 예기 불안으로 적극적인 해결책을 상정조차 못하게 될 수도 있다.

⑥ 한계나 범위 설정

자신이 참거나 받아줄 수 있는 한계나 범위를 정해서 그 선을 넘으면 분노하는 행동을 이른다. 한계나 범위는 왜 존재할까? '정작 원하는 것을 얻으려면 그 한계 안에서 움직여야 한다'는 부족한 믿음이 만드는 것이 바로 '한계'다. 자신의 생각을 넓히는 것이 더 나은 것을 얻는 비법이다.

2. 건강한 조직과 '습관 너머 습관'®[*]

잘못된 습관을 넘어서는 3단계 방법

조직에서 새로운 전략을 발표하고 지키기로 하자고 해도 실현되지는 않는다. 모든 전략은 일상적 사건을 통해, 대화를 통해, 사소한 의사결정 과정을 통해 그 실현 가능성이 결정된다. 이런 작은 선택은 습관적인 경우가 많다.

결국 습관을 넘어서는 첫 번째 단추는 바로 자신이 또 다시 습관적으로 상자 안에서 맴돌고 있음을 깨닫는 것이다. 하지만 대부분 다음과 같은 엉뚱한 이유를 들어 자신을 변명한다. 첫째는 잘못된 아이디어 때문이라고 하고, 둘째는 잘못된 타이밍 때문이라고 하며, 셋째는

---

[*] '습관 너머 습관'®은 상표등록된 컨설팅 프로그램이다

운이 나쁘거나 불리한 환경 탓이라 한다. 어쩔 수 없었다고 하지만 정말 그럴까?《천재들의 창조적 습관》의 저자인 트와일라 타프는 그렇지 않다고 말한다. 상자 안으로 다시 돌아온 이유는 다름 아니라 "예전에 통한 방법을 고수하기 때문"이라는 것이다. 그리고 그것을 넘어서는 해법을 제시한다.

- 1단계 : 제자리걸음만 하고 있음을 알아차리기
- 2단계 : 제자리걸음만 하고 있음을 인정하기
- 3단계 : 제자리걸음에서 빠져나오기

타프는 이 중에서 가장 중요한 것이 2단계라고 한다. 변명하지 않고 자신의 습관적 대응이 문제임을 완전히 인정하는 것이 새로운 출발을 하게 만든다는 것이다. 그래서 타프는 "'알아차리기'로는 안 되고 '인정하기'가 중요하다"고 강조한다. 그러나 사람들은 대부분 인정하기를 건너뛰고 3단계인 제자리걸음에서 빠져나오기, 즉 해법 쪽으로 곧장 움직인다. 이럴 때는 "본인이 인정할 때까지 삶이 같은 회전을 하게 된다"라고 타프는 경고한다.

온전히 인정하는 것이 무엇보다 중요하다. 다시 말해 지금 자신이 속한 병원이 안고 있는 문제의 원인은 스스로의 습관적 대응 때문이라는 사실을 인정하라는 말이다. 습관적 대응 때문에 열정이 식고, 일에 대한 만족감이 떨어지고 있다는 것을 100퍼센트 인정해야 한다. 그리고 이런 패턴이 계속되면 무기력한 삶이 이어진다는 사실을 깨닫고 이 사고 패턴을 넘어서야 한다는 것을 완전히 받아들여야 한다. 자신에게 변화가 절실히 필요하다는 것을 알아야 하는 것이다. 그리고 이와 관련해서는 원장이나 직원 누구도 예외가 아니다.

나쁜 습관과 '습관 너머 습관'®

뇌과학자들의 연구에 따르면 어떤 감정적 또는 중독 습관이라도 뇌에 흔적을 남긴다고 한다. 한마디로 '습관은 없어지지 않는다'는 것이다. 뇌의 한쪽에 흔적으로 남은 습관은 어느 순간 그것이 펼쳐질 상황이 되면 바로 또 드러난다. 결국 습관은 없앨 수 없고, 다른 새로운 습관으로 그 자리를 교체하는 방법만이 유일한 해법이다. 습관을 상자 안이라고 본다면, 습관을 고치려는 목적은 바로 '너머'를 향하는 것이라 할 수 있다. 정리하자면 어떤 행동이나 반응이 습관이라는 사실을 잘 알수록 '너머'가 무엇인지도 알게 되고, 그곳에 주의를 집중할수록 나쁜 습관을 넘을 수 있을 가능성도 커진다. 그러므로 새로운 습관을 익혀서 나쁜 습관을 자연스럽게 넘는 과정이 필요하다. 새로운 습관을 기존의 습관과 다른 습관으로 보는 동시에 나쁜 습관의 너머를 향한 습관이므로 '너머 습관'이라 했을 때, 이런 과정을 전체적으로 명확하게 볼 수 있게 한마디로 정의한 말이 바로 '습관 너머 습관'®이다. '습관 너머 습관'®은 앞서 살펴본 자기계발서의 기본 논리인 "부족한 상태→비전 또는 '너머'→새로운 상태"를 정확하게 보여준다. 이 말은 작은 습관을 넘어서는 좋은 방법을 알려주는 개념인 동시에 조직의 습관을 어떻게 해결할지 큰 방향을 정확하게 잡아주는 장점을 지닌다. 이렇듯 좋지 않은 습관을 해결하는 가장 합리적인 방법은 매 상황을 '습관 너머습관'®의 관점으로 접근해보는 것이라 할 수 있다.

이 '습관 너머 습관'®의 방법을 정확하게 이해하면 감정 관리, 긍정적 변화, 상황별 대화 기준 설정, 내면의 여러 가지 혼돈 정리 등 다양한 상황에 더 쉽고 편안하게 적용할 아주 좋은 지침을 얻을 수 있다. 쉽게 말해 수많은 상황별 대응 방법의 조언들을 하나로 요약할 수 있는 것이다.

자신을 고쳐나가고 싶더라도 다양한 상황과 마주할 때마다 그에 적절한 지침을 모두 기억한다는 것은 애초에 무리일 수밖에 없다. 또한 실제로 '너머'를 보는 수준의 차이, 각자가 가진 '습관적 생각과 감정의 차이'까지 고려한다면 적절한 대책을 찾는 것이 더더욱 쉽지 않다. 급한 상황이 닥쳤을 때 지금 당장 사용할 방법들을 떠올리지 못한다면 좌절하거나 더욱 힘들어진다. 이럴 때 중요한 핵심을 알고 있다면 구체적인 대안을 자신의 것으로 받아들일 수 있을 가능성도 획기적으로 높아진다. 바로 이것이 '습관 너머 습관'®의 장점이다.

'습관 너머 습관'®에는 다양한 방법과 상황에 따른 기법들이 있다. 가장 쉬운 예를 〈그림3-1〉에서 보는 기본 '습관 너머 습관'® 프로세스에 맞

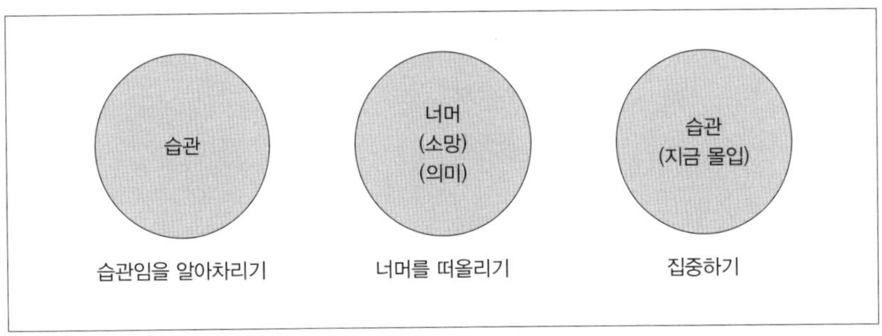

〈그림3-1〉 '습관 → 너머 → 습관'의 기본 프로세스

취 알아보자. 일상에서 자주 경험하는 화가 나는 상황이 그것이다.

화가 날 때 그 분노가 습관적 감정임을 재빨리 알아차리고 멈추지 않으면 대부분 그 화를 불러온 이유에 빠져버린다. 그러면 뻔한 결론에 이른다. '네가 틀리다'에만 집중하면서 자신이 화를 내는 것이 타당하게 느껴지는 것이다. 그렇게 불같이 화를 내고 난 뒤 얼마간 시간이 지나면 꼭 그렇게 할 필요가 없었다는 것을 불현듯 깨닫는다. 이것은 아주 중요한 것을 알려준다. 화를 따라가는 감정 모드와 화가 지나가고 난 뒤의 감정 모드가 상황을 인식하는 방식이 전혀 다르다는 사실 말이다. 다시 말해 화가 날 때 그것을 따르는 것은 일시적으로 불편한 느낌을 해소시키기만 할뿐 장기적으로는 도움이 되지 않는다. 그리고 그것을 알면서도 실패하는 사람들에게 '습관 너머 습관'®은 아주 쉬운 지침을 제공해준다. 그렇다면 화가 나는 상황에 '습관 너머 습관'®을 어떻게 적용할 수 있을까? 간단하게 말하면 분노의 감정이 습관임을 알아차리고, 그 감정 너머를 확인하고, 필요한 '너머 습관'을 하는 것이다. 좀 더 자세히 살펴보자.

먼저 분노라는 감정을 '습관이구나!'라고 받아들인다. 그리고 '너머'를 떠올린다. '습관임을 아는 것'은 자동 반응이고 그것을 따라가는 것은 결코 원하는 것을 얻지 못하는, 단지 나를 보호하려는 생존 본능에 불과하다. 감정을 '놓아버리는 것'이라 할 수 있다. 그리고 소망한 것이 무엇인지 떠올려본다. 그것을 향해 가는 것이 더 좋은 방법이며, 자신이 진정으로 원하는 것이 싸움이나 화를 내는 것이 아니라 이 상황을 제대로 해결하는 것임을 '너머'로 받아들인다. 그러고 나서 '너머 습관'을 떠올린다. 흔히 감정적인 상황에 대한 최고의 조언은 바로 "감정적인 격분을 불러일으키는 것은 신경 물질이나 호르몬의 변화이니, 호흡을 통해 몸의 긴장을 푸는 것이 좋다"는 말이다. 또는 오직 상대방의 입장을 관찰하고 이해하는 데 집중하는 것도 좋다고 한다. 이런 구체적인 방법들은 다양하다. 그리고 본인이 처한 상황에 따라 꼭 익혀야 할 것이 다를 수 있다. 그러나 1가지 핵심 행동을 새로운 습관(너머 습관)으로 삼은 뒤 늘 비슷한 상황이 닥치면 이 '습관 너머 습관®'을 기억하고, 그렇게 시행하면서 뇌가 바뀌면 대응도 달라지게 된다.

이런 '습관 너머 습관®'의 다양한 측면을 모두 다루는 것은 이 책의 범위를 넘는 것이다. 그러니 여기서는 조직을 위한 가장 중요한 방법으로 이 세 단계를 정확하게 이해하기 위한 방법을 다룰 것이다. 제대로 습득한다면, 스스로 '습관 너머 습관®'을 상황에 적용할 수 있을 것이다.

'습관 너머 습관'®은 아래와 같이 3가지 틀로 나눌 수 있다. 즉 '습관, 너머, 너머 습관'이다. 그러면 자세히 알아보자.

① 습관 단계

'내가 습관 상자 안에서 또 반응하는구나!'라는 명확한 인식을 하는 것이다. 이런 알아차림과 인정을 하지 않는다면 떠오른 습관적 판단과 생각, 다시 말해 과거의 경험이 만들어놓은 답을 그냥 따라가게 된다. 그리고 그 과거가 만들어놓은 기준이나 한계를 '이렇게 사는 것은 당연하고 어쩔 수 없다'라면서 받아들인다. 그러면 당연히 늘 제자리다. 습관임을 아는 것은 자동-반응이라는 것을 아는 것이기도 하다. 물론 생각이나 감정이 자동-반응이라는 것을 알아차리는 것은 결코 쉽지 않다. 그러나 자동-반응임을 아는 순간 다른 선택이 가능한 공간도 생긴다. 자동-반응 사이의 그 공간이야말로 새로운 의미의 선택을 채울 수 있는 장이 되는 것이다. 습관임을 알아차리는 것은 그래서 매우 중요하다. 습관임을 알아차리는 여러 방법 중 이 책에서는 자기 실험실 방법과 꼬리표 붙이기 방법을 소개할 예정이다.

② 너머 단계

이 단계에서는 '너머'의 발견과 수용이 필요하다. 그래야 새로운 동력을 택할 수 있는 가능성이 열리기 때문이다. '너머'의 발견은 과거 습관이 '상자 안'이란 인식과 더불어 선택의 동기를 잘 이해할수록, 그리고 진정으로 원한 것을 제대로 이해할수록 더 분명해진다. 그러므로 소망하는 것과 비전이 중요하다. 올바른 지향점이 새로운 기준이 된다. '너머'를 발견하는 방법은 많다. 이 책의 제5장에서 제시하는 조직 습관이 바로 행복한 병원을 위한 '너머'다. 이것을 기준으로 다른 의사결정을 하는 것이 '너머'의 사용법이다. 이런 '너머'를 일상에 맞춰 좀 더 효과적으로 알 수 있는 방법이 있다. 기존의 방법에 더해 새로운 관점으로 이동하는 것이다. 줄여서 '1→2→3법'이라는 방법인데, 이에 대해서는 나중에 설명하겠다.

③ 너머 습관 단계

습관은 늘 제자리로 끌어당기는 힘이 있다. 게다가 감정이나 생각이 이미 습관에 젖어있다면 앞의 두 단계를 지나왔다 하더라도 되돌아갈 여지가 충분하다. 그래서 일상에서 중요한 몇 가지 '너머 습관'을 꼭 익히고 그것을 실행하는 것이 중요하다. 사소해 보여도 이런 '너머 습관'이 습관의 힘을 중화시키고, 새로운 힘을 키우며, 뇌에 다른 방식의 습관을 심는다. 그렇다면 조직이라는 차원에서 볼 때 최고의 '너머 습관', 즉 리더와 구성원 그리고 각 상황에 모두 적용 가능한 '너머 습관'은 무엇일까? 최고의 '너머 습관'은 바로 새로운 상황을 경험할 때마다 그것을 학습해 새로운 지혜로 쌓아가는 것이리라. 따라서 중요한 것은 학습과 지혜를 만드는 방법이다. 이 책에서는 조직을 위한 최고의 '너머 습관'으로서 차원이 다른 질문법에 대해서 알아볼 것이다.

흙탕물과 맑은 물줄기

'습관 너머 습관'®을 정확히 이해하기 위해 비유를 들어보겠다. 그에 앞서 정확하게 말하자면 '나쁜 습관'이라는 말은 부적절한 표현이라는 점을 알아야 한다. 왜냐하면 모든 습관은 적응이기 때문이다.

삶의 상처나 아픔 또는 성취 과정에서 나타난 나름의 적응 방식이 바로 습관이다. 굳이 말하자면 '적응 습관'과 '부적응 습관'으로 나누는 것이 적절하다. 부적응 습관은 일종의 흙탕물과 비슷하다. 부적응되어 탁한 상태, 제대로 된 해결이 아닌 혼란스러운 상태에서 회피하거나 미완성된 방법을 고집하는 상태라고 볼 수 있다.

이 흙탕물을 어떻게 맑은 물로 바꿀 수 있을까? 가장 좋은 방법은 맑은 물줄기를 더하는 것이다. 맑은 물줄기는 바로 새로운 습관('습관 너머 습관'®의 뒷 부문 습관)에 집중하는 것을 의미한다. 즉, 부적응된 습관을 고치는 것보다는 새로운 습관에 집중하면서 스스로 새로운 관점을 체득하는 것이 더 나은 방법이다. 그 새로운 물길이 바로 '습관 너머 습관'®이다.

어떤 변명을 하더라도 나쁜 습관은 결국 자신에게 그것이 필요하다거나 자신이 그것을 좋아한다고 믿고 있기 때문에 벗어나기 어렵다.

맑은 물이란 이러한 자극 차원의 반응이 아닌 새로운 것을 경험하며 더 나은 습관을 자연스럽게 익히도록 그것에 집중하는 방법이다. 한마디로 더 좋은 것으로 나쁜 습관을 넘어서는 것이라 할 수 있다.

한번 각인된 습관은 뇌에 평생 남아있다. 반복된 그 패턴은 언제라도 비슷한 상황이 되면 다시 나타나려고 뇌 안에서 기다리고 있다. 그렇다면 유일한 방법은 부적응적 나쁜 습관을 새로운 습관으로 교체하는 것이다. 다시 말해 새로운 물줄기에 주의를 집중하는 '습관 너머 습관®'이 효과적이다. 혹시라도 나쁜 습관을 반복했더라도 자신을 탓하는 것은 결코 도움이 되지 않는다.

남아있는 나쁜 습관이라면 어쩌다 그것이 드러나더라도 '실패했다'고 하지 말고 스스로 물줄기를 더 주의를 기울여 만듦으로써 너머와 너머 습관을 자연스럽게 습득해야 한다는 사실을 깨닫는 계기로 삼아야 한다. 중요한 관점은 나쁜 습관을 넘어 더 좋은 것으로 나아가라는 신호인 이 '습관 너머 습관®'을 새로운 관점으로 받아들이는 것이다. 그러면 나쁜 습관은 새로운 나를 위해 길을 제시해주는 아주 좋은 훈련의 장이 된다.

결국 '내 안의 부족하고, 이기적이고, 스스로가 옳다고 주장하는 목소리'를 못 없앤다는 사실을 인정하고 더 좋은 것을 의식적으로 선택하면서 그것을 습관화하는 것이 바로 '습관 너머 습관®'의 핵심이다.

3. 건강한 조직을 위한 개인 수련

'습관 너머 습관'®의 3가지 방법

조직을 위한 '습관 너머 습관'®의 3가지 중요한 과제를 알아보자. 각각은 습관 단계, 너머 단계, 너머 습관 단계를 정확하게 이해하고 강화하는 것으로 구성되어있다. 여기서 다룰 중요한 내용을 간략하게 정리하면 다음과 같다.

① 습관 단계의 강화법

습관의 힘을 알고 그것을 약하게 하거나 중지할 수 있는 내면의 힘을 키우는 방법으로서 '자기 실험실 방법'을 소개한다. 습관임을 알고 놓아버리려면 '습관적인 생각이나 감정에 따라가거나 휩쓸리는 것이 결코 좋은 방법이 아니다'라는 사실과 '자신을 보호하는 것도 아니다'라는 사실을 들여다볼 수 있어야 한다.

② 너머 단계의 강화법

'너머를 발견하는 것'은 습관적인 것에 추가적인 시선이나 추가적인 소망을 더해서 바라보는 일이다. 습관적인 판단이나 감정에 휩쓸리는 것을 넘어서는 일은 새로운 관점을 더하면서 가능해진다.

③ 너머 습관의 강화법

너머 습관이란 감정과 태도가 습관임을 알고, 너머를 선택하도록 하는 것이다. 이것은 반응하지 않고 선택하는 과정을 스스로 몇 번 경험하면서 자연스럽게 체득된다. 조직이 성장하는 과정 중 가장 최선의 상태는 이전의 경험을 통해 학습하는 것이다. 이때 '이전의 경험들이 학습되는 것'이 아니라 '하지 말아야 할 것들이 추가되는 형식'인데도 그것을 학습이라고 착각하는 경우가 많다. 그것은 바로 습관적인 질문을 무의식중에 따르기 때문이다. 그렇다면 그 반대는 무엇인지 알아본다.

4. '습관 너머 습관'® 으로 가는 첫 번째 방법, 자기 실험실법

'아는데 안 되요'에 숨어있는 것

대부분의 사람들은 이런 변명을 자주 한다. "아는데 안 돼요!" 왜 이렇게 말할까? 물론 나쁜 습관의 힘이 세기 때문이다. 그런데 이 '아는데 안 돼요'를 들여다보면 이중적인 생각이 숨어있다는 사실을 발견할 수 있다. 쉽게 이해하기 위해 컴퓨터 게임에 중독된 경우를 예로 들어보자. 중독이란 그것을 끊지 못하는 것이다. 왜 스스로 정한 시간을 넘기면서까지 게임에 열중할까? 본인도 '이렇게 과하게 게임을 하는 것은 문제다'라고 생각하면서 말이다. 그 심리를 들여다보면 '그렇게 하지 말아야지'가 중요한 해결 방법으로만 보인다. 그런데 과연 그럴까? 조금만 더 들여다보면 '아는데 안 돼요' 안에는 '게임을 하지 않으면 무슨 재미로 살지?'라는 생각이 동시에 존재한다는 사실을 알 수 있다. '게임을 끊기가 힘들다'라는 생각만 하다보면 '조절해야 한다'라는 '하지 않기' 방법만 떠오른다. 그러나 '무슨 재미로 살 것이냐?'라는 생각을 살펴보면 '끊지 못하겠어!'가 아니라 '끊지 않겠어' 또는 '끊을 수 없어'라는 또 다른 진실이 숨어있음을 발견할 수 있다.

경영학자이자 조직 학습이론의 선구자인 크리스 아지리스는 사람들의 행동에서 위와 비슷한 묘한 이중성을 발견한다. 그것은 바로 신봉하는 가치와 실제 활용되는 가치 사이의 차이다. 사람들에게는 저마다 자신이 따르겠다고 결정한 특정한 신념이나 가치관이 있다. 이것을 신봉이론이라 할 수 있다. 그런데 실제로 행동할 때는 이 신봉이론이 아니라 '활용이론'을 사용한다. 예를 들어 어떤 공장장이 직원에게 "나는 앞으로 여러분의 자주성을 높이 평가할 것이다"라고 선포해놓고 실제로 더 많은 제제를 가하는 경우가 그렇다. 또는 실제로는 직원들의 의견을 묵살하면서 '나는 직원들에게 자율권을 준다'고 생각할 수도 있다. 직원들을 아낀다고 하면서 매년 직원들을 해고할 수도 있다.

'아는데 안 돼요'를 깊이 들여다보는 것이 중요한 이유는 그 행위가 자신의 이중적이고 모순적인 생각을 바라보는 일이기 때문이다. 모든 이중적인 것은 오직 그것이 모습을 드러내 깊이 고민할 때 통합되고, 그래야만 제3의 길을 마련할 수 있다. 조직 속에서 오직 그 방법만이 유일하다고 판단하는 이유의 저변에는 사람에 대한 불신이 숨어있다. 이러한 잘못된 믿음을 돌아보고 잘못됐다는 사실을 스스로 인정할 때 다른 차원의 해결책이 나타난다.

내면의 적

'아는데 안 돼요'의 생각들은 여러 가지 가면을 사용하기 때문에 잘 들여다봐야 한다. 독일의 베스트 트레이너로 선정된 마르코 폰 뮌히하우젠 박사는 이것을 '내면의 적'이라 표현한다. 그리고 이 내면의 적이 사용하는 전술을 〈표3-1〉에서 분석했다.

뮌히하우젠 박사는 내면의 적이 최우선으로 삼는 원칙을 "사람들에게 들키지 않는 한 거침없이 활동할 수 있다"라고 주장한다. 이때 '누군가에게 들키기 전'이란 말이 중요하다. 그러므로 본인 스스로 진짜 의도, 다시 말해 스스로 방어하려던 것을 직시하고 그렇게 행동하게 만든 '방어적인 믿음'을 해체해나가야 한다. 뮌히하우젠 박사는 이런 "내면의 적들을 평가의 대상이 아니라 관찰의 대상으로 삼아라"라고 조언한다. 평가의 대상으로 적을 바라보는 것은 억압하고 위협하고 비판하려는 것을 이른다. 이런 억압과 비판은 오히려 내면의 적을 반발하게 만든다. 따라서 관찰을 통해 그 동기를 깨달은 후 본인이 무엇을 방어

애매하게 표현하기	– "곧 그 프로젝트에 착수하고자 합니다."(상황을 모면하기 위한 변명인 경우가 많다. 그리고 어느 순간 안 되는 이유를 늘어놓는다.) – "정기적으로 미팅을 할 예정입니다."(구체적인 약속을 잡지 않는다면 다른 방법을 찾지 못해서 이렇게 말하는 경우가 있다.)
실행을 방해하기 (교란 전술, 예외 전술, 중도하차 전술)	– "아직 마음의 준비가 제대로 되지 않았어."(감정적인 자기 반응을 조절하지 못한 결과다.) – "이번 기회가 그렇게 중요한 것은 아니야. 한 번쯤 그냥 넘긴다고 해서 큰 문제가 생기지는 않아."(그렇게 넘긴 많은 기회들을 누군가는 잡았고, 그 차이가 지금 현재의 차이다.) – "아무리 노력해도 결국 말짱 헛수고일 거야."(결국 당신의 믿음대로 될 것이다. 왜냐하면 당신은 그 일에 몰입하지 않을 것이고, 실패를 예상한 접근을 할 것이기 때문이다.) – "지금까지 그렇게 해왔어. 내 소관이 아니야."(지금까지 그렇게 한 결과가 과연 무엇인가?)
양쪽 극단의 전술	– "지금까지 별 문제 없이 잘 굴러왔는데 뭐." – "어떤 대가를 치르더라도 반드시 출세하고 말 거야."
희생자의 전술	– "시간적 여유가 너무 없었어."(변명거리는 늘 많다.) – "예산이 너무 적었어!"(예산이 충분한 현실은 절대 존재하지 않는다.) – "이래서야 어디 집중해서 일할 수 있겠어"(집중하는 일은 오직 당신의 영역이다.) – "다른 부서에서 늘 방해해서 잘 안 된다니까."(그들에게 다가가지 않고 늘 이렇게 회피한다. 선택한 것이다.) – "또 해봐야 뻔해. 사람은 안 변한다니까."(당신이 그렇게 믿는다면 상대방은 그 믿음에 걸맞게 움직일 것이다.)

<표3-1> 내면의 적이 주로 행하는 방어 전술

하려는지 알고 나서 이제 "그럴 필요 없다"고 스스로 선언하는 것이 더 중요하다. 그것이 자기 실험실의 핵심이다.

'자기만을 위한 실험실'을 실제로 적용해보기

뇌의 특성상 사람은 10개의 잘한 일보다 하나의 잘못된 일을 곱씹는다. 잘못된 대응인데도 너무나 자연스럽게 자신의 생각을 믿고, 그것을 출발점으로 다른 판단을 내리기도 한다. 그러나 자신의 나쁜 습관들은 그냥 만들어진 것이 아니다. 삶의 흔적이자 아픔인 것이다. 또는 다른 사람들이 준 믿음으로 만들어지기도 한다. 그런 자신의 내면은 오직 자신만이 열 수 있다. 이것이 이 실험실의 핵심이다. 이런 '자기만을 위한 실험실'의 구체적 방법으로 '감정일기'와 'ABCDE법'을 제안한다.

'ABCDE법'은 저명한 심리학자인 알버트 엘리스와 아론 백의 '인지, 정서, 행동치료 요법'으로 알려져 있다. 아론 백은 환자들이 고통에서 벗어나지 못하는 이유가 바로 그들의 신념 때문이라는 것을 알게 되었다. 부정적 신념이 부정적 지각, 감정, 반응을 만들어내고 있다는 사실을 깨달은 것이다. 그래서 이 부정적인 신념을 합리적이고 긍정적인 신념으로 바꿔주는 '인지 치료' 방법을 개발했다. 이 방법은 뇌에 각인된 신념과 습관을 바꾸는 방법으로 매우 효과적이라 지금까지도 널리 활용되고 있다. ABCDE법을 간단하게 도식화하면 〈그림3-2〉와 같다.

보통 어떤 사건이 생기면 그 사건 때문에 자신이 스트레스를 받는다고 생각한다. 간단히 말하면 A라는 선행사건이 C라는 결과를 만들었다고 생각한다. 간단하게 AC라고 믿는다. 너무나 자연스럽게 이렇게 생각하기 때문에 이것을 해결하기 위해 오직 선행사건이나 이 사건을 만든 사람을 고치려고 한다. 그런데 심리학자들은 AC가 아니라 BC가 더 중요하다고 말한다.

B는 스스로 믿고 있는 습관적인 믿음이다. 그래서 이 믿음에 대한

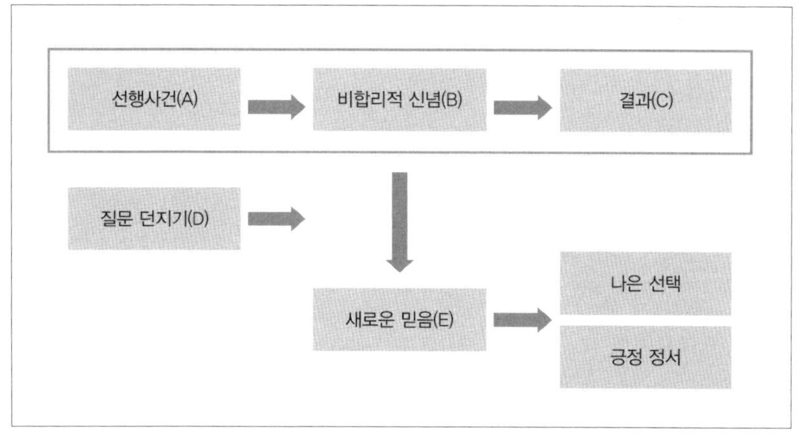

〈그림3-2〉 ABCDE법

질문을 던지고(D) 새로운 믿음 또는 생각을 갖는 것이 더 낫다고 말한다. 일종의 '생각 습관'을 고치는 것이다. 이것을 줄여서 ABCDE법이라한다. 예를 들어서 알아보자. 회사에서 좋지 않은 일이 있었는데[선행사건(A)] 집에서 배우자가 신경을 써주지 않아 화가 났다[결과(C)]고 하자. 이 문구만 본다면 당신의 '화'는 배우자의 부족한 대응의 결과로 보인다. 그러나 중요한 것 하나가 빠져있다. 바로 신념 또는 믿음(B)이다. 당신이 스스로에게 한 혼잣말 또는 신념이 화를 일으키는 결과를 만든 것이다. 다시 말해 '오늘은 이런 일이 있었으니까 당연히 배우자가 이렇게 해줘야 한다'라고 하는 그 생각 때문에 화가 난 것이다. 이렇듯 B는 근거 없는 믿음이나 자신의 독백으로 탄생하며, 이것이 마음을 사로잡아 주의를 오직 하나의 선택에만 집중하게 만든다. 따라서 중요한 것이 바로 이 B의 조정이다. 즉, 자기 패배적인 믿음을 찾아내 제거한 후 더 현실적이고 합리적인 믿음으로 대체하는 것이다. 그리고 대체하려면 계속 질문하는 방법인 '논박하기'가 중요하다.

이것을 비유적으로 표현하면 이해도 빠르고 쉽게 기억할 수 있을 것이다. 흔히들 "에이 씨!"라고 하면서 화를 내지 않는가. 이때 '에이'와 '씨' 사이에 하나가 빠졌다고 생각하자. 바로 내면의 비겁한(B) 믿음을 바라보는 것이다. 즉 내면의 자신을 들여다보고 그것을 더 넓고 큰 가치로(너머) 바꾸는 작업을 해야 한다.

위의 예시로 논박하는 방법을 살펴보자. 당신이 집에 돌아왔을 때 배우자가 전화통화를 하느라 당신에게 주의를 기울이지 못한 상황을 떠올려보자. 배우자가 당신을 사랑하지 않는다는 논리가 맞는가(논리적 논박)? 당신이 말하지 않았는데도 배우자는 당신이 어떤 상태인지 알아야 한다고 생각하는가? 그게 가능할까(경험적 논박)? 배우자가 당신을 사랑하지 않는다는 생각이 당신이 기분을 바꾸는 데 도움이 되는가(기능적 논박)? 이러한 논박 과정은 매우 효과적이다. 실제로 자기의 믿음을 찾아내면서 대체하는 과정에서 무엇이 문제인지를 드러내고, 스스로 그런 믿음 또는 잘못된 신념을 바꿔나갈 수 있게 해주므로 추천하는 방법이기도 하다. 그런데 글로 작성해야 하기 때문에 난감해하는 경우가 많다. 글을 적는 행위가 꼭 학창시절의 '숙제'를 자동적으로 떠올리게 하기 때문이다. 하지만 이것 역시 자동화된 자기 내면의 패턴이다. 글로 작성하는 것은 '자신의 뇌가 채워놓은 자동적인 패턴'을 정확하게 확인할 수 있고 변화에 핵심적인 이점을 제공하므로 반드시 따르는 것이 좋다. 그 방법을 소개한다.

① 노트 한 권을 준비한다. 이 노트를 본인만 아는 장소에 잘 보관해도 좋고 몸에 항상 지녀도 좋다(스마트폰이 있다면 '에버노트'라는 어플을 이용하면 좋다. 이 어플은 여러 노트를 작성할 수 있고, 동시에 인터넷을 이용해 데스크톱에서도 메모가 가능하다).

② 연습 삼아 지난주에 있었던 혼란스런 상황이나 불쾌한 감정·행동을 떠올려 다음에 제시하는 방법으로 작성한다. 이로써 노트를 어떻게 이용할지 파악할 수 있다.

③ 약 한 달간 실망스럽거나 감정적이었던 일, 과하게 대응했던 경험 등을 작성한다. 시간을 들여서 작성해보면 놀라운 결과와 마주하게 될 것이다. 작성을 계속하다보면 감정적·습관적으로 반응할 때 '아! 내가 또 습관적으로 대응하는구나'라고 바로 알아차릴 수 있다.

그 후에는 그 반응을 조절할 수 있는 단계로 넘어간다. 그렇게 되면 자신의 혼잣말이 어떤 내용인지 깨달을 수 있고, '그럴 필요 없다'라는 일종의 카타르시스를 경험할 수 있을 것이다.

① 먼저 노트에 아래와 같이 칸을 나눠 구별한다.

A	B	C	D	E

② 지난주에 겪은 일 중에서 혼란스러운 상황이나 감정적으로 대응한 일을 떠올려보자. C칸에 불쾌한 감정과 그로 인한 자신의 행동을 적는다. 여기서는 본문에서 언급한 사례를 활용했다.

A	B	C	D	E
		배우자에게 화가 나고, 내 기분을 몰라주는 것 같아 아무 말도 하지 않고 화난 내색만 보였다.		

③ 이제 A칸에 원인이 된 선행사건을 적는다.

A	B	C	D	E
오늘 회사에서 부하직원이 제대로 처리하지 못한 일 때문에 상사에게 20분가량 잔소리를 들었다. 그런데 집에서 배우자가 나의 이러한 기분을 모른 척해서 화가 난다.		배우자에게 화가 나고, 내 기분을 몰라주는 것 같아 아무 말도 하지 않고 화난 내색만 보였다.		

④ 이 방법의 핵심은 바로 B열의 자기대화다. 머릿속에 어떤 생각이 떠올랐는지 알아보는 것이다. 즉각적인 사고를 파악하는 과정인 것이다. A라는 선행사건이 일어난 직후 무슨 생각이 머리를 스쳤는지 상기해보자. 자동적으로 떠오른 생각을 가감 없이 적는 것이 좋다.

A	B	C	D	E
오늘 회사에서 부하직원이 제대로 처리하지 못한 일 때문에 상사에게 20분가량 잔소리를 들었다. 그런데 집에서 배우자가 나의 이러한 기분을 모른 척해서 화가 난다.	나한테 관심 좀 가져주는 게 그렇게 힘든 일인가? 정말 무정하군. 아내(혹은 남편)이라면 적어도 배우자의 기분은 살필 줄 알아야지. 자기도 직장인이면서…….	배우자에게 화가 나고, 내 기분을 몰라주는 것 같아 아무 말도 하지 않고 화난 내색만 보였다.		

⑤ D는 C의 감정을 유발하는 잘못된 믿음과 자동적 사고인 B를 없애버리는 과정이다. 다음의 질문을 자기에게 던진 후 그 질문의 답을 D에 적어서 검토한다. 이 질문을 스마트폰에 넣어두고 수시로 확인해보는 것도 좋은 방법이다.

질문 1 : 증거는 무엇인가? 당신의 믿음을 지지하는 객관적이고 타당한 증거를 열거한다

질문 2 : 선행사건(A)을 설명할 수 있는 논리적인 방법은 없는가?

예를 들어 배우자는 당신의 기분을 몰랐을 수도 있고 모르는 척해주는 것이 좋을 것이라 생각했을 수도 있다. 또는 상대도 어떤 문제가 있어 기분이 좋지 않았을 수도 있다. 너무 바쁜 일에 매달렸으며, 그래서 지금 딱 그 일을 끝내고 당신에게 말을 건네려 했을 수도 있다. 또 어쩌면 당신이 항상 기분에 따라 감정이 달라지는 사람이라 배우자가 불안해했을 수도 있다.

질문 3 : 다른 사람이 같은 문제에 관한 조언을 구한다면, 그 사람에게 어떤 말을 하겠는가? / 내가 존중하는 사람에게 내 믿음을 말하면 그 사람이 어떤 반응을 보일까? / 전에도 비슷한 상황에서 비슷한 믿음을 가졌지만 잘못된 것으로 밝혀진 경우가 있었는가? 그렇다면 과거의 경험에서 얻은 교훈을 이번 상황에 적용할 수 있을까?

⑥ 마지막으로 E칸에는 D칸에 적은 내용의 결과를 적는다. 자신의 믿음을 논박해본 결과 선행사건(A)을 이제 어떻게 바라보게 되었고, 자신의 생각과 감정이 어떻게 변했는지 기록한다.

감정일기 작성법

감정일기 작성 방법은 자신의 감정 흐름을 자연스럽게 파악하고, 감정을 방어한 것이 무엇인지 파악하기 위해 자신의 내면을 '인류학자' 또는 '사회과학자'의 시각에서 솔직하게 적는 방법이다. 앞선 ABCDE법과 달리 마음이 가는 대로 15분 동안 적는 것이기도 하다. 이렇게 적어가다보면 생각지도 못한 깊은 곳에 숨어있는 내면의 감정을 새롭게 찾을 수 있다. ABCDE법이 이성적이라면 감정일기는 감성적이다. 감정을 있는 그대로 경험해보는 방법이기 때문이다. 각각의 방법은 서로 다른 방식으로 나쁜 습관의 문제점을 보여주고, 서로 다른 방식으로 그 습관을 넘어서게 한다. ABCDE법이 문제의 논리적인 인식을 바꾼다면, 감정일기는 본인이 힘들어한 감정을 있는 그대로 관찰하고 경험하는 과정으로, 스스로 '그럴 필요 없음'을 느끼게 한다.

감정이나 경험을 적는 가장 적절한 방법은 2가지다. 가장 중요한 방법은 그냥 적는 것이다. 두 번째는 15분 동안 적는 것이다. 뭘 적어야 할지 모르겠다면 '나는 지금 뭔가 적으려고 하는데, 생각이 잘 안 떠오른다'라고 적기 시작하자. 감정일기는 누군가에게 보여주는 것이 아니다. 그냥 적다보면 어느 순간 매듭을 알게 되고 그 매듭이 하나씩 풀릴 것이다. 그리고 혼란스러움이 하나씩 정리될 것이다. 결론을 내려고 하기보다 내면의 감정을 온전히 경험한다고 생각하면 된다. 감정일기를 적는 이들 중 대부분이 자유로움을 경험한다고 말한다. 일상에서는 감정을 충실하게 있는 그대로 묘사하기보다는 억압하거나 회피하는 경우가 대부분이기 때문이다. 단 하나의 충고만 하자면, 한 번의 '적기'로 해결책이 나와야 한다는 식으로 급하게 생각하지 말라는 것이다. 그냥 적으면 된다.

감정에 대한 최고의 조언은 "감정을 있는 그대로 경험하면 감정과 연결된 수많은 믿음이나 엉뚱한 생각들이 자연스럽게 사라진다"는 영성 분야의 세계적 구루 데이비드 호킨스 박사의 '놓아버림'이라는 방법이다. 호킨스 박사는 명상을 하거나 호흡법을 익히거나 다양한 심리적 기법 또는 요가나 기타 어떤 수련을 하는 것은 모두 '내면에서 놓아버림을 경험하려는 것'이라고 말한다. 감정일기는 그런 내면의 감정을 온전히 느끼게 하면서 놓아버리게 만드는 좋은 방법이다. 나쁜 습관 또는 내면의 혼란을 경험하는 사람에게 더욱 추천할 만한 방법이다.

감정일기를 적다보면 내면에 안정감이 생겨나는 경험을 하게 된다. 이 경험은 대단히 중요하다. 외적인 상황이 아니라 본인 스스로 감정을 조절할 수 있음을 깨닫기 때문이다. 내면에 그런 힘이 있다는 것을 깨닫는다는 말이다. 감정일기를 좀 더 수월하게 적을 수 있게 도와주는 간단한 질문은 다음과 같다.

- 당신은 무슨 일로 불행한가? 또는 무슨 일로 화가 나거나 죄책감이 들거나 걱정이 되는가? (감정이 유발하는 구체적인 원인 파악하기)

- 그 일로 불행한 이유가 무엇인가? (나쁜 감정을 만든 믿음이 무엇일까? 일이나 상황이 나쁜 감정을 만드는 게 아니다. 믿음 때문이다.)

- 그 일로 인한 불행이 사라지면 그 자리에 다른 일이 일어날까봐 걱정이 되는가? (그 믿음이 사라지는 것 자체가 두려울 수 있다. 고통스럽지만 그 감정을 계속 유지하는 것이 더 낫다고 생각할 수도 있다. 더 큰 고통에서 벗어나려고 작은 고통을 감내하려는 것일 수 있다.)

5. '습관 너머 습관'®으로 가는 두 번째 방법, '1→2→3'

정신과 의사이자 경영 컨설턴트인 마크 고올스톤은 앞서 살펴본 이중적인 인간의 내면을 '인간에게 본질적으로 내제된 함정'이라고 말한다. 그러니까 누구의 실수도 아닌 것이다. 인간의 뇌 중 어느 부문은 이성적인 사고보다는 습관적인 생각과 감정, 기억, 과거의 경험에 의해 만들어진 일종의 패턴을 따르게 한다. 이것이 '생존 본능'이다. 고올스톤은 습관 영역의 뇌(편도체)가 대장이 되어버리면 나타나는 일을 일상에서 자주 경험하는 현상으로 쉽게 설명한다. 바로 'PUSH'다.

- P(Pressing, 억압하기) : 반대 입장에 있는 사람들의 생각을 이해하려고 노력하기보다는 자신의 입장을 지나치게 강요한다.

- U(Understating, 폄하하기) : 미리 정한 의제(자신의 의견)에 맞춰 상대방의 이야기를 축소하거나 몰아간다.

- S(Shot-term, 단기적 관점) : 인간관계를 만들고 평판을 확대해나가면서 성공의 기반을 지속적으로 마련하기보다는 당장 자신에게 이익이 되는 것에만 단기적으로 몰두한다.

- H(Hassling, 다툼) : 모든 논쟁을 말다툼으로 만든다. 다른 사람들의 목표에 공감하려고 노력하기보다 자신에 대해 더 많은 말을 하려 한다.

PUSH를 앞서 살펴본 조직의 맨얼굴들과 비교해보면 '부적응적 나쁜 습관의 전형적 모습'이라는 사실을 알 수 있다. 조직을 더 병들게 하는 습관적 대응은 이런 판단과 감정, 생각으로 이뤄진다.

PUSH가 왜 한계를 만들까? '그 상황으로부터 도망치는' 결과를 낳기 때문이다. PUSH는 상대를 감언이설로 꾀거나 압박을 가하거나 교묘하게 설득한다. 이런 사람과 대화를 하면서 '지금 제 말을 잘 이해하지 못한 것 같군요' 또는 '당신의 생각에 잘못된 부문이 있어요', '그 방식은 바람직하지 않습니다', '그 사람들이 뭘 몰라서 그러는군'이라고 반응한다면 어떤 결과가 나올까? 아마도 평소보다 더 강하게 반발하거나 엉뚱하게 압박할 것이다. 그렇다면 중요한 질문을 던져보자. 이런 한계를 알고 있어도, 스스로 그렇게 하면 안 된다는 사실을 알면서도 사람들은 왜 PUSH를 행할까? 물론 그것이 습관이기 때문이며, 안전한 것이라고 믿고 있기 때문일 것이다. 그런데 이것으로는 부족하다. 이 습관의 증상을 알아야 한다. 조직 속에서 나쁜 습관이 왜 계속 힘을 얻는지 정확하게 알 필요가 있는 것이다.

PUSH를 좀 더 들여다보면 다른 것을 발견할 수 있다. 그것은 바로 편도체가 주인이 되면 나타나는 주된 증상으로, '자신의 입장'만을 바라보게 된다는 점이다. 즉 1인칭 관점이다. 내 생각, 내 감정이 최고의 진리이니 그것을 꼭 따라야만 한다는 식의 반응을 말한다. 앞서 살펴봤듯이 생각을 관찰하거나 다른 사람 관점을 살펴보면서 하는 생각에 또 다른 생각을 더하는 관점이 아니라, 자신의 첫 생각에 빠져서 허우적거리는 1인칭 관점이다. 물론 자신의 생각, 자신의 감정, 자신의 판단, 자신의 의견만을 강조하고 자신의 분노만을 계속 바라보면 편도체는 점점 더 과잉 반응한다.

습관의 뇌를 넘는 방법

고올스톤은 이런 1인칭의 한계를 이렇게 말한다.

"인간에게 본질적으로 내재된 함정들이 더욱 위험한 이유는 그 함정이 우리의 실수로 말미암아 생긴 것이 아니기 때문이다. 인간이기에 우리는 모두 그런 함정에 빠질 수밖에 없다. 인간의 뇌는 편도체 납치에 매우 취약하다. 태생적으로 인간은 모든 것을 자신의 관점으로 본다. 보통 사람들이 생각하는 것처럼 합리적인 뇌는 그 어디에도 존재하지 않는다. 때론 함정이 뻔히 보이면서도 그 함정에 빠지는 것도 바로 이런 이유 때문이다. 하지만 중요한 인간관계를 맺을 때마다 '내 입장'에서 '상대의 입장'이 될 수 있는 새로운 기술들을 각인하면 뇌에 고착된 한계를 극복하는 방법을 발견할 수 있으며, 이를 발견할 때 함정에 빠지는 횟수도 줄어든다."

즉, 1인칭이 아니라 2인칭 또는 3인칭으로 관찰하는 관점을 더하는 것이 바로 습관적인 자신에게서 벗어나는 데 중요한 지점이란 얘기다(1→2→3). 1인칭 관점은 우리의 생존 본능이 보내는 기본 관점이다. 과거의 경험과 기억이 조심하라고 메시지를 보내는 것이다. 이 관점 자체를 없앨 수는 없다. 이것은 거의 대부분 무의식적 영역에서 일어나는 일이기 때문이다. 그러나 1가지 선택은 가능하다. 바로 습관적이라는 사실을 알고 '너머'를 선택하는 것이다. 습관 자체를 없애기는 어렵지만 그 대신 '생각을 통제하는 것'은 얼마든지 가능하다. 이것을 한 칼럼리스트는 뇌가 좋아하는 것과 반대로 하는 것이 필요할 때도 있다는 사실을 아는 것이라 한다. 본능을 극복해야 할 때와 본능을 따라야 할 때를 아는 것은 위대한 뇌를 가진 인간만의 특성이다. 이 조언에 핵심이 들어있다. 그러므로 습관을 따라야 할 때와 '습관 너머 습관'®으로 나아가야 할 때를 구별할 수 있는 추가적인 관점이 필요하다.

1인칭 관점이 아니라 행복의 관점

하버드 대학의 최고 인기 강좌인 '행복학 강좌'를 운영하는 숀 아처 교수는 습관적으로 받아들이는 자신의 관점에 다른 사람의 관점을 더하는 것이 어떤 장점을 주는지 알려준다. 관점을 더할수록 행복을 선택할 확률이 높다는 것이다. 자신의 관점을 내려놓을 수 있을 때 비로소 다른 여러 현실을 보게 되고, 다른 각도와 시선으로 창의성을 얻을 수 있으며, 현실 중에서 가장 의미 있는 것을 선택할 수 있다고 한다. 더 나은 것을 고려하고 의미 있는 선택을 하는 것은 매 순간을 더 행복하게 해준다. 우리 모두는 어느 정도 착각하고 살 수밖에 없다. 그렇다면 생존만을 주장하는 시각, 나쁜 습관의 시각, 낮은 프로그램의 시각을 놓아버리고 행복을 선택하는 시각을 갖추는 것이 현명한 일이다. 이것이 바로 1→2→3의 장점이다. 더 많은 관점을 바라볼수록 더 많은 사람과 함께하는 더 나은 리더십의 가능성이 커진다. 좋은 리더십은 스스로 1→2→3이 될 때 자연스럽게 드러난다.

또 숀 아처 교수는 연구를 진행하면서 가장 중요한 것을 깨달았다고 한다. 아이큐 외에 감성지능 또는 사회지능이 중요하다는 것쯤은 누구나 들어보았을 것이다. 그런데 이 모든 것이 도대체 어떻게 성공에 영향을 줄까? 남을 잘 이해하고 자신을 잘 이해하는 것, 대화의 기술을 지키는 것이 무언가를 만들어내기 때문일까? 숀 아처 교수는 그것을 '성공 가능한 현실을 보는 능력'이라고 한다. 사람들 대부분의 시각은

‘성공 가능한 현실’을 보기보다 과거 경험이 만들어놓은 습관적 패턴 속에서 ‘문제를 해결하려는 현실’을 본다. 또는 ‘내가 불편하지 않은 상황’을 본다. 이때 나를 놓아버리는 것은 ‘용기를 갖고 더 큰 행복을 선택하는 것’과 같다.

똑같은 상황에서도 ‘내가 보는 세계’와 ‘다른 사람이 보는 세계’는 다르게 보인다. 내가 보는 세계도 내가 어떤 관점에서 보느냐에 따라 또 다르게 보인다. 그렇다면 여러분은 어떤 세계를 볼 것인지 선택할 수 있음을 알 수 있다. 너머를 보는 힘은 시각을 더하는 것으로, 그 순간 자신이 더 소망한 현실을 깨닫게 해준다. 그리고 이때 비로소 ‘가치 있는 성공’과 ‘처음처럼’을 회복시키는 에너지가 만들어진다. 그러므로 기준점을 항상 ‘너머’로 삼고 무엇을 해야 할지를 살펴보는 관찰적 관점, 타인의 입장을 이해하는 2인칭 관점을 추가해야 한다. 여기서 핵심은 바로 습관적 반응을 넘어 의식적인 선택을 해야 한다는 점이다. 자신의 관점, 생각, 감정에서 상대방의 관점으로 바꾸는 선택이 중요하다.

새로운 시각과 놀라운 변화

직장에서 한 사람이 승진을 했다. 당신은 그 사람이 어떤 사람인지 잘 알고 있으나 개인적인 친분은 없다. 이럴 때 어떻게 축하하면 좋을까? 물론 대부분 “정말 축하드립니다”라고 인사할 것이다. 그 인사를 건넨 뒤 어떤 말을 해야 할까? 이 질문은 UCLA 대학의 새뮤얼 컬버트 교수가 실시한 실험 중 하나로, 사람들이 얼마나 자신의 관점에 빠져 있는지를 점검하기 위해 만들었다고 한다. 컬버트 교수는 정답은 하나 뿐이라고 말한다. 힌트는 나의 시각에서 벗어나 상대방의 입장을 충분히 고려하는 것이다. 대부분 "승진하실 만합니다", "승진하셔서 너무 기뻐요. 정말 짜릿하시겠어요", "도울 일이 있으면 주저 말고 말씀해주세요"라고 답했다. 컬버트 교수는 이 답변 중에는 정답이 없다고 한다. 그리고 이런 힌트를 또 제시한다.

"위 반응들의 공통점은? 진심을 말하고 있는 사람은? 위 대답을 한 사람들은 어떤 관점에서 저런 말을 했을까?"

찬찬히 살펴보면 위의 답변들은 '제 생각에는 승진하실 만합니다', '제 생각에는 정말 짜릿하시겠어요'와 같이 '제 생각에는'이 들어있다. 이렇듯 나의 관점을 빼고 상대의 관점을 보려는 것은 어렵다. 이 모든 답변에는 상대를 축하해주는 자신의 생각이 반영되어있을 뿐 그 사람의 관점은 빠져있다. 그렇다면 교수가 제시하는 답변은 무엇일까? 교수는 "축하합니다" 다음에 "이 승진은 당신에게 어떤 의미입니까?"라고 묻는 것이라 말한다. 상대의 경험을 내 생각으로 가정하지 않은 채 상대의 생각과 느낌을 알아내는 것이 먼저라는 의미다.

승진을 했지만 당사자는 당혹스러울 수도 있으며 중압감이 들 수도 있다. 늘어나는 업무 때문에 걱정하고 있을 수도 있다. 팀원들을 어떻게 대해야 할지 몰라 두려울 수도 있다. 중요한 것은 그 사람의 승진이지, 그 사람의 승진에 대한 나의 느낌이 아니다. 상대의 생각에 초점을 맞추는 것이 중요하다. 이 실험의 교훈은 아무리 다른 사람의 생각이나 관점에 집중하려고 해도 본능적으로 '내 입장'으로 보는 경향을 버리기 어렵다는 사실이다. 따라서 누구를 만나든지 스스로에게 다음의 질문을 던지는 것을 습관으로 삼아야 한다.

- 이 사람이 어떤 사람인지 알고 있는가?
- 이 사람의 상황을 이해하고 있는가?
- 이 사람이 발전하는 데 도움이 될 만한 선택사항들과 대안을 제시하고 있는가?

'너머'의 관점이 중요한 실마리다

상대를 의식하면서 대화를 나누는 중에도 사람들은 어느새 자신의 시각으로 돌아온다. 논쟁을 하는 상태라면 '누가 이길 것인가?'에 집중한다. '이 논쟁에서 이겨야 해', '내가 또 지고 있네', '말이 안 통하니까 어쩔 수 없네'라는 식의 자기 관점이 들어서는 것이다. 이럴 경우 상대의 관점으로 진행하면 상황이 달라진다. 대화에서 이기고 지는 것으로 받아들이는 내 관점에서 빠져나올 수 있는 것이다. 오히려 상대가 왜 그렇게 생각하는지, 어떤 이유로 그렇게 생각하는지 궁금해진다. 자신의 관점에서는 논쟁을 하면서 이기는 것이 중요하지만 반대가 되면 달라지는 것이다. 물론 그렇게 하려면 열린 마음으로 상대의 생각에 공감하면서 이렇게 물어야 한다.

- 지금 당신에게 중요한 것은 무엇입니까?
- 이 문제에서 당신에게 가장 중요한 것은 무엇입니까?

이런 방식으로 대화를 나누면 원래의 이슈와는 다른 서로의 소망이 드러나기 때문에 전혀 다른 차원의 해결책을 찾을 수 있다. 제3의 대안이 나오는 것이다. 소망은 〈그림3-3〉에서처럼 감춰져있다. 그러나 소망에 집중할 수 있다면 엄청난 에너지를 얻을 수 있다. 사람들은 대부분 소망을 이루는 것보다는 나쁜 것을 해결하는 습관적인 반응 속에서 에너지를 낭비하고 있다.

또 다른 좋은 방법은 동기를 스스로 확인해보는 것이다. 이런 행동을 하는 동기를 확인해보면 내 두려움 때문인지, 내 이익에 반하는 것인지, 내가 지기 싫어하기 때문인지가 명확하게 보인다. 또는 소망한 것을 향하는지, 단지 더 나빠지지 않기를 바라는 것인지도 알 수 있다. 그래서 스스로에게 이렇게 질문을 던져본다. '무엇 때문에 지금 이런 생각이나 감정을 느끼는 것일까?'

그러나 나의 의도와는 달리 상대가 너무 강하게 자신의 의견을 고집할 때는 어떻게 해야 할까? 이런 경우 상대방이 습관적 반대에서 벗어

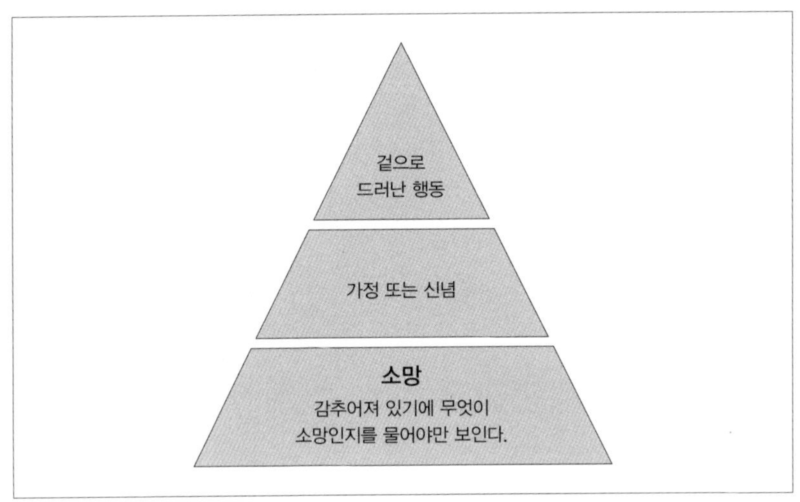

〈그림3-3〉 소망은 어디에 숨어 있는가

나 다시 한번 제안을 스스로 검토할 수 있게 도와야 한다. 생각 관련 분야의 대가인 로저 마틴 교수는 그것을 이끌어내면서도 상대방의 기분을 상하게 하지 않는 방법을 제시한다. 그 질문은 바로 "지금 당신이 말한 것이 정말 좋은 결정이 되려면 어떤 조건이 필요한가요?"다. 예를 들어 당신이 A안을 반대한다고 가정해보자. 그러니 상대방이 "A안을 찬성하십니까?"라고 묻는다면 당연히 "아니오, 왜냐하면…"이라고 대답할 것이다. 그런데 만약 상대가 "어떤 조건하에서 A안이 좋은 해결책이 될지 생각해보세요"라고 한다면 어떨까? 그 순간 그것에 반대하는 대응에서 잠시 떨어져 그 조건에 대해 생각하게 될 것이다. 대부분 상대의 허점을 찾으면서 대화가 진행되는데, 이 질문 하나가 다른 상황을 만든 것이다. 아무런 답도 도출하지 못할 것 같을 때 자신의 관점에서 빠져나와 다른 측면을 생각하는 순간 마법 같은 변화가 생긴다.

마지막으로 이런 마법 같은 전환을 이뤄주는 최상의 방법을 소개하고자 한다. 바로 '좋은 의도로 그것을 한 것'이라고 가정해보는 것이다. 이와 비슷한 내면의 변화를 이루는 또 다른 방법은 '그 사람이 공헌한 부문 또는 최근의 일에서 장점으로 볼 만한 3가지를 먼저 떠올려보는 것'이다.

이것도 어렵다면 '그 사람이 고통스러워서 그렇게 했겠지'로 받아들여도 된다. 이 중 어떤 것이라도 내면의 변화를 이끌어낸다. 이때 중요한 것은 그것이 사실이냐 아니냐가 아니라 습관적인 '내 관점'의 벽을 넘어서야 한다는 것이다. 조직의 행복과 더 나은 제3의 길을 모색하기 위한 이러한 선택이 바로 '지혜'라 할 수 있다.

어느 병원에 가도 주변의 인기를 한몸에 받는 사람이나 직원들의 고민 상담을 주로 하는 인물이 있다. 이런 사람들은 어떻게 허브 역할을 맡게 된 것일까? 그 이유 중 중요한 것 하나는 자신의 이야기를 잘 들어줄 것 같다는 믿음이다. 이게 첫 단추다. 믿음이 신뢰로 이어지고, 그것이 '처음처럼'의 비전을 공유하게 해준다.

중요한 것은 '습관 너머 습관'®이고, 내 관점에서 상대방의 관점으로 가는 것이 핵심이라는 사실을 반드시 기억해야 한다. 이것은 자기 내면의 생각을 이어나가는 것이 아니라 의도적인 질문을 스스로에게 던지는 것이다.

상대의 관점에서 생각하는 연습

'나는 당신에게 관심이 있습니다. 당신이 중요하게 여기는 것에 관심이 있습니다'라는 메시지를 전달하려고 헌신적으로 노력해보라. 오직 여기에만 집중해보는 것이다. 그리고 이것을 위해 꼭 필요한 기술 하나를 실천하라. 그것은 바로 '입 다물고 듣기' 기술이다. 입을 다물고 듣기만 하면 얼마나 많은 생각들이 머릿속에 올라오고, 방어하려 하고, 막아서려 하고, 습관적으로 조종하려고 하는지 여실히 알 수 있다. 또한 이런 것을 놓아버리는 것이 쉽지 않지만 놓을 수 있다는 사실도 알게 될 것이다.

정신분석학자인 윌프레드 비온은 "듣는 데 있어 가장 순수한 경지는 아무것도 기억하지 않고 바라지도 않은 채 듣는 것이다"라고 말한다. 상대의 말을 듣다 보면 무언가를 기억하게 되고, 하고 싶은 말도 끊임없이 떠오른다. 욕망을 가지고 듣다보면 다른 사람에게 강요하고 싶어진다. 그런데 '기억하지 않고, 바라지 않고'를 떠올리면 어느 순간 '상대방의 입장'에서 듣고 있는 자신을 발견할 수 있다.

100퍼센트 효과를 보장하는 또 다른 방법은 '모든 사람이 선하다고 믿으면서' 듣는 것이다. 그러면서 '입 다물고 듣기'를 하면 사람들이 진정으로 원하는 것, 진심으로 느끼는 것을 알게 될 수도 있다. 자신의 습관을 정확하게 짚어주고, 상대방에게 한 걸음 더 다가갈 수 있게 하는 이 방법을 반드시 일주일 동안 실천해보길 바란다.

또 다른 '습관 너머 습관'®, 중지와 너머를 발견하는 꼬리표 붙이기

꼬리표 붙이기란 자신도 모르게 한계 짓고 마는 믿음을 무력화시키는 방법 중 하나다. 습관적인 반응에 끌려갈 때 그것을 알아차리고, 그것에 적절한 이름을 의도적으로 붙이면 된다. 예를 들어 어떤 생각이 들면 그 생각에 뇌가 하는 '거짓말' 또는 '느낌'이라고 꼬리표를 붙인다. 이렇게 말로 규정하면 갑자기 그것을 의식하게 되면서 멈출 수 있게 된다. 이 방법을 처음 쓴 사람들 중 대부분은 생각에 꼬리표를 붙이면 이상하게도 말이 없어진다고 한다. 변연계와 언어를 사용하는 인간의 뇌가 서로 연결되어있기 때문에 나타나는 현상이다.

UCLA 대학의 매튜 리버만 교수는 꼬리표 붙이기를 감정 라벨링이라 한다. 리버만 교수의 연구에 따르면 감정에 꼬리표 붙이기를 하면 독특한 신경 메커니즘이 나타나면서, 뇌에 브레이크를 밟는 효과가 있다고 한다. 그런 역할을 하는 이유는 언어적이지 않은 습관의 뇌가 언어 영역인 인간의 뇌와 연결되기 때문이다. 감정에 이끌리는 것이 아닌 의도적인 꼬리말 붙이기를 통해 감정을 다시 바라보면 감정을 좌우하는 편도체가 진정된다. 꼬리표의 효과를 높이려면 자신만의 언어로 독특한 꼬리표를 붙이는 것이 좋다. 예를 들어 '내가 아니라 편도체의 거짓말'이라고 하거나 '뇌의 신호야, 그냥 지나갈 거야', '또 이놈의 뇌가 문제', '이건 내가 아니야, 뇌일 뿐이야', '또 나온 재단하기' 등과 같이 재미있는 말을 붙이는 것이다.

우리나라에서도 베스트셀러가 된《생각 버리기 연습》의 저자인 코이케 류노스케는 여러 저서에서 꼬리표 붙이기 방법을 강조한다. 저자는 더 간단한 방법으로 꼬리표 붙이기를 제안한다. 만일 화가 난다면 그것이 지나갈 때까지 '화', '화', '화'라고 마음속으로 계속 말하라는 것이다. 지금 하는 일에 싫증이 날 때는 '일', '일', '일'이라고 하면 집중을 되찾을 수 있다고 한다. 류노스케는 우리가 무엇에 집착하거나 따르게 되는 이유는 심리적 허기를 채우고 싶어서라고 말한다. '화', '화', '화'라고 마음속으로 반복해서 말하면 마음을 관찰하게 되며, 어느 순간 '이런, 나는 화를 냄으로써 스스로를 괴롭히고 있구나'라는 진짜 중요한 사실을 알게 된다. 그러면 더 이상 쓸데없는 생각으로 화를 키우지 않을 수 있다고 강조한다.

꼬리표 방법을 활용하는 다른 좋은 방법은 바로 어떤 느낌이 들면 그냥 있는 그대로 '내가 (   ) 생각(느낌)이 드는구나'라고 하는 것이다. 이것을 괄호법이라고 한다. 일단 괄호 안에 자신의 느낌을 넣어본다. '내가 화나는 느낌이 드는구나', '내가 억울하다는 생각을 하는구나'라고 적어보는 것이다. 이때 중요한 것은 '내가 화가 난다'와 '내가 화나는 느낌이 드는구나'라는 표현의 차이가 자신도 모르게 습관에 끌려가는 위치가 아닌 감정을 관찰하면서 그것을 다루는 위치로 바꿔준다는 데에 있다. 괄호법은 시선을 더해주는 훌륭한 '너머 습관'이다. 머리로만 이해하려 하기보다는 하루에 적어도 10번 이상 자신의 느낌과 생각에 이런 괄호법을 사용해보라. 그러면 습관적 반응을 객관적으로 바라보는 시각이 점점 강해질 것이다. 예를 들어 스케줄을 정리하기 위해 수첩을 천천히 편다고 상상해보자. 꽉 차있는 일정을 보고 "여유로운 시간이 전혀 없다니…"라는 생각이 들어 우울해질 수 있다. 이대로 평생 시간에 쫓기며 허무하게 살지도 모른다는 묘한 불안감도 연쇄적으로 일어난다. 또는 엉뚱하게도 화나는 일이 떠오를 수도 있다. 어제의 일 또는 오늘 아침 상사나 부하직원의 잘못이 생각나는 것이다. 이런 불안과 화가 솟아오를 때 그것을 누르면 오히려 문제가 커진다는 것은 앞서 여러 번 말했다.

이때 느낌의 흐름에 '주의'하고 알아차려 괄호에 감정을 넣어보라. '나는 지금 (슬픈) 느낌이 드는구나' 또는 '나는 지금 (화나는 생각이) 드는구나'라고 해보라. 아니면 좀 더 간단하게 꼬리표를 붙여보자. '화', '화', '화', '불안', '불안', '불안'이라고 읊조려보는 것이다. 이렇게 말하다보면 어느 순간 '아, 나의 불안이 스스로를 괴롭히고 있구나'라는 생각이 들면서 감정을 객관적으로 볼 수 있게 된다.

6. '습관 너머 습관'®으로 가는 세 번째 방법, 반응이 아닌 선택하기

비폭력 대화로 널리 알려진 마셜 로젠버그는 감옥에서 강의할 때가 종종 있었는데, 한번은 이런 경험을 했다고 한다. "그런 일을 함으로써 어떤 욕구가 충족되었습니까? 마셜 로젠버그가 재소자에게 던진 질문이다. 그러면 보통 "네?"라는 반응이 돌아온다. 처음 들어보는 질문에 어리둥절하고, 한 번도 그런 질문을 받아본 적이 없어 어리둥절한 것이다. 마셜 로젠버그는 다시 질문한다. "그 일을 할 때 당신이 어떤 욕구를 충족시키려 했던 건지 알고 싶습니다." 재소자들은 그제야 질문을 이해하면서 "그야 제가 변태라서 그런 거죠"라는 식으로 대답한다. 원하는 대답을 듣지 못한 그는 다시 이렇게 말했다. "지금 당신이 말한 건 당신이 스스로를 어떻게 생각하느냐 하는 것입니다. 제가 묻는 건 그 일로 당신의 어떤 욕구가 충족되었느냐 하는 것이고요." 이 말까지 나오면 해당 재소자는 당혹스러워하거나 짜증을 내면서 말한다. "대체 무슨 수작을 부리는 거요?"

마셜 로젠버그는 다시 차분하게 설명한다.

"저는 당신이 그 일을 한 이유가 저와 별반 다르지 않다고 믿습니다. 그러니까 욕구를 충족시키기 위해 당신이 가장 잘 아는 방식대로 한 거죠. 저도 마찬가집니다. 그래서 확신컨대, 만약 그런 일로 당신의 어떤 욕구가 충족되었는지 알아낼 수만 있다면, 당신 스스로와 다른 사람들에게 그토록 고통을 안겨주지 않아도 그 욕구를 충족시킬 다른 방법을 찾을 수 있을 것이라 봅니다."

로젠버그의 말처럼 나쁜 습관이란 분명히 원하는 것을 이루려는 목적을 엉뚱한 방향으로 해결하려 한 것이다. 그렇다면 나쁜 습관에 대해 질문을 던져야 한다. 진정으로 원한 것이 무엇인지 확인하고, 교훈을 얻을 수 있는 질문을 던져야 한다.

심판자 질문과 학습자 질문

물론 그렇게 하기 어려운 경우가 많다. 사람은 습관이 만들어놓은 생존 본능의 질문과, 그것이 주는 독특한 분위기에 휘둘리기 때문이다. 이미 습관적으로 변연계의 좋고 싫음의 자동-반응적 판단 때문에 무엇을 보든 질문을 던진다. '오늘 나 어때?', '저 친구는 왜 저렇게 하지?', '다음에는 무엇을 할까?', '저 사람은 문제가 있는 것 같아', '아 정말 부러운 걸' 등 마음속 대화는 끊임없이 이어진다. 질문이 아닌 것처럼 보이지만 내면에 떠오른 생각들은 판단이라는 질문 체계를 이미 통과했기 때문에 답변이라는 형식으로 대답을 하고, 그것이 감정과 생각으로 나타나는 것이다. 이런 면에서 '사람들은 자신의 질문이 창조해낸 세계 속에서 살고 있다'라고 볼 수 있다. 질문에 대한 연구의 대가인 메릴리 애덤스는 그래서 당신의 질문이 바뀌면 당신의 삶이 바뀐다고 말한다. 더불어 다음과 같은 매우 중요한 지적을 한다.

"선택을 하기에 앞서 올바른 질문을 하게 되면 우리는 습관적·자동적으로 반복되는 순환고리에서 벗어나 우리가 원하는 미래로 우리를 인도하는 사려 깊고 몰입된 길로 접어들 것이다. 올바른 질문은 우리의 부정적 사고체계를 관통하여 우리를 깨우게 된다."

감정에 끌려가거나 내 시각에 갇혀버리면 왜 생각이 많아질까? 그 이유는 무의식적인 흐름 안에 질문들이 들어있기 때문이다. 자신만의 시야에 빠져있으면 질문들이 계속 이어진다. 이런 무의식적인 질문들은 어떤 일이 생기면 대개 '도대체 누구의 잘못인지?'부터 따지는 방향으로 이끈다. 이렇게 되면 원인을 제대로 파악하기보다는 즉각적인 '귀인오류'에 따라 모든 원인을 누군가의 탓으로 돌린다. 하지만 누군가의 잘못으로만 보는 시각으로는 더 나은 시스템이나 방식을 만들 수 없다. 원인이 방향을 만들기 때문이다. 즉, 귀인오류는 힘과 규칙, 제제의 방향으로 상황을 이끈다.

물론 사람들에게는 직관이 있다. 하지만 생각을 연구한 모든 학자들은 "퍼뜩 떠오른 생각이 훌륭한 직관일 수 있다. 하지만 내면에서 걱정이나 두려움 또는 혼란스러운 감정이 느껴진다면, 그것은 직관이 아니라 습관이 만들어놓은 첫 생각일 뿐이고, 단지 최악을 면하려는 것이다. 그러므로 첫 생각을 믿지 말라"고 한다. 그런데 믿지 말아야 하는데도 흔히 습관처럼 던지게 되는 질문은 다음과 같다.

- 누구 탓이지? 내가 뭘 잘못했지? 난 왜 이렇게 형편없는 실수를 저질렀을까?
- 어쩌다 이렇게 되었지? 그들이 틀리고 내가 옳다는 것을 어떻게 입증할 수 있지?

- 그들은 어째서 이렇게 멍청하지? 그들은 왜 이렇게 나를 실망시키지?

- 내가 어쩌다 이렇게 최악의 동료들과 일을 하게 되었지?

- 정말 그들은 나를 괴롭히려고 할까?

스스로 의식하지 못한 이런 질문들이 등장하면 자연히 답변을 떠올릴 수밖에 없다. 그렇게 생각은 점점 많아지고 감정은 확장된다. 이 패턴은 결국 출구를 만들기보다 도움이 전혀 되지 않는 방향으로 나가게 한다. 누구라도 이런 질문이 떠오르는 것을 막을 수 없다. 우리 뇌의 한 부분이 그런 임무를 수행하고 있기 때문이다. 이럴 때 취할 수 있는 중요한 기술이 있다. 바로 선택의 공간을 넓혀주고 지혜롭게 만들어주는 질문을 의식적으로 던지는 것이다. 매릴리 애덤스는 '학습자의 질문'이라 부르는 다음과 같은 질문을 발견했다.

- 나는 지금 어디에 있지?

- 나는 지금 무엇을 하고 있지? 나는 지금 무엇을 하고 있지 않지?

- 이게 내가 원하는 걸까? 이렇게 하면 내가 진심으로 원하는 것을 얻을 수 있을까?

- 무슨 일이 일어난 거지? 이것을 위해 도움이 될 만한 일이 뭘까? 나는 뭘 원하지?

- 내가 배울 점은 뭘까?

- 다른 사람이 생각하고 느끼고 원하는 것은 뭘까?

- 내가 책임질 일은 뭐지? 어떤 일이 가능할까? 어떤 선택을 할까?

- 지금 당장의 최선은 뭘까?

건강한 조직을 만들어나가려면 습관적인 패턴을 넘어서는 '너머 습관'을 자신의 것으로 만들 수 있어야 한다. 그 방법 중 가장 효과적인 것이 바로 이 질문 습관이다. 학습자 질문을 던지는 것 자체가 이미 습관임을 알아차리고 인정하는 것이며, 너머를 발견하려는 의도를 만들어주는 일이기 때문이다. 다시 말해 자신의 편협한 시각에서 벗어나 질문을 바꿔 던지는 것이다.

메릴리 애덤스는 이 변화를 '심판자에서 학습자로의 변화'라고 말한다. 심판자가 과거의 것을 계속 활용한다면, 학습자는 더 나은 삶으로, 더 좋은 판단으로 이끈다. 애덤스는 여러 상황을 제시하면서 학습자 질문의 장점을 말한다. 이때 최고의 경험에서 나온 지혜가 바로 '전환'이라는 개념이다. 이에 대한 어쩔 수 없는 첫 반응으로 심판의 질문이 자동적으로 떠오를 수 있다. 이때 전환이 중요하다. 자신이 또 습관적인 대응으로 자동-반응한다는 것을 알아차리고 수용하면서 공간을 만들고, 이어서 학습자의 질문을 던지는 것이다. 처음부터 학습자가 아님을 탓할 필요는 없다. 학습자 질문을 던지는 연습을 하면 전환되는 시점이 빨라지기 때문이다. 이것이 바로 정신력의 성장이고, 의식의

구분	심판자 질문	학습자 질문
사고 방식	• 자신 혹은 다른 사람을 판단하려 한다(사람이 아닌 대상이 된다). • 경직되고, 독선적이다. • 자신의 시각을 옹호하고, 타인의 의견에 방어적이다.	• 자신과 다른 사람을 수용한다(상대를 사람으로 보기 시작한다). • 유연하고, 호기심을 발동한다. • 다른 사람의 요구도 인정하고, 다양한 가능성을 보기 시작한다.
인간 관계	• 승패로 결론이 난다. • 다툼이나 논쟁으로 넘어간다. • 옳고 그름을 찾고, 내 의견을 주장하기 위해 귀를 기울인다. • 공격하거나 방어한다.	• 서로 공감할 수 있기에 윈-윈(win-win)이 된다. • 대화가 가능하고, 서로 비평이 가능해진다. • 이해하면서 공통점도 찾기 위해 귀를 기울인다. • 창조적이고, 가능성을 탐구한다.

<표3-2> 심판자 질문과 학습자 질문

성장이며, 리더십의 성장이다. 또 행복한 조직을 위한 중요한 변화 지점이기도 하다.

MIT 경영대학원 경영관리시스템 교수였던 프레드 코프맨 박사는 《비즈니스 의식혁명, 깨어 있는 리더들의 7가지 원칙》에서 희생자의 질문과 반대인 것이 삶의 주인으로 사는 프로의 질문이라고 말한다. 책임감을 갖는 이유는 그 길이 옳기 때문이 아니라 '내 삶의 주인이자 프로로서 살기 위해서'라는 것이다. 코프맨 박사의 이 2가지 질문 패턴에서도 도움을 얻을 수 있다. 희생자의 스토리를 만들어내는 질문들은 다음과 같다.

• 무슨 일입니까?

• 누가 당신을 무시하나요?

• 그 사람이 당신에게 한 일에서 무엇이 잘못되었습니까?(혹은 무엇이 부당합니까?)

- 그가 왜 당신에게 이런 짓을 했다고 생각합니까?

- 그 대신에 그는 무엇을 해야만 할까요?

- 그가 책임을 지려면 지금 무엇을 해야 하나요?

- 그가 어떤 대가를 치러야 할까요?

이와 반대로 프로의 스토리를 이끌어내는 질문들은 다음과 같다.

- 당신이 해결해야 할 도전 과제는 무엇입니까?

- 이 상황을 만드는 데 당신은 어떤 원인을 제공했습니까?

- 이 도전에 당신은 어떻게 대응했습니까?

- 당신이 취할 수 있는 효과적인 행동방침을 생각해봤습니까?

- 그런 위험한 상황이 주는 충격을 줄이기 위해 당신은 어떤 합리적인 준비를 할 수 있습니까?

- 그 피해를 최소화하거나 만회하기 위해 지금 당신은 무엇을 할 수 있습니까?

- 이 경험으로부터 당신은 무엇을 배울 수 있습니까?

'너머(더 좋은 것)' 질문으로 변화를 경험하기

질문을 바꿔 일어나는 변화를 직접 체험할 수 있다면 분명히 도움이 될 것이다. 다음 내용에 따라 직접 경험해보라.

먼저 실제 일상에서 다루기 힘든 사람이나 어려움을 겪고 있는 문제를 하나 선택한다. 그리고 아래의 내용을 참조하면서 '질문'을 끈질기게 던져본다.

1단계 : 당신이 싫어하거나 원하지 않는 것을 적는다. 예를 들어 '나는 빨래하는 걸 싫어한다'거나 '내 동료 누구는 인색해서 같이 어울리기 싫다'와 같은 것을 주제로 삼는다.

2단계 : 이 상황에서 당신이 진정으로 원하는 것이 무엇인지 분명히 한다. 단지 하기 싫다는 것은 '반응'임을 안다. 그렇다면 진정으로 원하는 것은 현실을 있는 그대로 받아들이는 것에서 '너머'를 먼저 찾는 것이다. 따라서 여기서 너머는(물론 다른 것도 가능하다) '나는 유쾌한 기분으로 빨래를 하고 싶다', '나는 그 동료와 함께하는 시간을 최대한 즐겁게 보내고 싶다'로 할 수 있다.

3단계 : 원하는 것을 더 찾을 수 있는 방향으로 질문을 만들어서 스스로 답해본다. 예를 들어 2단계에서 빨래 자체나 만남 자체가 싫다면 그것에 관한 질문을 던질 수 있다. 그리고 그것을 넘어서 상황 자체를 받아들이려면 그에 맞는 질문을 던진다. 모든 질문은 '너머'를 찾고 수용하게 만든다. 아래에 제시한 질문 A, B, C는 습관적 반응을 넘어설 수 있는 질문군을 예로 든 것이다. 이 질문을 활용해보면 더 긍정적인 것을 얻을 수 있도록 의식을 집중시킬 수 있다. 그럼으로써 '너머'를 자연스럽게 원하도록 만들어주는 사실을 경험할 수 있을 것이다. 중요한 것은 스스로 그런 상태를 만들 수 있다는 체험을 하는 것과, 그것을 위한 좋은 방법 중 하나가 바로 적극적인 '너머 질문'을 기억하고, 그것을 활용하는 '너머 습관'이란 점을 스스로 체험하고 자연스러워지도록 수련하는 것이다.

질문 A

- 빨래를 더 재미있게 하려면 어떻게 할 수 있을까?

- 빨래를 하면서 손의 느낌·감각 등 오감에만 집중하면 어떨까? (이렇게 하면 싫은 느낌이 중화되거나 사라지면서 묘한 쾌감을 느낄 수 있다.)

- 또 다른 대안으로, 옷을 사거나 매일 샤워하면서 빨래하면 어떨까?

질문 B

- 유쾌한 기분으로 빨래하기 위해 다르게 할 수 있는 행동이 있을까?

- 내가 좋아하고 즐기는 일은 무엇이며, 이것을 빨래하는 것과 연결시킬 수 있는 방법은 있는가?

- 빨래를 할 때 최대한 활용할 수 있는 나의 장점은 무엇인가?

- 빨래를 가장 잘하는 방법은 무엇인가?

질문 C

- 동료와 어울릴 때 가장 즐거운 것은 무엇인가?
- 동료의 가장 큰 장점과 재능은 무엇인가?
- 동료가 내게 가장 고마워하는 것은 무엇인가?
- 동료와 즐거운 시간을 만들기 위해 내가 무엇을 (아주 작은 것이라도) 다르게 할 수 있을까?

4단계 : 같은 상황이 발생할 때마다 위의 질문 중 하나를 선택해 그것에 진지하게 답변하거나 대응하면서 직접 해본다. 처음에는 어색하거나 행동이 달라지지 않을 수 있다. 그러나 새로운 질문으로 원하는 것에 집중하고 초점을 맞추는 과정을 경험하면 점점 변하게 된다.

마지막으로 어떤 상황에서도 '너머'를 찾을 수 있는 최고의 질문을 소개한다. 나쁜 습관은 항상 다음을 위해 지금을 희생하게 한다. 이 질문은 지금 여기를 최상으로 만들면서 좋은 방향으로 나아가게 한다.

- 가장 좋은 해결책은 무엇일까? 그것을 할 수 있을까?
- 가장 중요한 목적은 무엇인가? 그것을 위한 지혜로운 행동은 무엇인가?
- 나는 내가 할 수 있는 선택의 폭과 가능성을 늘 염두에 두고 있는가?

- 나는 지금 당장 여기서 최상의 시간을 활용하는 방법을 추구하고 있는가?
- 지금 나의 시간을 가장 즐겁게 활용할 수 있는 방법은 무엇인가?
- 이것을 가장 즐겁게 만들 수 있는 방법은 무엇인가?
- 바로 지금 시간을 가장 유익하게 사용할 수 있는 방법은 무엇인가?
- 내가 취할 수 있는 가장 사랑스러운 행동은 무엇인가?

이런 질문들을 앞서 말한 너머 습관과 연동시킨다면 이렇게 적용할 수도 있다. 예를 들어 주식을 하는 경우 주가가 떨어지고 있는 상황을 첫째, 공존하기와 둘째, 최상의 질문하기로 접근할 수 있다. 주가가 떨어지면 누구나 혼란에 빠진다. 그러면 먼저 그 느낌을 인정해준다. 괄호법으로 "혹시나 큰일이 날 수 있다는 생각이 드는구나"라고 아이에게 하듯 자신에게 말한다. 또는 '불안, 두려움'이라고 꼬리표를 붙인다. 대부분 두려움이나 불안은 혼란만 가중할 뿐 실제로 합리적인 대응이 되지 못한다.

중요한 것은 현실을 있는 그대로 보면서 대응책을 모색하거나 교훈을 제대로 얻는 것이다. 그렇게 하기 위해서는 본인이 안정적인 상태로 돌아오는 것이 먼저다. 그러고 나서 진정으로 원하는 것을 자세히 살펴보고, 지금 무엇이 필요한지 물어보라. 구체적인 지침은 이럴 때에 비로소 가능해지며, 이런 과정이 상황을 점점 발전시킬 것이다.

감정이 먼저 올라오는 현상의 원인은 뇌

알아두면 좋은 또 하나의 너머 습관이 바로 '왜 늘 화가 나는 감정을 먼저 느끼는가?'다. 차근차근 따진 후에 화가 나는 것이 아니라 먼저 화라는 감정을 겪고 나서야 생각이 따라온다. 왜 그럴까? 그 이유를 다음과 같이 3가지로 요약할 수 있다. 그중 두 번째 이유는 어째서 늘 감정적인 흥분이 먼저 떠오르는지 정확하게 알려준다.

① 감정 습관은 편도체라는 곳에, 행동 습관은 기저핵에 저장되어있다. 이 습관 영역이 포함된 뇌 영역을 보통 변연계라고 한다. 이성적인 영역을 관장하는 부위는 전전두엽이라고 한다.

② 습관 영역을 관장하는 변연계의 가장 큰 특성은 외부의 정보가 '가장 먼저 도달한다'라는 점이다. 이곳에 정보가 도달해 반응이 일어나면 이성적인 영역에 정보가 전달된다. 그래서 항상 감정적 반응이 먼저 일어난다. 화가 나거나 두려워지는 것은 습관 영역이 내는 자신만의 목소리다. 그래서 그것을 없앨 수는 없다. 오직 그것을 알아차리고 '나의 습관 영역이 보내는 감정'이라고 받아들이면서 진정으로 원하는 것을 묻거나 더 소중한 것에 집중해야 한다. 한마디로 습관 영역과 무관하게 지금 하는 일에 최선을 다해 집중하는 것이 '습관 너머 습관'®이다.

③ 변연계는 생존 본능의 뇌라고도 한다. 생존 본능의 뇌가 이성적인 뇌를 장악하기도 하고, 그 반대의 경우도 있다. 내면에서 이중적인 목소리가 서로 반대 의견을 내는 이유도 이런 뇌의 서로 다른 특성 때문이다. 그런데 이 생존 본능의 뇌가 어떤 상황을 위험 신호로 받아들이면, 다시 말해 변연계에 빨간 불이 들어오면 뇌는 본능적이고 나쁜 습관을 최우선으로 내세우고 이성적 사고를 무시한다. 그 순간에는 오직 나쁜 습관이 타당해 보인다. 흔히 '뚜껑이 열린 상태'라 말하는 것이다.

7. 불편과 스트레스를 한번에 해소할 수 있을까?

'습관 너머 습관'®을 방해하는 것들

'습관 너머 습관'®을 실제로 적용해보면 몇 가지 독특한 경험을 할 수 있다. 예를 들어 습관적으로 떠오르는 것에 이전과 다르게 민감해진다. 동시에 이전에는 무심하게 넘겨버린 내면의 흐름을 정확히 알아차리게 된다. 무의식적인 저항이나 부정적인 것이 이토록 많았는지 놀랄 정도다. 그리고 부적응적 믿음, 과거의 부족한 상황에 대한 기억들이 미해결된 상태로 현재에 어떤 영향을 미쳤는지 알게 된다. 자신을 사랑하지 못했다는 자각도 하게 된다. 그러면서 아주 독특한 경험을 하는데, 그것은 바로 '너머'를 원할수록 반대로 부족한 자신의 내면은 물론 나를 막아서는 반대의 경험을 더 많이 발견한다는 점이다. '더 크게 열린 조직'을 만들고 싶은 마음과는 반대로 어려움을 더 경험하는 것이다.

부정적인 것을 더 많이 경험한다는 것이 언뜻 생각하면 이해가 되지 않을 수도 있지만, 실제로는 매우 당연한 경험이라고 할 수 있다. 정말 원하는 것을 내면에 담을 경우 내면에서는 그것을 거부하거나 저항하는 여러 가지 부족한 생각들이나 그동안의 습관적 판단들이 부딪힌다. 그것들을 해결할 수 있을 때까지는 당연히 내면에서 힘든 과정들을 경험한다. 이전에 습관적으로 따른 그것을 놓아버리면서 생겨나는 저항이 그것이다.

또 다른 이유는 바로 우리가 원하는 것을 현실에서 이루려고 할수
록 전에는 잘 보이지 않던 부족한 면이 더 부각된다는 점이다. 쉽게 말
해 원하는 것을 추구할수록 그것을 깎아내리면서 반대의 상황이나 사
건이 더 자주 등장하는 것이다. 왜냐하면 무언가를 원할수록 그것에
미치지 못하는 상황을 더 잘 알 수 있기 때문이다. 반대를 정확하게 볼
수 있는 것은 뭔가를 인식할 때 나타나는 기본 속성이다. 아닌 것을 통
해 원하는 것을 느끼는 것이 인간의 인식 패턴이다.

이런 면에서 자신의 의식을 충분히 다루지 못하는데 비전만 높다
면 주변을 힘들게 할 수도 있음을 알 수 있다. 하고 싶은데 안 되는 것
이 더 많이 보이고, 스스로 그것을 해소하거나 다른 차원으로 해결할
마음의 수준이 안 되면 오직 힘으로 그것을 이룰 수밖에 없기 때문이
다. 여기서 2가지 길이 나타난다. 누군가는 자신의 상자를 벗어나 더
큰 것을 받아들이면서 다음 단계로 나아간다. 비전과 현실이 가까워지
는 것이다. 그러나 반대로 억지로 끌고가려 할 수도 있다. 그러면서 에
너지를 전부 사용하고 비전과 점차 멀어진다. 여기서 중요한 것은 습
관적인 방법이 아닌 새로운 생각, 새로운 방법으로 새로운 길을 스스
로 열어갈 수 있는지다. 그런 면에서 '습관 너머 습관'®의 관점을 익히
는 것은 매우 중요하다. '습관 너머 습관'®을 익히면 곤란한 상황에 직
면하는 역설을 경험하는 것이 당연하다. 그렇다면 어떻게 해야 할까?
바로 내가 경험하는 불편함을 하나의 신호로 보고, 그것을 제대로 다

루면 된다. 신호로 본다는 관점은 스트레스 상황에서 곧바로 빠져나오게 하는 놀라운 전환을 보여주기도 한다. 이와 동시에 '너머 습관'을 익혀두면 점점 더 확장된 존재 상태로 자신이 바뀌는 경험도 하게 된다. 그러니 불편과 신호로 보는 '습관 너머 습관'®의 중요성을 알아보자.

습관을 따르는 힘의 근원, 불편함

살아가면서 몸으로 자연스럽게 터득하게 되는 것이 바로 관성의 법칙, 즉 습관이다. 일상생활에서 가장 많이 하는 일은 기존에 하던 일을 계속하는 것이다. 삶을 의식하지 않으면 늘 그렇게 맴돌기 쉽다. 이때 '기존에 하는 것 중 많은 부문'이 조직에서는 바로 항상 나의 관점, 나의 생각, 나의 느낌으로 나타난다는 것을 정확하게 알아야 한다. 그러나 그것이 쉽지 않다. 나의 판단이 더 소중해 보이고 더 나아 보이기 때문이다.

물론 자신의 관점에 한계가 있다는 것쯤은 누구나 알고 있다. 그러나 그것을 놓아버리면 자신의 영향력이 줄어들거나 지금 하는 일이 잘못되지 않을까 하는 두려움을 느낀다. 이 모든 걱정들은 오직 단기적인 이익이나 결과에 집중해서 나타난 습관의 벽일 뿐이다. 그 벽을 넘는 일은 쉽지 않지만, 그 너머에는 다른 차원이 있다. 다른 차원이야말로 자신이 진정으로 원하는 것이기도 하다. 자신을 새로운 위치로 끌고 가는 동력은 이 새로운 것이 진정 소중한 것임을 받아들이는 일에서 나오기 시작한다.

어떤 나쁜 습관도 일시적으로 마음의 편안함을 제공한다. 바로 지금, 마음의 편안함을 추구하려는 것은 인간의 뇌가 지닌 독특한 동물적 특성 또는 생물학적 한계이기도 하다. 서둘러 해결책을 구하는 것과 부정적인 예측을 확대 해석하는 것을 뇌과학자들은 인간이 지닌 본능적인 나쁜 습관이라 말한다. 화를 내는 사람이나 뭔가를 꼭 해야 한다는 사람은 내면의 불편을 다스리지 못해 '화가 나니까 화를 낸다', '담배를 피우고 싶으니까 핀다'라고 한다. 정작 원하는 것을 추구하는 것이 아니라 내면의 불편을 빨리 해소하려는 심리에 발목이 잡히는 것이다.

불편이 나쁜 습관의 힘이고, 내 반응을 이해하는 중요한 '열쇠'라는 사실을 UCLA 의과대학의 정신의학자이자 자기주도적 신경가소성 분야의 선구적 연구자인 제프리 슈워츠 교수는 뇌의 거짓말 순환구조로 설명한다. 여기서 '거짓말'이라는 표현이 인상적이다. 뇌가 진실이 아닌 것을 진실이라고 믿게 하고 자기파괴적인 행동을 조장하기 때문에 거짓말이라고 표현했기 때문이다. 뇌는 습관이 된 행동이 유익한지 파괴적인지 구분하지 않는다. 그저 습관적으로 행동하는 방식을 유지하게 하기 위해 강력한 충동, 생각, 욕망, 갈망, 자극을 생성한다. 제프리 슈워츠 교수는 나쁜 습관이 마음을 편안하게 만드는 이상한 메커니즘을 이런 거짓말 순환 구조로 설명한다.

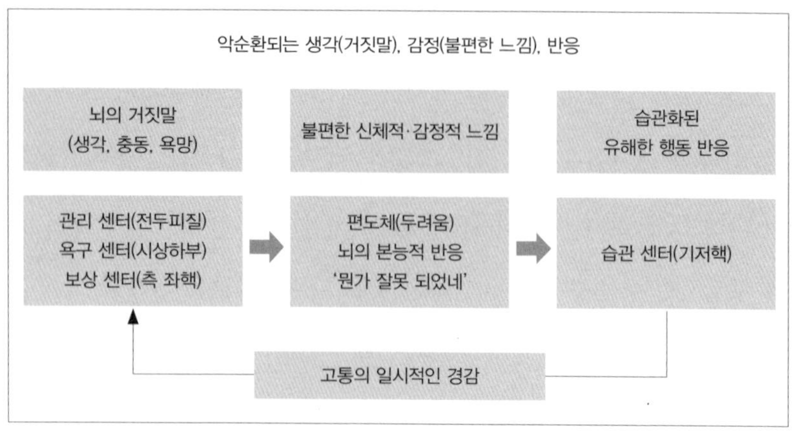

〈그림3-4〉 거짓말 순환 구조의 기본적인 프로세스

거짓말 순환 구조의 기본적인 프로세스는 ① 부정적인 생각과 충동이 불편한 신체적·감정적 느낌을 낳고, ② 그 느낌에서 벗어나기 위한 욕망이 간절해지며, ③ 그 결과 습관화된 유해한 반응, 다시 말해서 자동화된 습관적 반응이 나온다. 놀라운 것은 그 다음이다. ④ 이런 반응을 하게 되면 고통은 일시적으로 경감되기 때문에 일시적인 안도감을 준다. 이 프로세스를 이해하면 화를 내고 난 뒤에 일시적으로 시원한 느낌이 드는 경험과, 화를 참고 있을 때 마음속에 답답하면서 화가 더 커지는 경험의 원인을 알 수 있다. 이러한 악순환의 특성 때문에 사람들은 자기파괴적인 습관을 계속한다.

스트레스를 한번에 없애는 법

스트레스는 바로 불편함의 대명사다. 실제로 스트레스가 쌓이는 나뻔 습관을 불러일으키고, 원래의 자동-반응으로 돌아가게 한다. 스트레스가 쌓이는 상황에서는 과거의 패턴, 즉 습관적인 패턴을 그대로 답습할 가능성이 높다. 불편이 더 커지기 때문에 참기 어려워 그냥 편한 상태로 나가려는 에너지가 상승한다. 그러므로 스트레스가 쌓이면 나쁜 습관을 지속하기 쉽다. 습관적 대응을 하게 되는 것이다.

그 이유를 뇌과학자들은 "스트레스가 쌓이면 의지력을 가지고 의식적으로 활동하게 만드는 전두엽의 힘이 약해지고, 그 대신 습관의 회로를 지배하는 뇌 부위인 변연계가 더 강해지기 때문이다"라고 한다. 확실히 스트레스가 쌓이면 악순환에 빠지면서 스스로 피해자임을 강조하고 순간의 나쁜 습관을 통한 미약하고 보잘것없는 위로나 해소책으로 돌아가곤 한다. 그렇다면 스트레스 상황에서 자신의 몸과 마음의 반응에 끌려가는 대신, 앞서 말한 '너머 습관'인 괄호법으로 '내가 스트레스를 느끼는구나'라고 하면서 습관을 직시한다면 어떻게 될까? 재미있는 변화가 일어난다.

건강 심리학자인 캘리 맥고니걸은 스트레스가 신체적·정신적 건강에 해롭다고 10년 넘게 믿어왔고 이를 사람들에게 알렸다. 그런데 어느 연구 결과를 보고 그 생각을 완전히 바꾸고 만다. 그 연구 결과는 미국 성인 3만 명을 대상으로 8년간 시행된 연구에 의해 나온 것으로, 참가자들에게 먼저 2가지 질문을 던지면서 시작되었다. 첫 번째 질문은 "전년에 비해 스트레스를 더 많이 경험했습니까?"였고, 두 번째 질문은 "당신의 건강에 스트레스가 해롭다고 생각하십니까?"였다. 그리고 사망기록 등을 기초로 추적조사를 했다. 그 결과 전년도보다 스트레스를 더 많이 경험한 사람들이 그렇지 않은 사람에 비해 사망할 위험이 43퍼센트 더 높았다. 아마 충분히 그럴 것이라 다들 생각할 것이다. 그러나 이 결과에는 다른 진실이 있다. 실제 사망률이 높은 사람들은 '스트레스가 건강에 해롭다고 대답한 사람들'이었다. 전년보다 스트레스를 많이 받았지만 스트레스가 해롭지 않다고 생각한 사람들의 사망률은 스트레스를 적게 받은 사람들의 사망률과 비슷했다. 즉 스트레스 자체가 아니라 스트레스가 해롭다는 믿음이 더 나쁜 결과로 유도한 것이다.

캘리 맥고니걸은 이 연구 결과에 충격을 받고 스트레스에 관한 사람들의 믿음을 바꾸면 어떻게 될지 연구했다. 사람들은 일반적으로 심장이 두근거리고 호흡이 빨라지며 땀이 나는 등 스트레스에 따른 신체 반응을 느끼면 이내 당황하면서 이 느낌을 상황에 잘 대처하지 못하는 데 따른 부정적 신호라고 생각한다. 내면의 감정적 신호를 나쁜 것, 적으로 받아들이는 것이다. 맥고니걸은 이러한 스트레스 신체 반응을 어려운 상황에 효과적으로 대응하기 위한 긍정적인 준비 '신호'라고 사람들을 설득했다. 그 결과 교육을 받은 사람들은 스트레스 상황에서 심박동과 맥박이 여전히 빨라도 심혈관 이상을 초래할 수 있는 혈관수축 반응은 일어나지 않고, 오히려 혈관이 이완되는 결과를 확인할 수 있었다. 이처럼 스트레스를 적으로 여기지 않고, 습관이 만들어놓은 감정이나 생각에 의한 것으로 보며, 뭔가를 해결하라는 신호나 삶의 자극이라 여기면 완전히 다른 결과가 나온다.

분노도 습관이다

스트레스에 대처하는 방식을 분노에 적용해볼 수도 있다. 《분노도 습관이다》의 저자인 이충헌 의학기자는 화를 내는 동안 느낄 수 있는 후련한 감정의 달콤함에 이끌리지 말고, 누군가 나를 분노케 한다면 그 분노를 오직 '신호'로만 이해해 "흔들림 없이 앞으로 나아가라는 메시지로 받아들여라"라고 제안한다. 분노가 발생한 것을 내 안의 기준이든, 상황이든, 진정으로 원하는 것이든 어떤 문제가 발생했다는 신호로 보는 것이다. 여기서 신호로만 받아들인다는 것이 어떤 의미일까? 그 의미를 2가지로 나눠 살펴보자.

분노가 자신은 물론 타인, 그리고 문제 해결에 어떤 도움도 되지 않는 습관임을 아는 것이 첫 번째다. 분노가 오직 나의 시각으로 만들어진 감정 상태라는 점을 분명히 아는 것이다. 또한 분노하는 것이 분노를 처리하거나 내면에 쌓인 것을 푸는 유일한 방법이 아니며, 분노를 표현하면 실제로 화가 줄어들기보다 더 쌓여 나중에는 사소한 일에도 화를 내게 된다는 진실을 정확하게 인식하는 것이다.

습관적으로 반응하면 문제는 해결되지 않고 관계는 악화된다는 사실은 누구나 알고 있다. 그러면서도 단지 그 방법 외에는 없다고 하면서 자신이 옳다는 것을 증명하기 위해 시간을 보낸다. 이것은 오직 습관으로 만들어진 과거의 분노 기준을 그저 따라간 결과일 뿐이다. 따라가지 않으려면 일단 '오직 습관적 반응일 뿐이다'라고 알아차려야 한다. 물론 이 모든 것을 알고 있어도 분노를 느끼는 순간 그것에서 벗어나기란 쉽지 않다. 그 기준점이 꼭 필요한 것이라고 느끼게 만드는 뇌의 거짓말에 속기 때문이다. 그 기준점은 '어떤 것이라도 가장 중요한 동인은 바로 마음먹은 대로 또는 예상했던 대로 일이 돌아가지 않는다'는 사실이다. 그래서 습관이 제시한 생각과 감정 속에서 허우적거리게 되는 것이다.

여기서 재미있는 역설이 존재한다. 지금 일어난 일이 '일어났어야 한다는 것에 대한 집착'이라는 점이다. '일어났어야 할 일'이란 어떤 의미일까? '일어났어야 한다는 것'은 본인이 결정한 것이다. 현실을 있는 그대로 수용한 것이 아니라, 그동안의 삶에서 제대로 대응하지 못했던 경험이나 실패한 경험을 모아서 만든 일종의 '기준'이자 습관적 판단일 뿐이다. 그렇다면 흔들림 없이 앞으로 나아가라는 두 번째 메시지는 어떻게 받아들여야 할까? 이것이 바로 중요한 핵심이다. 즉, 감정을 단지 자신의 과거가 만들어놓은 일종의 신호로만 보는 것이다. 이것을 《나의 감정을 어떻게 다룰까?》의 저자인 랄프 스피스 목사는 아주 쉽게 표현한다.

"기쁨이나 평안의 감정, 이른바 긍정적인 감정은 삶이 잘 진행되고 있음을 나타낸다. 하지만 두려움이나 외로움, 죄책감 같은 부정적인 감정은 종종 변화되어야 할 태도나 고쳐야 할 관계 등 해결해야 할 문제를 깨닫게 해준다. 마치 고열이나 창백한 표정이 병을 나타내듯이 감정은 잠재해있는 문제들의 증상이다."

비난을 듣고도 안으로 삭이는 사람이 술을 먹으면서 풀거나 만만한 상대에게 화풀이를 하는 것, 그 사람이 싫어하는 일을 수동적으로 하거나 뒤에서 험담을 하면서 선동을 하는 것 모두 분노에 끌려가는 행위다. 물론 소기의 목적을 달성할 수는 있을 것이다. 마음이 편안해지는 것이다. 그러나 결국은 습관이 만들어놓은 그 벽 안에서 맴돌 뿐이다.

흔들림 없이 앞으로 나아가려면 분노를 신호로 보고 그 감정이 진정으로 원하는 바를 정확하게 꿰뚫어보는 것이 중요하다. 감정을 신호로 받아들인다면 모든 감정은 내가 무엇을 해야 할지를 드러내주는 바로미터가 된다. 익숙해지면 부정적인 내면 대화를 더 이상 하지 않아도 된다.

신호, 신호, 신호일 뿐이다

이렇게 신호로 받아들이고 해결하는 새로운 선택을 하려면 지켜야 할 것이 있다. 바로 순서다. 이 순서를 간략하게 정리하면 다음과 같다.

• 순서 1 : 자기 자신과 감정을 있는 그대로 받아들여라.

- 순서 2 : 과거에 얽매이지 말고 현재에 충실하거나 상황을 관찰하라.

- 순서 3 : 신호로만 받아들여라. 왜 불쾌한지 파악하기 위해 질문을 던져라.

- 순서 4 : 감정의 목적에 따라 더 좋은 것을 선택하고 실행하라.

불편한 감정이 들면 사람들은 대부분 그것을 억압하거나 곱씹는다. 억압하면 흔적이 남고, 곱씹으면 확대된다. 이 둘 모두 스스로를 더 힘들게 할 뿐만 아니라 정작 긍정적인 활동을 할 힘마저 줄인다. 그렇다면 '습관 너머 습관'®의 관점으로는 이것에 어떻게 대처할 수 있을까? 습관이라고 알아차리고서 '있는 그대로' 느끼면 된다. 이는 앞서 언급한 꼬리표 붙이기와는 다른 방법이다. 감정을 온전히 경험하는 것이다. 왜냐하면 이 경우의 습관적 반응은 '모른 척하는 회피'이기 때문이다. 비유하자면 분노나 화는 일종의 강물이다. 강물을 막으면 넘쳐버리거나 둑을 무너뜨릴 수 있다. 그렇다면 어떻게 해야 할까? 다른 물길을 내주면 된다. 습관적 목소리에 끌려가지 않기 위한 중요한 관점이 바로 이것이다. 흘려보낸다는 것이 바로 '순서 1'이기도 한 감정을 있는 그대로 받아들이는 것이다. 일면 직관에 반하는 듯 보이지만, 받아들인 것은 더 이상 문제 삼지 않는다는 내면의 독특한 법칙이기도 하다.

꼭 고쳤으면 하는 행동 습관은 그 행동 습관을 만들게 된 과거의 삶에서 자연스럽게 얻게 된 생각 습관, 감정 습관들이 영향을 주는 것이라는 사실을 알아야 한다. 그것에 대해 그냥 '하지 말아야지'라고 참는 다면 어떻게 될까? 내면에서 감정적인 혼란스러움, 욕구를 무시하는 데 따르는 의구심, 원래의 습관을 고수할 때의 자기합리화를 이겨내기 힘들다. '하지 말아야지'라면서 참으면 어느 순간 더 강하게 폭발해버리는 것이다. 감성지능 연구의 대가인 대니얼 골먼은 "뇌의 기본 구조로 볼 때 격정에 휩쓸리는 상황이나 내용을 컨트롤하는 것은 거의 불가능하다(습관은 없앨 수 없다). 다만 격정의 지속 시간은 얼마든지 컨트롤이 가능하다"라고 말한다. 그리고 그 대안으로 티베트 승려의 조언을 덧붙인다. 그러니까 "그것을 억누르지 마라. 그렇다고 그것에 의해서 행동해서도 안 된다." 감성지능의 대가가 제시하는 방법은 억누르지 말고, 따라서 행동하지 말고 지나가도록 내버려두라는 것이다. 온전히 '그렇구나'라고 인정해주고, 그래도 또 다른 내면의 목소리가 올라오면 또 한 번 '그렇구나'라고 하면서 인정해주면 된다. 저항하는 것이 멈추는 순간까지 계속 '그렇구나'라고 하면서 수용하는 것이다.

두 번째로, 지금 이 순간에 최대한 집중해서 일을 한다. 강력한 감정이 수그러들고 평정심이 돌아오면, 비로소 세 번째 순서로 넘어가면 된다. 물론 훈련을 더 하고 나면 스트레스나 화가 나는 것을 신호로만 보고 소망한 것에 더 집중하라는 메시지로 바로 넘어갈 수도 있다. 이런 단계에 이르기 전까지는 첫 감정을 신호로 보고 감정의 목적이 무엇인지 물어보는 것이 좋다. 이 질문 속에서 더 가치 있는 너머가 무엇인지를 발견할 수도 있고, 또 다른 가능성을 확인할 수도 있다. 물론 처음부터 답이 나오지 않을 수도 있지만 아주 중요한 변화를 이루었음은 분명하다. 감정을 신호로 보는 것 때문에 큰 감정적 흐름을 그대로 표출해야 한다는 습관적 관점에서 벗어난 것이다.

감정을 신호로 보는 것은 오히려 감정에 더 집중하게 만들어준다. 즉, 해야 할 것과 그 일의 가치에 더 집중하게 만들어주는 것이다. 스트레스 상황을 신호로 본다면 지금 내가 해결해야 하는 것에 더 집중할 수도 있다. 그러면 스트레스 신호를 내가 소망한 것을 위해 더 나아가라는 내면의 바로미터로 취급할 수 있게 된다. 한마디로 스트레스가 사라지는 것이다. 스트레스는 그것을 '스트레스'라고 여기는 사람의 몫이다. 스트레스를 신호로 보는 사람에게 그것은 내면의 직관이 보내주는 지침과 같다.

습관의 뇌 자체를 훈련시키는 법

새로운 물줄기에 전혀 다른 차원에서 접근하는 방법이 있다. 일명 '변연계 재훈련법'이 그것이다. 이것은 뇌의 습관 영역인 변연계 자체를 교정하는 방법이다. 변연계에 숨어있는 생존 본능은 불편을 적극적으로 해결하기보다는 원시적인 과거의 방식을 따르게 한다. 예를 들어 '먹을 수 있을 때 많이 먹어라', '불편을 줄여주는 것에 무조건 과잉 반응하라'라는 등의 명령을 간직하고 있는 것이다. 그런데 그동안 자신의 나쁜 습관 때문에 만들어진 그 불편 처리 방법에 대해서도 원시 뇌의 생존 본능은 똑같이 반응한다. 쉽게 말해 '우리 뇌에서 가장 오래된 영역이 있는데, 이 영역에서 위험신호를 받으면 본능적인 방식을 선택한다'라는 논리가 나쁜 습관에도 똑같이 적용되는 것이다.

뇌과학자인 마크 쉔 박사는 《편안함의 배신》이라는 책에서 이러한 특성을 간단하게 요약한다.

"공포 반응 … 불편과 두려움이라는 반응 역시 우리 몸에서 강력한 반응을 고착시키는 역할을 한다. 그 결과 우리는 이 공포, 불편, 두려움에 어떻게든 종지부를 찍을 방법을 찾아내려는 강력한 충동에 휩싸인다. 불편을 끊어내려는 이 강박적인 욕망은 안전과 보존을 확보하기 위한 기본적인 수단으로서 우리 내면에 처음부터 새겨져 있다. 무슨 일이 있어도 우리의 안전을 지켜내고 말겠다는 변연계의 강력하고도 분명한 욕구를 우리는 '생존 본능'이라고 부른다."

이런 방식을 이해하려면 결국 습관의 중추 영역인 변연계가 태생적으로 불편과 두려움의 다양한 수준을 적절히 가려내고 적절히 대응하는 것과 관련하여 융통성이 없는, 진화가 아직 덜 된 곳이란 점을 이해해야 한다. 나쁜 습관이 계속 힘을 얻는 이유는 인간의 생존 본능이 한 번 형성된 습관을 생존을 위한 중요한 것으로 받아들이기 때문이다. 다시 말해 생존 본능은 불편과 두려움의 경중을 잘 구분하지 못하고, 단기적인 불편 해소 행동인 나쁜 습관에 뇌에서 더 예민하게 반응하게 하며, 작은 불편만으로도 나쁜 습관으로 내달리도록 만든다.

그렇다면 마크 쉔 박사는 이런 인간의 모습에 어떤 처방을 내릴까? 박사는 뇌의 거짓말을 두고 '직접적으로 해결하는 방법'을 제시한다. 이것은 바로 '뇌의 습관 영역 자체'를 훈련시키는 방법이다. 일종의 정신적 훈련으로 습관에 따라오는 불편을 다루는 새로운 힘을 키우는 것이다. 박사는 다이어트에 실패해서 요요현상으로 고생하는 사람에게 이렇게 조언한다.

"불편에 대해 좀 더 편안해질 필요가 있어요. 또 다시 엄격한 다이어트를 시작해봤자 생존 본능의 욕구를 달래주지 못합니다. 생존 본능은 계속 음식을 먹을 수밖에 없는 쪽으로 몰고 갈 거예요. 그리고 어떤 노력을 하든 생존 본능은 결국 그런 성과를 갉아먹고 말 것입니다. 심지어 수술 같은 극단적인 방법까지 동원하더라도 말이죠. 지금 당신에게 필요한 것은 '그 원시적인 뇌 영역'이 불편을 어떤 위험이나 불안전으로 더 이상 받아들이지 않도록 훈련'시키는 일입니다. 그렇게 하면 음식에 손이 점점 덜 가게 될 것입니다."

이 조언과 함께 내담자에게 변연계 재훈련법을 가르쳐주었다. 내담자는 이 방법을 일상에 적용했고, 결과적으로 살을 뺀 것은 물론, 요요현상 없이 건강한 몸을 오래 유지했다고 한다. 이뿐만 아니라 생존 본능의 훈련이 다른 부분에도 영향을 미쳐 결과적으로 인간관계도 더 만족스러워졌고, 스트레스와 역경도 더 잘 견디게 되었으며, 일도 더 효율적이고 생산적으로 처리할 수 있게 되었다고 한다. 마크 쉔 박사는 연구에서 발견한 것을 "모든 인간은 고통을 피하도록 설계되어있다"라는 한 문장으로 요약한다. 그러므로 진정으로 성장하기 위해서는 바로 이 고통 또는 불편과의 관계를 변화시키는 것이 중요하다는 것을 이해하라고 말한다. 만약 이 관계를 변화시키지 못한다면 방어적이거나 수동적인 태도로 살아갈 수밖에 없다는 것이다. 그리고 생존 본능을 훈련하는 것에 대한 결론을 이렇게 말한다.

"정서적·신체적 건강이란 고통이 없는 상태가 아니라 불편함에 직면해서도 편안함과 안전함을 찾을 수 있는 상태를 의미한다. 그러기 위해서는 본능 회로를 재훈련해야 한다."

마크 쉔 박사는 이것을 좀 더 이해하기 쉽게 '이중성의 수용'이라고 말한다. 이중성이란 습관 때문에 생기는 불편함에 직면해서도 편안과 안전을 찾을 수 있는 상태다.

그러니 즐겁지는 않겠지만 이런 이중성(불편함을 받아들이고, 그 안에서 뭔가를 하는 이중성)을 훈련시키는 것은 중요한 삶의 기술이다. 왜냐하면 대부분의 성공과 행복이란 편안함과 즐거움이 가득한 상태가 아니라 반대로 필연적으로 맞이할 수밖에 없는 역경과 도전을 넘어서는 것, 그리고 뇌의 생존 본능이 발화되더라도 그 속에서 안전함을 만들어내고 그 '너머'를 향할 때 가능하기 때문이다. 이것이 불편함을 관리하는 올바른 능력이다.

변연계 재훈련법

이 훈련법은 30분 정도 시간을 내서 해보는 것이 좋다. 먼저 하루 중 불편함을 가장 많이 느낀 순간 또는 자신에게 가장 고통스러웠던 시간을 떠올려 간략하게 기록한다. 그리고 아래에 제시한 단계를 따른다. 처음에는 10점 만점에 5~6점 정도 되는 불편으로 훈련한 후에 점점 더 강한 상태로 가는 것이 유리하고, 그렇게 하면 훈련의 효과도 크다. 주의할 것은 너무 큰 불편이나 트라우마는 혼자 떠올리고 해결하기 어려울 수 있다. 이런 경우에는 전문가의 도움을 받아야 한다.

1단계 : 즐거운 경험 또는 감사를 통해 긍정적 상태를 충분히 느껴라. 예를 들어 감사하는 마음이 들게 하는 사건이나 경험을 3~5가지 정도 적어둔다. 자녀나 부모 또는 사랑하는 연인과의 여행, 사업을 성공시킨 것 등 어떤 경우라도 좋다. 아니면 진정으로 소망하는 것을 떠올려도 된다. 그 감사함에 주의 집중하면 가벼움과 따뜻함 등을 느낄 수 있다.

2단계 : 호흡을 실시하면서 긴장을 풀어라. 긴 호흡을 세 차례 실시하면서 긴장을 풀고 이완한다. 호흡을 제대로 하면 몸의 긴장이 풀어지는 것을 느낄 수 있다. 긴장을 푼 상태가 필요한 이유는 바로 이 공간이 무대가 되어 불편을 자연스럽게 펼칠 수 있어야 하기 때문이다. 긴장이 남았다고 느끼면 몇 번 더 호흡하면서 '편안한'이라고 읊조리면 좋다.

3단계 : 불편을 떠올려라. 앞에서 고른 불편한 상황을 떠올린다. 불편한 상황을 충분히 생각하다보면 1단계와 다른 느낌이 들 것이다. 몸이 긴장하고 나쁜 기분이 커진다. 이 상태를 그대로 둔다. 억압하지 않고 있는 그대로 느낀다. 수분에 걸쳐 느낀 다음에는 감사 목록에서 골라놓은 항목 중 1~2개를 검토한다. 감사 목록을 떠올리기만 하지 말고 1단계에서와 같이 감사의 느낌이 충분히 들도록 만끽한다. 이 훈련의 목표는 불편이 완전히 사라지게 하는 것이 아니라, 그 불편을 불안이나 위험이 아닌 다른 느낌과 연관시키는 것이다. 이런 이중의 상태를 당연하게 받아들이는 것이다.

4단계 : 이중성을 느끼고 긍정에 스포트라이트를 비춰라. 처음에는 2가지 상태를 알아차리는 것이 다소 이상하게 느껴질 수 있다. 가슴이 답답한 느낌과 따뜻한 느낌을 동시에 느끼게 된다. 이중의 감정을 느낄 때는 변연계의 반응이 절대적이지 않고 더 폭넓고 융통성 있게 대응할 수 있음을 스스로 뇌에 각인시켜야 한다. 단 긍정적인 것을 더 강하게 느껴야 부정적인 것이 변한다. 그렇게 하려면 부정적인 것을 의식의 배경에 두고, 그것이 흐릿하고 하찮고 가벼운 것이 되게 한다. 그러면서 긍정적인 것을 의식의 전면에 두어 그것이 밝고 크고 강렬한 것이 되게 한다. 부정적인 것이 너무 강하면 그것을 뜨거운 감자라 생각하고 놓아버리는 상상을 해도 좋다. 부정적인 것이 강하면 그것을 합리화하려는 생각으로 빠지게 된다. 가능한 한 부정적인 것을 무대의 끝자리에 두어야 한다.

5단계 : 대뇌를 동원하라. 이런 이중 감정에 꼬리표를 붙여본다. 불편함과 감사함이 공존할 수 있음을 인정하고, 적절한 이름을 붙여 대뇌에 각인시킨다. 이름 붙이기 과정은 그것을 명확하게 인식하게 함으로써 변연계의 반응을 줄여주고, 동시에 대뇌를 활성화하기 위해서다. 이 과정을 지속하면 뇌는 이제 2가지 감정을 동시에 느끼는 것을 당연하게 받아들인다. 이 상태를 비유적으로 '대뇌와 변연계가 가지런히 놓이는 것'이라 할 수 있다(예를 들어 꼬리표를 붙일 때 '나는 이런 불편을 느끼는 동안에도 점점 더 안전하다고 느끼고 점점 더 편안해질 수 있어'라고 해도 된다).

6단계 : 이후 1시간 이상 긍정적인 것을 자주 떠올려라. 뇌에서 부정적인 정보를 바꾸려면 1시간 정도가 필요하다. 그러므로 1시간 동안은 윗단계에서 떠올린 긍정성에 초점을 맞추고 10초 이상 긍정적인 것을 느끼기를 반복한다. 부정적인 것을 떠올릴 필요는 없다. 1시간 동안 긍정적인 감정이 유지되도록 한다. 이때 부정적인 감정이 떠오를 수 있다. 그러면 또 다시 전경과 배경을 바꾸면서 긍정적인 것을 유지한다. 중요한 것은 좀 더 강력하게 뇌에 각인을 시키면서 부정적인 정보 자체를 바꾸는 것에 1시간의 노력이 필요하다는 점이다. 처음에는 잘 안 될 수 있다. 그러나 이중의 감정 상태를 인식하는 것만으로도 충분하다.

7단계 : 더 큰 불편으로 점점 늘리기를 반복하라. 이런 과정을 한 번만 하는 것으로는 뇌의 각인을 바꾸기는 힘들다. 의미 있는 변화를 이루려면 일주일에 5회 정도 실시해야 한다. 불편한 상황들이 갈수록 더 이상 불편하지 않고, 스포트라이트로 주의를 조정하기도 더 용이할 것이다. 이것은 뇌를 속이는 것이 아니라 원래의 뇌가 가지는 부정 편향을 바꿔서 중립 또는 긍정적인 상황에 맞추는 것으로, 내가 나의 진정한 주인이 되는 과정이다.

불편을 힘으로 바꾸기

운동을 하거나 피아노를 치거나 일을 할 때마다 미루고 싶고 두렵고 불안하며 불편할 수 있다. 이 경우 변연계 재훈련법을 적용해보자. 이를 악물고 의지력을 끌어내기보다, 보람과 즐거움을 의식의 전면에 두고 그 감정에 스포트라이트를 비추는 것이다. 피아노를 치면서 피아노에 대한 즐거운 감각, 느낌을 떠올리는 등 연주를 하는 동안의 즐겁고 재미있는 상태에 집중하면 된다. 불편을 힘으로 바꾸는 것은 이중성을 잘 다루는 것과 밀접한 관계가 있다. 스트레스가 쌓인 채 일을 하거나 과업을 수행하거나 공부를 해야 하는 것은 우리의 일상이다. 예를 들어 시간 등의 압박을 느끼게 하는 과제를 떠올리고, 그것을 위의 과정에 거꾸로 적용해보라. 지금 하는 일 때문에 압박을 느낀다면, 압박의 느낌에 생각을 더하지 않고 그 느낌을 온전히 느낀다. 그리고 감사한 것을 떠올려본다. 또는 긍정적인 이상적 상태, 즉 이 일을 제대로 수행했을 때의 느낌을 상상해본다. 압박이 줄어드는 동시에 동기가 올라오는 것을 알 수 있을 것이다. 불편을 최적의 수행으로 바꾸는 능력을 키우는 것이야말로 이 방법의 묘미다.

5장 병원을 위한 핵심습관전략 4가지

지금까지 '조직 속에서의 나쁜 습관의 힘'에 대해 알아보았다. 그리고 개인이 해결해야 할 중요한 과제도 알아보았다. 자신의 감정이 상자 안의 생각이나 판단, 즉 '습관'임을 잘 알고, '너머'를 기준으로 잘 선택하면 더 나은 삶, 더 나은 조직을 만들 수 있다. '습관 너머 습관'®과 관련하여 앞서 말했듯이 3가지가 중요하다. 하나는 습관을 정확하게 잘 아는 것, 또 다른 하나는 핵심적인 '너머'를 잊지 않고 항상 새로운 기준점이 되도록 늘 고려하는 것이다. 마지막으로 그런 과정이 자연스럽게 새로운 습관이 되도록 노력하는 것이다. 이제부터 제시할 핵심습관전략들은 바로 병원에서 늘 명심할 '너머'의 지점이라고 할 수 있다. 새로운 상황마다, 새로운 문제가 생길 때마다 이 4가지 핵심습관전략으로 균형을 맞춰야 한다.

무엇이 문제이고, 과제는 무엇인지 결정하는 것은 상황이 절대 아니다. 이것은 매우 중요한 원칙이다. 모든 판단은 원인이 무엇인지와 목표가 무엇인지에 따라 결정되어야 한다. 원인과 목표에 따라 문제라고 상정한 것들이 문제가 아닐 수도 있으며 그에 따라 과제가 달라지는 것 역시 당연하다. 그러나 습관적인 반응은 그렇지 않다. 과거의 경험과 기억, 부정을 피하려는 생존 본능 때문에 그렇게 나타나지 않는 경우가 더 많다. 이런 목표와 제1원인의 기준이 되는 것이 바로 이 핵심 습관전략 4가지다.

전략이 힘을 발휘하는지 아닌지는 에너지를 어디에 사용하는가에 따라 다르다. 에너지를 계속 막아서는 데 사용하는 것보다 나아가는 데 사용할 때 더 효과적인 것은 당연하다. 그런 정확한 정렬을 이루는 것이 바로 경영의 균형을 맞추는 일이다. 균형은 습관적인 생각이나 판단을 넘어서는 것에서 비롯된다. 쉽게 말해 '너머'를 정확하게 알아야 한다. 그리고 늘 그 기준으로 상황에 따른 적절한 의사 결정을 해야 한다.

'너머'에는 여러 가지 것들이 있을 수 있다. 이 많은 '너머'들을 모두 전략으로 채택할 수는 없다. 그렇다면 당연히 중요도나 우선순위를 결정할 수 있어야 한다. 우선순위가 바로 에너지의 정렬이다. 공통의 우선순위는 빨리 현실이 된다. 그러나 각각의 우선순위가 다르면 진행 과정은 당연히 더디다. 이런 우선순위를 맞추는 것을 핵심 습관의 개념으로 설명하려고 한다.

핵심 습관은 일종의 지렛대다. 지렛대를 이용하면 무거운 물건을 쉽게 올릴 수 있다. 그렇게 하려면 지렛대를 중요한 지점에 놓고, 중심축을 잘 잡아야 한다. 그래야 적은 힘으로 물건을 움직일 수 있다. 핵심 습관을 우선순위 삼아 중심점으로 설정하면 당연히 다른 '너머'를 선택하는 것보다 균형점을 훨씬 빨리 만들 수 있다. 보이지 않는 습관 영역의 힘을 활용해 '처음처럼'의 병원을 만들려면 당연히 이 핵심 습관을 붙잡아야 할 것이다.

1. 중요한 몇 가지 전제

핵심 습관의 의미

필자는 그동안 다른 병원에 비해 높은 성과를 달성한 병원을 보면서 의아해했다. 높은 성장을 이룬 병원이 주변의 다른 병원에비해 병원의 전략, 직원의 능력 정도, 인력·병원의 서비스 수준이 확연히 높지 않았기 때문이다. 그런데도 성장은 큰 차이를 보였다. 이런 성장 병원의 특징 중 중요한 1가지가 바로 지속적인 일관성 또는 심하다 싶을 정도로 하나의 전략에 집중하는 것이었다. 그것이 설령 한계가 있는 대안이더라도 일관성과 높은 집중력은 일정한 성과를 보장했다. 예를 들어 새로운 기계나 기법을 다른 병원에 비해 적극적으로 수용한다거나, 인터넷 마케팅이나 외부 마케팅 중 한쪽에 높은 투자를 한다거나, 진료 과정에 아주 섬세한 완벽성을 요구한다거나, 비전 경영 하나만을 계속 강조한다거나, 병원 서비스 개선을 위해 과할 정도로 투자와 교육을 한다거나, 원장이 결정한 성과 지표를 여러 반대에도 불구하고 집중적으로 추진한다거나 하는 것이 바로 '일정한 성과를 보장하는 것들'이었다. 이런 집중과 일관성이 왜 효과적이었을까? 다른 병원들은 그렇게 하지 못한, 모종의 성과를 이룰 수 있도록 하는 '임계점'을 넘었기 때문이다.

이것은 '핵심 습관이 주는 파급 효과'와 '습관이 바뀔 때까지 추진한 결과 만들어진 보이지 않는 힘이 주는 차이'인 것이다. 어떤 것이든 그것이 새로운 습관으로 바뀌는 수준에 이르면 당연히 다른 것에도 영향을 미친다. 이때 가장 확실한 변화전략은 바로 일관성의 여부, 습관의 파급 효과다. 똑똑한 조직보다는 끈기 있는 조직이나 우직하게 하나를 주장한 조직이 상대적으로 더 높은 성과를 보이는 이유도 이 때문이다.

그러나 반대로 습관이 되는 그 임계점까지 가지 못한다면 상대적인 성과가 낮거나 조직의 혼란이 클 수 있다. 그래서 벤치마킹은 늘 생각한 결과를 얻지 못하는 경우가 많다. 결국 성공하는 병원(행복한 병원)에서는 한계가 있는 전략이라 하더라도, 긴장이 주는 보통 상태로의 회귀 압력, 즉 비전을 낮추려는 압력을 넘어서는 과정에서 만들어진 보이지 않는 문화 또는 보이지 않는 암묵적 규칙, 보이지 않는 내적 기준 등이 성과를 이끌어내는 힘이 된 것이다.

이런 보이지 않는 힘을 이해한다면 '습관 너머 습관'®을 구축하는 것은 보이지 않는 조직의 힘을 긍정적·이상적인 조직 구조를 목표로 재배치하는 것임을 알 수 있다. 그런데 새로운 습관을 구축한다는 것은 조직의 보이지 않는 힘을 재정렬시키는 것이다. 그 과정은 그동안 자신도 모르게 숨거나 조직의 압력으로 숨겨진 원래의 능력, 즉 무언가에 공헌하고 몰입해 자신의 삶을 승화시키는 엄청난 거인을 깨우는 일이다. '습관 너머 습관'®을 지향하면 이런 놀라운 상태를 마주할 수 있다.

습관을 바꾸면 보이지 않는 조직의 힘들이 다르게 활용된다. 간단하게 표현하면 자신을 숨기고 압력으로 인한 두려움을 관리하는 데 사용되는 에너지가 성과로 향하면서 행복해지려는 만드는 조직을 위한 활동의 에너지로 바뀌게 되는 것이다. 그럼으로써 부정적인 문제 해결이 아닌 이상적인 상태를 꿈꾸고, 그것을 추구하며, 병원 업종이 지니는 일 자체의 의미를 회복할 수 있을 것이다.

병원 구성원 모두에게는 '처음처럼'을 향한 강력한 바람이 잠자고 있다고 생각한다. 그리고 일에서 만족을 얻고 행복하기를 원하는 강력한 바람도 있을 것이다. 단지 습관적 반응에 갇혀 아직 그 힘을 모르는 것일 뿐이다.

'처음처럼'의 병원과 포커스존

'처음처럼'을 강조하는 병원 원장들이 원하는 것은 구체적으로 무엇일까? 일단 '감정적 헌신 상태'를 제시해보겠다. 건강하고 행복한 병원은 본인은 물론 구성원 모두가 병원을 만든 초기에 보였던 감정적 헌신 또는 감정적으로 몰입되어있던 상태를 추구하는 병원이다. 더불어 '처음처럼'의 슬로건이 지향하는 지점이다. 지금 그때를 구체적으로 떠올려보라. 무엇이 보이는가? 눈앞의 일에 집중하는 자신, 부정적인 예측보다는 긍정적이고 희망적인 예측으로 에너지가 넘치는 자신을 떠올릴 수 있을 것이다. 그렇다면 이 상태를 좀 더 구체적으로 볼 수 있는 방법이 없을까? 다시 말해서 '처음처럼'의 상태를 계속 유지하기 위해 자신이 지금 어떤지를 바로 알 수 있게 하는 일종의 '기준'이 있다면 얼마나 좋을까? 그 중요한 포인트를 129페이지에서 언급되었던 '포커스존'이라는 개념을 통해 알 수 있다.

루시 조 팰러디노 교수는 올림픽에 출전했던 선수들이 뛰어난 주의-통제력을 가진 점을 확인하면서 이들의 이런 능력을 어떻게 활용할 수 있을지를 고민했다. 이후 이 방법을 기업 임원이나 엔지니어, 디자이너, 의사, 변호사, 학부모와 교육자를 상담하는 툴로 활용한 것이 바로 이 포커스존이다. 이는 〈그림3-5〉에서 보듯이 거꾸로 뒤집힌 U형 모양의 영역인데, 일정한 긴장 또는 각성, 자극이 주어지면 처음에는 실행 능력(주의력)이 증가하지만, 그것이 지나치게 높으면 반대로

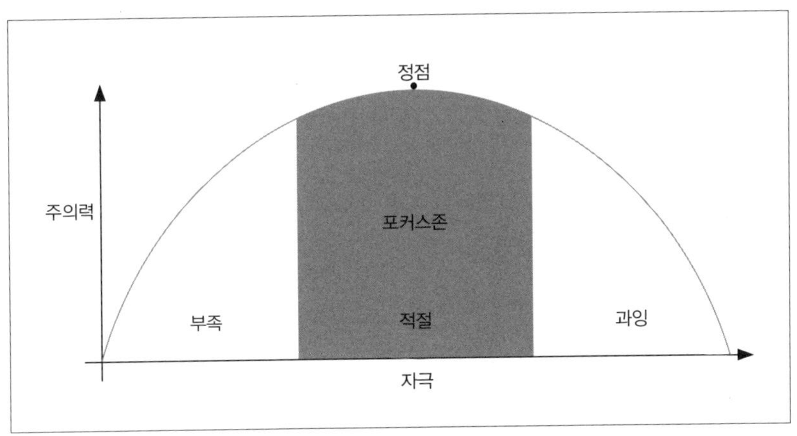

〈그림3-5〉 위아래가 뒤집힌 U자 곡선으로 본 포커스존

능력이 떨어진다는 것을 보여준다. 수평축인 자극은 긴장, 동기, 두려움, 심리적 불안이나 각성으로 바꿀 수 있다. 수직축인 주의력은 포커스나 정신적 능력 또는 실행의 효율성으로 보면 된다. 이 그림에서 나타난 세 영역은 차이가 있다. 먼저 중간의 포커스존은 스포츠 선수들이 가장 최적의 능력을 발휘하는 영역이다. 그리고 그 정점을 이루는 곳을 몰입 또는 실행 정점이라 한다. 주의력의 상태가 가장 이상적이고, 시간이 어떻게 가는지 모르고 집중한 상태인 것이다. 과잉 영역은 자극이 강하거나 감정이 과잉 반응할 때라고 볼 수 있다. 이 존에 들어가면 대부분 주의가 좁아지면서 문제만 부각된다. 지나치게 흥분하고 두렵고 불안해지면서 압박감과 스트레스를 느낀다. 몸에서는 긴장 호르몬이 분출된다. 편도체가 강력하게 반응한다. 부족 영역은 무관심해지거나 멍한 기분에 휩싸인 경우다. 이 영역에서는 주의력이 분산된

다. 즉, 분산된 주의력 때문에 일을 하면서 여기저기 기웃거리거나 웹 서핑을 하고 스마트폰을 만지작거린다. 스스로 무기력해지거나 조직의 압력에서 번아웃되면 이 영역에 들어가게 된다.

그런데 포커스존에 들어가면 어떻게 될까? 당연히 기분 좋은 상태가 유지되거나 몰입 상태의 고요함을 느낀다. 그러니까 포커스존을 경험하고 나서야 진심으로 좋았다고 느끼는 것이다. 즉, 포커스존은 진정으로 즐거워하는 일을 할 때의 느낌이다. 그러면서 '언제나 이랬으면 좋겠다'라고 생각한다.

사람들은 업무 때문에 고통스러울 때 흔히 술을 마시거나 친구들과 수다를 떨기도 하는 등 즐거운 일을 만든다. 이것은 결국 포커스존에 있지 못하면 그 불만의 에너지를 다른 곳에 보내야만 한다는 것을 알려준다. 그러나 반대로 포커스존에 있을 때는 기분 좋은 피로감을 느낀다. 같은 술자리나 이야기자리도 즐거운 에너지를 더하는 자리로 바뀐다.

또 다른 경우가 있다. 늘 과잉되어있으며 그 과잉된 느낌을 없애거나 바꾸기 위해 더 자극적인 것을 추구하는 경우다. 자신은 포커스존에서 머물렀더라도, 실제로는 자신을 몰아세우면서 외적인 성공을 통해 마음속의 허전함을 채운다면 그것은 포커스존에 있지 못한 것과 마찬가지다. 팰러디노 교수는 이런 상태를 '과잉된 자극이 폭주를 유발하는 경우'라고 표현한다. 고도로 집중하면 일시적으로 도전의식이 불타고 다른 생각이 나지 않기 때문에 몰입과 비슷해 보인다. 그러나 몇 가지 점에서 다르다. 예를 들어 몰입이 고요한 감정 상태라면, 고도 집중은 아주 긴장된 느낌이다. 몰입 상태에서는 실수가 생기면 그것을 인정하고 원래 하려던 것에 다시 집중하지만, 고도 집중 상태에서는 실수를 도저히 견디지 못하고 화를 낸다. 그리고 상황상 어쩔 수 없는 방해요소가 있다면 몰입 상태에서는 그것을 인정하고 우호적으로 반응하지만, 고도 집중 상태에서는 방해 요소에 분노한다. 결국 포커스존에서 느낌은 아주 좋은 가이드라인을 제시하는 개념임을 알 수 있다. 자신이 어디에 있게 해주는지 가장 잘 알 수 있게 해주는 것은 바로 본인의 느낌이다. 이것을 표로 정리해보았다.

포커스존은 병원이 그토록 원하는 '처음처럼'의 상태를 그대로 반영한다. 그리고 가이드라인이 무엇인지를 명확하게 드러낸다. 주변 상황

	영역(zone)의 위치		
	부족 상태	과잉 상태	이상적인 상태
자극	지나치게 낮다	지나치게 높다	적절하다
상태	지루하다	지나치게 흥분한다	긴장하지 않고 각성한다
느낌	무관심하다 나른하다 수동적이다 멍하다 우유부단하다	불안하다 두렵다 압박감을 느낀다 스트레스를 받는다 초조하다	자신감이 넘친다 흥미를 느낀다 적극적이다 명료하다 동기를 부여받는다
주의 수준	산만하다	좁다 타인의 관점을 무시한다	다양한 시각을 수용한다 중요한 것에 능동적이다
태도	선택 기능과 주의력 부족	좁은 선택에만 집중	자신의 주의와 타인의 주의를 같이 고려한다

〈표3-3〉 본인의 느낌 상태 파악하기

이 어떻든 자신이 늘 이 포커스존에 위치할 수 있거나 혹은 조직원이 포커스존에 위치할 수 있게 한다면 가장 이상적인 병원의 모습을 이룰 수 있을 것이다.

이 포커스존을 중요한 기준으로 제시한 또 다른 이유는 바로 몰입 지점에 대한 착각을 넘어서야 한다는 점을 알려주기 때문이다. 보통 병원의 경영진은 안타깝지만 과잉 영역을 포커스존이라 오해한다. 이러한 오해의 가장 큰 이유 중 하나를 의사들의 성장 과정에서 찾을 수 있다. 의사들 중 대부분은 극도의 스트레스 상황에서 공부해 좋은 성적으로 직업을 얻었다. 다시 말해 성공은 과잉 자극된 상황을 이겨내는 힘이라 믿고 있을 가능성이 크다는 것이다. 즉, 그들에게는 자극이 강하면 더 나을 것이라는 암묵적인 믿음이 있다. 이것은 물론 그들의 잘못이 아니다. 가정과 학교에서 경쟁하고 압력을 잘 이용한 덕에 그 자리에 왔기 때문이다. 하지만 개인 혼자만의 능력을 위한 활동에서 가능한 일이 실제 조직 전체로 확장되면 상황은 전혀 달라진다. 게다가 프로젝트 단위로 일하는 회사가 아니라, 사람을 대상으로 커뮤니케이션하면서 실수하면 안 되는 그리고 최적의 진료 행위를 지속해야 하는 병원에서 과잉 영역은 절대 적절하지 않다.

10-10-10법

포커스존을 벗어난 상태를 과잉으로 몰아가는 가장 큰 이유는 바로 단기적인 이익·시각에서 그것이 더 나아 보인다는 관점을 벗어나기 힘들기 때문이다. PUSH 상황이 되어버리는 원인으로 작용하는 것이다. 불안해지면 장기적인 것을 고려하기가 어려워지면서 포커스존에서도 멀어진다. 이런 나쁜 습관적 대응을 해결하는 '너머'를 찾는 데 아주 쉽고 효율적인 방법이 바로 '10-10-10법'이다.

이 방법을 제시한 수지 웰치는 저널리스트이자 강연가이며, GE의 전임 회장 잭 웰치의 아내이기도 하다. 그녀는 우리 뇌의 부정 지향과 과거의 습관 그리고 진화의 과정에서 생긴 한계들 때문에 자동 반응을 길들일 방법, 즉 '너머 습관'으로 10-10-10법을 제시한다. 그녀는 이 방법을 사용하면 "모든 문제의 기저에 있는, 당신이 진정으로 해결하고자 하는 문제가 무엇인지를 찾아낼 수 있을 것"이라고 말한다. '너머'를 찾는 데 훌륭한 도구라는 것이다.

10-10-10법에서 10-10-10이란 3가지 시간대, 즉 10분 후, 10개월 후, 10년 후를 뜻한다. 그러나 이 숫자보다 더 중요한 의미는 바로 단기, 중기, 장기라는 3가지 시간을 기준으로 보라는 점이다. 그렇게 하면 정작 중요한 것을 놓치게 만드는 습관적 패턴에서 벗어날 수 있다. 나쁜 습관은 대부분 '10분 뒤의 만족'을 목표로 한다. 10개월, 10년이라는 중·장기적인 만족과는 거리가 멀 수밖에 없다. 실제 적용한 예를 통해 10-10-10법이 사다리를 어떻게 오르게 하는지 알아보자(독자 여러분이 실제로 실험해보기를 강력히 권한다. 읽어보는 것과 직접 해보는 것의 엄청난 차이를 경험할 것이다).

수지 웰치의 친구인 아지타라는 여성의 이야기다. 외적인 활동을 좋아하는 그녀는 결혼을 하고 자녀가 태어나면서 외출을 줄일 수밖에 없었다. 그런데 남편은 가정과 자녀를 위해 외출을 더 줄여달라고 요구했다. 당연히 아지타는 동의할 수 없었다. 활동적인 자신의 삶의 균형이 깨지는 것이 불만이었던 아지타의 내면에서는 "왜 나를 통제하려고 하지? 왜 개인 시간을 쓸 수 없냐고!"라는 외침이 사라지지 않았다. 이렇게 1년이 지나자 아지타와 남편은 너무나 지친 나머지 이혼을 생각하는 단계에 이르렀었다. 그러나 두 사람 모두 딸 때문에 참고 있었다. 아지타는 어느 날 MBA 동기들이 사흘짜리 스키여행을 제안하자 그것을 남편에게 말했다. 그러자 남편은 "아지타, 도저히 안 돼. 사흘은 너무 심하잖아. 어떻게 당신한텐 우리 결혼이나 아이보다 스키여행이 더 중요할 수 있어?"라는 냉랭한 답변을 한다.

아지타는 이혼까지 고려한 상태에서 이 10-10-10법을 적용한다. 먼저 첫 번째 종이에 '10분'이라고 제목을 붙였다. 결론은 뻔했다. 제목 아래에 '아지타 = 슬픔'이라고 적었다. 10분 뒤를 생각하면 친구들과 재미있게 놀지 못하니 기분이 나쁠 것은 당연했다. 게다가 이런 상황에서 친구들과 놀러가더라도 평소처럼 편안하지는 않을 것 같기도 했다. 그래서 아지타는 여행을 가려고 문밖을 나서는 순간 남편이 어떻게 생각할지 돌아보았다. 그리고 '남편 = 슬픔 + 결심, 우리는 끝장'이라고 적었다. 여행을 떠나지 않으면 어떻게 될지 생각한 후에는 '남편 = 안도,

혼란, 희망'이라고 적었다. 그녀는 두 번째 종이에 '10개월'이라는 제목을 적었다. 이번에는 그 내용을 적는 데 시간이 많이 걸렸다. 그러나 10개월 뒤에 펼쳐질 그림을 상상하니 남편 그리고 딸과 함께 저녁 식탁에서 웃는 장면, 딸과 목욕을 하면서 즐거워하는 장면이 떠올랐다. 여행을 가지 않기로 결정하고, 가정과 가족에 신경을 쓴다면 10개월 후에 그녀와 남편은 좀 더 나은 결혼 생활을 위해 노력할 수 있을 것이라고 느꼈다. 그래서 아지타는 종이에 '아지타 = 다시 결합, 관계 향상'이라고 적었다. '여행을 감행할 경우의 10개월 후'라는 제목 아래에는 '혼자 남음'이라고 적었다. 아지타는 이 10개월의 내용을 정리한 이유를 수지 웰치에게 이렇게 말했다.

"남편에게 내가 즐겁게 지내는 것을 막으려는 생각이 없다는 건 알고 있었어. 그냥 내가 몇 번 양보하거나 서로 반반씩 양보한다면 남편도 무척 좋아할 테고, 우리 관계도 전처럼 될 수 있을 거란 생각이 들었지."

아지타는 마지막으로 세 번째 종이에 '10년 후'라는 제목을 달고, '아지타 = 만족'이라고 적었다고 한다. 수지 웰치는 친구인 아지타에게 왜 행복함과 같은 더 즐겁고 신나는 단어를 적지 않았는지 물었다. 아지타의 대답은 이러했다.

"글쎄, 난 좀 더 현실적으로 생각했어. 10년이 지나 돌이켜봤을 때 친구들과 많은 시간을 보내지 못한 것을 반드시 후회할 거야. 하지만 동시에 나는 분명히 '그럴 만한 가치가 있다, 내 결혼은 그만한 가치는 있다'라는 생각도 할 거야. 내가 무엇인가를 포기해서, 나나 남편이나 더 큰 것을 얻은 셈이지."

아지타는 10-10-10법을 통해 소망하는 것을 확장해서 바라볼 수 있었고, 결혼의 안녕이 개인의 행복보다 더 중요한 가치라고 생각을 정리한 것이다. 10-10-10법은 다른 가치들을 시간 차원에서 돌아보게 하고, 이렇게 삶을 대할 때 스스로 어떤 방향으로 나아갈지까지 돌아보게 해준다. 물론 세월이 지나면 달라질 수도 있다. 그러나 그 변함은 당연한 것이기도 하다. 오히려 늘 똑같을 것이라고 생각하는 것이 착각이다.

10-10-10법의 실행은 세 단계로 이뤄진다. 1단계는 자신의 딜레마, 위기, 문제 등을 의문문의 형태로 정리하는 것으로 시작한다. 예를 들어 '직장을 그만둘 것인가?', '뒷마당은 좋지만 지붕이 새는 집을 구입할 것인가?', '아들을 한 학년 더 학교에 다니게 할까?', '이 사람을 계속 만나야 할까, 아니면 관계를 정리해야 하나?' 등이다. 이때 잘 만들어진 질문이 무척 중요하다. 왜냐하면 복잡한 문제들은 으레 주변의 크고 작은 다른 문제들과 얽혀있기 마련이고, 고민하다 보면 문제의 핵심을 잃고 샛길로 빠지거나 지엽적인 문제에 정신이 팔릴 수도 있기 때문이다. 2단계는 10-10-10을 묻는 데이터 수집이다. 이 과정은 머릿속으로 해도 되고, 컴퓨터로 해도 되며, 펜과 종이를 이용하거나 친구나 배우자와 대화로도 가능하다. 앞 단계에서 질문이 결정되었다면

이 단계에서 요구하는 단 1가지는 질문에 솔직하고 성의 있게 대답하는 것이다. 즉, '각각의 선택들이 10분 후에는 어떤 결과를 가져올 것인가? 10개월 후에는? 10년 후에는?'이라고 묻고 답한다. 3단계는 분석이다. 이 단계는 지금까지 수집한 모든 정보를 내면 깊숙이 간직해온 자신의 믿음, 목표, 꿈, 욕구와 같은 가치관과 비교해보는 것이다. 분석은 스스로 다음의 질문을 던지는 것과 동일하다. 이 질문으로 '너머'를 찾을 수도 있다.

핵심습관전략 4가지를 목표로 하는 것에 대한 타당성과 적용의 기준은 거창한 계획보다 일상적인 의사 결정에서 빛을 발휘해야 한다. 이런 면에서 의사 결정을 할 때마다 이 10-10-10법을 적용하는 것은 아주 중요한 '너머 습관'이다. 상황마다 지향하는 목표점이 자꾸 바뀌는 것을 정작 본인은 모르는 경우가 많다. 그러나 조직은 그것을 안다. 그러니 목표점이 바뀌는 것을 기준으로 해서 점점 낮은 수준을 조직의 목표로 받아들이곤 한다.

핵심 습관과 포커스존, 10-10-10법은 앞으로 제시할 전략 제안들이 현실에서 가능하도록 만드는 중요한 베이스다. '같이 가는 것이 더 낫다'는 확실한 인식으로 힘을 활용하려는 태도를 넘어서야 한다. 늦게 가는 것 같지만, 그것이 더 큰 힘을 얻는 근원이 된다는 사실을 마음 깊이 새겨야 한다. 그리고 장기적인 이익과 단기적인 시각을 조정하는 관점을 적용해 균형적인 시각을 지녀야 한다.

2. '처음처럼' 병원을 만드는 핵심습관전략 2가지

감정적 헌신 이끌어내기

일하는 병원에 감정적 헌신을 할 수 있다면 얼마나 행복할까? 직원이나 병원장 모두가 행복한 병원을 만들려면 관건은 이런 감정적 헌신을 이끌어내야만 한다. 그렇다면 감정적 헌신을 이끌어내는 병원을 어떻게 만들 수 있을까? 감정적 헌신은 곧 '처음처럼'의 병원을 만들려고 할 때의 느낌이다. 그것을 위해 병원이 꼭 지녀야 할 '습관 너머 습관'®이 무엇일까? 조직의 나쁜 습관과 개인의 나쁜 회피 습관을 넘어서는 지점은 바로 일에 대한 새로운 관점을 '너머 습관'으로 갖는 데 있다. 이것을 '처음처럼' 병원을 만드는 핵심습관전략으로 제시한다. 이 전략은 우리 뇌의 숨은 선물인 동시에 조직의 힘을 배가하는 중요한 요소다. 이 점을 정확하게 이해한다면 힘의 활용을 넘어선 방법이 더 나은 것임을 알 수 있게 된다.

습관의 뇌에 숨어있는 선물 찾기

테드(TED)에서 850만이라는 역대 최고의 조회수를 올리며 큰 반향을 불러일으킨 사이먼 사이넥의 베스트셀러 《우리는 왜 이 일을 하는가?》를 보면 중요한 습관의 뇌에 숨은 선물 이야기가 나온다. 사이넥은 이것을 '생명의 작동 원리'라고 하면서 이 원리를 따를 때 엄청난 에너지가 생기고, 놀라운 전환점이 만들어지며, 기업의 성공도 이루어진다고 말한다. 그리고 이것을 쉽게 풀어서 이야기하는데, 바로 'WHAT, HOW, WHY'다. 사이넥의 관점을 이해하기 위해 세계 최초로 비행기를 만든 라이트 형제의 이야기를 살펴보자.

하늘을 날겠다는 열정을 지닌 윌버 라이트와 오빌 라이트 형제는 시골 동네의 허름한 자전거포를 운영하는 그저 그런 발명가였다. 하지만 이들은 수없는 실험과 실패 끝에 1903년 12월 17일 몇 명의 구경꾼들만 있는 조촐한 언덕에서 인류 역사상 최초의 비행을 성공한다. 그 비행은 36미터 고도에서 52초간 이루어졌다. 이런 '최초의 비행'이라는 성공을 바란 사람이 또 1명 있었다. 새뮤얼 피어폰 랭글리라는 하버드 대학 교수였다. 랭글리는 '강철왕' 앤드류 카네기 그리고 전화기 발명자인 그레이엄 벨 같은 거물들과 친구로 지내는 인물로, 라이트 형제와는 다른 사회에 속한 사람이었다. 이뿐만 아니라 랭글리는 미 육군성으로부터 거액의 프로젝트 비용을 지원받았고, 당대 최고의 지성인들로 결성된 드림팀과 함께 프로젝트를 진행시키고 있었다. 쉽게 말해 비행을 성공시킬 가능성이 더 높았다. 그런데 라이트 형제가 '최초'라는 타이틀을 거머쥔 것이다.

라이트 형제와 랭글리의 차이는 무엇이었을까? 그들은 같은 제품을 설계하고 있었고, 모두 근면 성실했으며, 과학적 지식이 뛰어났다. 하지만 랭글리에게는 문제가 하나 있었다. 그에게는 비행기를 설계하겠다는 것, 즉 '무엇'과 '어떻게'는 있었지만 '왜 그 일을 하는지에' 대한 뚜렷한 신념이 없었다. 그에게 동기라면 '1등이 되고 싶다'는 정도였다. 이 점은 바로 라이트 형제가 성공하자마자 그가 연구 자체를 그만둔 것에서 알 수 있다. 반면 라이트 형제에게는 인류를 변화시키고자 하는 'WHY', 즉 그들만의 신념과 영감이 있었다.

라이트 형제가 'WHY'에서 출발해 'WHAT'과 'HOW'를 추구했다면, 랭글리는 'WHAT'에서 출발해서 'HOW'를 모아나간 것이다. 이런 차이가 집념과 꾸준함, 실패에 대해 다른 반응과 집중력을 발휘하게 했다. 'WHAT'과 'HOW'는 대부분의 기업들이나 개인들이 뭔가를 성취하기 위해 찾아 헤매는 정보나 대안 또는 전략이다. 동기 부여의 방법을 찾은 이유도 사람들을 이끌 수 있는 방법을 'WHAT'과 'HOW'에서 얻으려고 했기 때문이다. 당장의 효과를 위한 일에 집중하는 것, 방법을 찾으려고 노력하는 것이 'WHAT'과 'HOW'다. 사이넥은 이 2가지로는 무엇을 하더라도 라이트 형제처럼 되지 못하고, 랭글리처럼 될 것이라고 단언한다. 그것이 바로 생명의 원리다.

여기 두 회사의 모토가 있다. 컴퓨터를 구매한다면 어느 회사 제품을 구매할지 결정해보라.

• 제안 1 : ○○사는 훌륭한 컴퓨터를 만듭니다. 유려한 디자인 , 단순한 사용법, 사용자 친화적 제품입니다. 사고 싶지 않으세요?

• 제안 2 : △△사는 모든 면에서 현실에 도전합니다. '다르게 생각하라'라는 가치를 믿습니다. 현실에 도전하는 방법의 일환으로서 우리는 유려한 디자인, 단순한 사용법, 사용자 친화적인 제품을 만듭니다. 그리하여 훌륭한 컴퓨터가 탄생했습니다. 사고 싶지 않으세요?"

자, 어느 회사의 컴퓨터를 사고 싶은가? 대부분 두 번째를 꼽는다. 이유가 무엇일까? 자세히 보면 두 회사 모두 비슷한 컴퓨터를 제안한다. 유려한 디자인, 단순한 사용법, 사용자 친화적 제품을 말이다. 제품, 즉 'WHAT'은 같다. 그런데 두 번째 회사는 신념을 추구한 결과인 제품을 드러낸다. 'WHY'를 말한 것이다. 이 두 번째 제안은 바로 애플의 광고 방법이다. 사람들은 무의식적으로 두 번째 문구에 공감한다. 자신도 모르게 'WHY'를 선택하는 것이다. 왜냐하면 그것이 생명의 원리이기 때문이다.

사람들은 자신이 '무엇을(WHAT)'하는지 안다. 병원에 근무하거나 회사에 다니거나 세일즈를 하거나 조직을 꾸리는 등의 일을 하는 것을 말이다. '무엇을'을 알고 이것을 중요하게 생각하는 사람은 자신이 몸담은 조직의 명함으로 자신을 정의한다. '나는 무엇을 하는 사람입니다'라는 식이다. 이 중에서 뛰어난 사람들은 자신이 '어떻게(HOW)'하는지를 잘 안다. 대부분의 사람들은 이 '어떻게'에서 경쟁력이 생긴다고 믿는다. 그러나 진정한 에너지의 근원은 바로 '왜(WHY)'를 알고 그것으로 남들을 이끄는 사람이다. 사람들에게 존경할 만한 사람을 꼽으라 하면 '왜'에 공감한 사람을 꼽기 마련이다. 현실에선 '왜'를 알고 말하는 사람만이 사람을 움직이게 한다. 사람들은 그게 아니라고 하면서도 앞서 소개한 애플의 광고 문구를 선택할 때처럼 상대의 'WHAT'이나 'HOW'가 아니라 'WHY'를 보고 따른다. 그 이유는 그러한 선택이 바로 생명의 원리, 즉 뇌의 3가지 통합과 연결되어 있기 때문이다.

마음을 움직이고 세상을 바꾸는 골든 서클

사이먼 사이넥은 골든 서클 모델을 제시한다. 이 모델은 뇌과학의 내용과 자신의 경험을 통합해 발견한 것이다. 중심에 'WHY'가 있고, 'HOW'와 'WHAT'이 펼쳐진다. 뇌에서 감정을 주관하고 직관적인 생각을 떠올리게 만드는 곳이 변연계다. 동시에 계속 강조해온 습관의 영역이기도 하다. 앞에서는 약간 부정적으로 이것을 다뤄왔다. 그런데 이제 이 영역이 주는 선물을 발견해보자. 사이먼은 이 변연계가 'WHY'를 관장하는 곳이라 한다. 감정의 영역인 이곳은 언어로 표현하기 어렵다. 반드시 해야 할 자신의 비전도 똑같다. 그것을 비전이라고 확신하게 하는 이유는 말로 설명하기 어렵다. 똑같이 직관적인 확신을 주는 감정의 영역이고 변연계의 선택이기 때문이다. 다시 말해서 감정은 분명한데, 합리적이고 분석적으로 답하기는 어렵다는 것이다. 하지만 그 분명한 감정이 강력한 동인이 된다. 인생의 가장 중요한 결정 중 하나인 '왜 그 사람을 사랑하게 되었는가?'라는 질문이나 '왜 이 배우자와 결혼했느냐?'라는 질문에 사람들은 대답을 잘 못한다. 수많은 이유가 있지만 어느 것도 충분한 설명이 되지 않기 때문이다. 'WHAT'으로는 설명할 수 없는 것이다. 오직 사랑이라는 감정이 그렇게 끌고 간 것이기 때문이다.

병원의 업무의 기반은 공감이다. 근본적으로 'WHY'의 감정을 불러일으키는 일을 하는 것이다. 그런데 병원의 구성원들은 대개 'WHY'를 잃고서 번아웃된다. 그렇다면 어떻게 해야 이 'WHY'를 이끌 수 있을까? 질문에 대한 답은 개인이나 조직 모두에게 가장 중요하다. 사이먼의 말을 빌리면 '생명을 다루는 병원에서 생명의 원리에 맞게 조직을 운영해서 감정적 헌신을 이끌어내는 것, 그것이 바로 행복한 병원이다'라는 것이 답이다. 다르게 말하면 변연계의 'WHY'를 느낄 수 있을 때 사람들은 일 자체에서 보람을 느끼고, 일하는 동안 포커스존에 위치하며 결국 행복한 일터를 만든다고 볼 수 있다. 포커스존은 감정적 분리가 아닌 감정적 헌신에서 출발한다. 그리고 그 현실적 지점은 바로 지금 눈앞의 일에 대한 습관적 태도를 넘어서는 것이다.

앞서 내용에서는 '습관'과 '습관 너머 습관'®을 언급하면서 알게 모르게 변연계를 훈련시켜야 할 대상으로 보아왔다. 그러나 변연계는 원시적인 특성을 가진 습관의 회로일 뿐만 아니라 동시에 사람의 내면 동기를 관장하는 중요한 지점이기도 하다. 변연계에는 두려움 또는 걱정도 있지만 동시에 감사의 감정을 보이기도 한다. 변연계는 사람이 무언가를 좋아하게 만드는 독특성의 기반이기도 하며, 열정적인 동기가 분출되는 출발점이기도 하다. 또한 생존 위주의 뇌 부분이면서 열정의 근원지이기도 하다. 그래서 조직에서 왠지 소외된다고 느끼는 것, '처음처럼'의 병원을 강조하는 것 모두 개인적 차원에서 보자면 한마디로 요약할 수 있다. 바로 '감정적 헌신'이다. '몰입되고 즐거운 일'은 감정적 헌신을 하게 만든다. 그러나 반대로 불안한 마음이 들면 감정적 헌신을 철회해버린다. 감정적 헌신은 변연계의 소관이기 때문이다.

습관은 2가지 힘을 보여준다. 첫 번째는 우리가 살아갈 수 있는 최소한의 안전망이라는 측면이다. 생존 위주의 뇌는 분명 우리가 어떤 상황에 처하더라도 살아갈 수 있는 방식을 제공해준다. 물론 그것이 집착일 수도 있고 문제의 원인일 수도 있다. 그런데 습관은 그 습관 '너머'를 지향할 때 또 다른 힘의 근원이 된다는 점에서 두 번째 힘을 보여준다. 즉, 생존 위주의 뇌는 동시에 정말 그것을 넘어서고 싶은 열정이 있다면 그것을 우선으로 하도록 만들어준다. 그러니까 진정으로 원하는 것을 향한 에너지의 근원이자, 자신을 보호하려는, 2개의 상반되는 힘이 존재하는 곳이 바로 생존 위주의 뇌인 것이다. 그러니 단지 '나는 정말 습관을 넘어서는 것을 최우선으로 하는가?'가 중요할 뿐이다. 그런 면에서 습관은 늘 습관을 넘어서서 더 나은 자신을 만들어가라는 깊은 의미를 지녔다고 봐야 하지 않을까? 물론 그것이 습관을 활용하는 뇌의 소망일지 모른다.

감정적 헌신을 만드는 병원의 전략 2가지

첫 번째, '새로운 습관전략'은 바로 이 책을 읽는 당신과 동료 직원, 다시 말해 본인 스스로가 일에 대한 습관적 대응을 넘는 것이다. 그것을 "병원이 당신의 고객이다"로 제안하려 한다.

일 자체의 의미를 회복하려면 바로 지금 일하는 병원의 업무에서 의미를 되찾아야 한다. 흔히 현재의 병원에서는 도저히 어렵다고 말하기 쉽다. 그러나 그것은 습관적 회피의 희생자적 태도일 뿐이다. 단적으로 말해서 지금 여기 이 일에서 자신의 일의 의미를 되찾을 수 있는 힘, 즉 '새로운 습관'을 만들어야 한다. 현재 주어진 일을 잘 해낼 수 있는 즐거운 방식을 찾아낸다면 그 순간 매일 숙제처럼 목을 죄어오던 일상이 바뀐다. 그리고 넘어진 바로 그곳에서 일어서는 힘을 얻는 순간 어디로 가든 무슨 일을 하든 더 나아진다. 그러니까 삶을 바꾸고 싶으면 지금의 삶에서 일어서는 힘을 얻고, 지금 머무는 자리에서 자신의 나쁜 습관적 대응을 바꾸는 일부터 시작해야 한다. 오직 이 방법만이 습관에 대한 올바른 대응인 것이다. 서강대학교 경영대학원의 구본형은 이것을 '필살기'라고 표현했다. "평생 쓸 수 있는 필살기 하나를 만들려면 지금 하는 일을 짚고 일어서야 한다. 현재의 직무, 매일의 일상에서 반복되는 일, 지금 내가 하고 있는 바로 그 일, 이 속에 평생의 필살기를 마련할 수 있는 단초가 숨어있다"라는 구본형의 주장은 마음속 깊이 새겨야 할 명언이 아닐까?

두 번째, '새로운 습관전략'은 병원의 경영에 대한 나쁜 조직 습관을 넘어서는 방법에 대한 것이다. 그리고 그것을 "병원의 고객은 환자가 아니라 직원이다"로 제안하려 한다. 환자는 환자다. 환자는 고객인 동시에 아픈 사람이다. 환자가 원하는 것은 자신의 고통에 대해 공감받는 것이다. 환자에게 공감을 주고 '처음처럼'의 병원을 만들려면 병원은 직원들을 고객으로 바라봐야 한다. 그리고 행복한 직원이 행복한 환자를 만들 수 있다는 자연스러운 순서를 기억해야 한다. 폴 슈피겔만은 이것에 대해 "환자는 두 번째다"라고 표현했다. 이것은 단지 전술적인 제안이 아니다. 경영상의 우선순위가 달라져야 한다는 사실을 가리킨다. 단지 '그렇게 하면 도움이 된다'는 것이 아니라 당연한 경영 습관이 되는 것을 일컫는다.

3. 병원을 위한 핵심습관전략 첫 번째, 병원이 고객이다

일에 대한 세뇌와 나쁜 습관

직원들에게 "왜 이 일을 하십니까?"라고 물어보면 너무나 교과서적인 답변을 하는 경우가 많다. '나의 관점' 안에서, '상자 안'에서 '학습된 무기력'을 보이는 경우가 많은 것이다. 실제로 여러 사람에게 물어보니 병원 일에 보람을 느낀다고 하면서도 정작 일을 하는 과정에서는 소명으로서 일을 받아들이고 있지 않은 사람들이 많았다. 나쁜 습관에 물들어버린 탓에 일에 '세뇌된 관점'을 가지고 있기 때문이다. 그러면 어떤 세뇌된 관점으로 일을 습관적으로 바라보는 걸까? 그 내용은 무엇일까? 여기서 세뇌된 습관적 대응 3가지를 제시하려 한다. 그 세뇌 결과는 동일하다. 그것은 '다른 곳에 더 좋은 일이 있다'는 이상한 관점이다. 물론 지금 하는 일에 문제가 있을 수 있다. 그것에 저항하거나 더 나은 일자리를 만들려고 노력하지 말라는 의미가 아니다. 프로답게 일하지 못하게 만드는 세뇌된 관점, 습관적 생각이 문제라는 것을 스스로 알아차리는 것이다.

세뇌① 광고나 드라마의 일에 대한 이미지와 현실과의 괴리

광고나 드라마, 성공한 사람들에 대한 엉뚱한 환상이 세뇌의 가장 큰 문제다. 누구나 그런 광고나 드라마가 비현실적이라 여기지만 무의식적으로는 그것이 진짜라고 믿는다. 결국 스스로에게 이렇게 말한다. '지금 하는 일보다 더 높고 편한 일이 있으며, 그것이 좋은 일이다.'

그런데 그것은 세뇌일 뿐이다. 그런 일은 현실에 없다. 이런 엉뚱한 세뇌의 결과, 일에서 어려움을 경험하거나 생각처럼 일이 잘 풀리지 않으면 '내가 능력이 부족한 인간이라 더 좋은 일을 가질 수 없는 거야'라고 자책한다. 결국 현재의 일은 입에 풀칠하기 위한 것으로 전락해버린다. 이렇듯 빵을 얻기 위한 수단이 되어버린 일은 이제 일 자체의 의미를 상실했다. 상사들의 일이 더 편해 보이기까지 한다. 그런데 이런 관점을 가진 사람에게는 진급이 오히려 독이다. 그의 의도는 리더나 관리가 아니라 자신의 편안함이므로 직원들과의 대립은 당연하다.

세뇌② 어떻게 하면 살아남을 수 있을까?

학교나 직장에서 가장 많이 듣는 단어가 바로 경쟁일 것이다. 경영 서적, 자기 계발 서적도 모두 경쟁을 외친다. 그런데 이 경쟁을 조금만 더 깊이 들여다보면 '오직 결과의 시각' 또는 '자기와 관련 없는 일을 바라보는 시각'이라는 점을 알 수 있다. 경쟁을 외치는 사람은 오직 결과만을 중요하게 생각한다. 그리고 그런 사람들 중 대부분은 사회생활의 중요한 것이 결과라 믿고 있다. 자신의 구체적인 일상은 결코 경쟁이라는 의미와 관련이 없는데도 일종의 학자적인 관점, 다시 말해 '자신과 관련 없는 연구 결과를 그대로 따라 말하는' 식의 시각을 갖는 것이다. 조직 전체를 이끌려고 만든 '경쟁력'이란 단어를 경영자가 너무나 당연하게 자신의 것으로 받아들이는 것이다.

구본형은 저서인 《필살기》(다산라이프, 97페이지)에서 '경쟁력'이라는 단어를 버리고 '공헌력'이라는 개념을 사용하라고 제시한다. 그리고 공헌력의 의미를 이렇게 말한다.

"어느 날 아침 나는 더 이상 경쟁력이란 말을 쓰지 않아야겠다고 결심했다. 그것은 마치 한겨울에 꽝꽝 언 호수 바닥이 쩽 하고 갈라지는 소리처럼 내게 명료한 메시지로 다가왔다. 그동안 내 무의식의 기본 바탕은 경쟁과 승리라는 패러다임에 속해 있었다. 심연의 한복판에는 '이곳은 전쟁터고 나는 날마다 싸워야 하고, 그 싸움에서 이겨야 한다'라는 생각이 나를 강제하고 있었던 모양이다. … 나는 뭘 모르고 있었다. '모든 비즈니스는 고객을 돕는 사업'이라는 것이 올바른 명제라면 나의 경쟁력은 고객을 돕는 힘에서 나와야 한다. 그 힘은 근본적으로 경쟁자들을 이길 수 있는 힘이 아니라 고객을 위하는 힘이어야 한다는 것을 놓치고 있었던 것이다. 내 목표는 경쟁자와 싸워 이기는 것이 아니라 내 서비스의 수혜자가 나에게 환호하도록 만드는 것이었다. … 다른 사람이 제공할 수 없는 것, 나만의 차별성, 바라고 있었지만 그동안 충족되지 않았던 새로운 수요를 창조할 수 있는 힘, 그것은 경쟁력이 아니라 고객에 대한 공헌력이라는 것을 문득 알게 된 것이다."

세뇌③ 점원의 본래 가치 찾기

자기 계발 전문가인 웨인 다이어는 《자유롭게》라는 책에서 자유로운 삶을 방해하는 요소 중 하나로 '점원'을 제시한다. 웨인 다이어가 말하는 점원이란 '상점의 방침을 준수하는 것을 우선시하고, 정해진 규정을 넘는 요구를 고객들이 하지 않도록 유도해야 한다고 여기는 사람'을 이른다. 다시 말해 점원은 '고객을 공평하게 대우하거나 고객의 진

심 어린 소망을 이뤄주기보다 규정과 규율만을 따르는 사람'을 일컫는
다. 점원이 되어버린 사람들은 이런 말을 자주 사용한다. '마트 방침이
라 죄송합니다', '이것은 안 됩니다', '다음에 오세요' 같은 말이다. 그들
의 문제는 점원이라는 역할을 당연하게 받아들이는 것이다. 물론 점원
들도 원래 훌륭하고 특별하고 중요한 사람들이다. 하지만 점원이 되어
버리는 순간 '고객을 희생시키더라도 그저 조건에 맞춰 일을 하는 대가
로 임금을 받고 상점의 방침을 수행하는 집행자'가 되면서 학습된 무기
력에 빠지는 것이다. 점원의 역설은 자신의 삶을 통제하면서 나아가는
사람도 아니고, 그렇다고 고객을 도와주지도 못하는 데 있다. 규칙을
수행하기만 하기 때문이다. 도울 수 있는 입장으로 자리매김하지 못하
는 것이다. 한마디로 '일은 일일 뿐'으로 만들어버린다. 이것은 '상자 안
의 관점'이다.

　웨인 다이어는 이런 점원의 문제를 다름 아닌 바로 '나'의 문제라고
지적한다. 왜냐하면 이런 세뇌를 당연하게 받아들이면 그것을 '나'로
여기기 때문이다. 이렇게 살아온 과거 때문에, 그게 직업이라고 당연하
게 받아들였기 때문에 그것이 윤리이고 도덕이라고 합리화하면서 '나'
가 되어버린 것이다. 일종의 자아상의 이면에는 이런 세뇌의 흔적이
남아있고, 그것이 구조물이 되어버린 것이 분명하다. 그 일이 즐겁지
않은데도 한때 교육받았던 일을 여전히 계속하고 있다면 자신을 희생
시키는 셈이다. 자신에게 어울리지 않는 일을 세뇌에 따라서하고 있다

면 그보다 안타까운 일은 없다. 그러니 새로운 깨달음 또는 새로운 방식이 반드시 필요하다. 세뇌에서 벗어난 일의 관점을 회복해야 한다. 그것이 병원에서 일하는 매순간 우리가 행복하기 위해 가장 필요한 기본 조건이다.

병원 일을 대하는 적절한 관점은 무엇일까?

사회학자인 레즈네스키는 일을 보는 관점이 3가지로 분류된다고 말한다. 자신의 일을 '직무' 또는 '경력' 또는 '소명' 중 하나로 보는 것이다. 일을 '직무'로 보는 관점은 일이 주는 금전적·물질적 보상 때문에 일을 한다는 입장이다. 이때는 일 자체에서 개인적 만족을 얻지 않으며, 일 이외의 다른 것에서 재미와 열정을 찾는다. 일은 그런 활동은 하기 위한 돈을 버는 행위일 뿐이다. 일을 '경력'으로 보는 관점은 성공하기 위해서 현재의 일을 하는 사람이다. 즉, 지금 일을 잘 수행해서 명성, 권력, 인정을 받아 출세하는 것이 목적인 경우다. 여기에 속하는 사람은 대체로 규율을 인정하고 모범적으로 일한다. 타인의 인정, 개인의 역량 증대가 목표이기 때문이다. 마지막으로 일을 '소명'으로 대하는 사람은 일 그 자체가 좋아서 하는 사람이다. 즉, 일 자체에서 의미를 찾기 때문에 개인적인 보상이나 이득보다 충족감을 중요하게 받아들인다.

일을 '직무'로 보는 사람은 대체로 순종적이다. 처벌과 보상에 민감하게 반응한다. '경력'으로 보는 사람은 순종하는 사람보다는 조금 더 적극적으로 조직이 원하는 것을 자기 자신의 목적과 동일시하고, 조금 더 집중한다. 이와 달리 일을 '소명'으로 보는 사람은 자신이 옳다고 생각하는 방식을 내면에 반드시 가지고 있다. 일이 '소명'이 되려면 일 안에 내재된 긍정적 의미를 스스로 포착해야 하기 때문이다.

이러한 일의 관점을 인정한다면 병원에서는 과연 어떤 관점이 유효할까? 생각하기에 따라서는 이 모든 관점이 적절하다고 판단할 수 있다. 누군가는 돈 때문에, 누군가는 경력과 능력을 인정받기 위해, 또 다른 누군가는 의미를 느끼면서 일할 수 있기 때문이다. 그런데 시간이 지나면 점점 달라진다. 돈을 목적으로만 하기에 병원의 일은 높은 스트레스를 주는 편이다. 늘 반복되는 일이면서도 사람들을 계속 접해야 하다 보니 감정 노동을 해야 한다. 특히, 환자를 대면하는 직무군은 진급이나 급료 인상이 제한적이다. 결국 직무와 경력으로 일을 보는 관점은 시간이 지나면서 유지하기 어려워진다. 돈을 목적으로 하거나 경력을 목적으로 하기에는 한계를 경험할 수밖에 없는 것이다. 결국 돈이 목적이라면 이직을 선택해야 할 것이다. 그런데 이직에도 함정이 있다. 직장을 옮긴 직원들은 자신의 직무가 바뀐 경우를 제외하고는 대부분 만족하지 못한다는 점이다.

결국 병원은 '소명으로 일할 것인가', '습관의 벽에 갇혀서 그것을 무의식적으로 회피할 것인가', '점점 번아웃될 것인가'로 구분될 수밖에 없다. 그렇다면 습관의 벽을 넘기 위해서는 어떤 새로운 습관이 필요할까? 어떤 관점이 포커스존에 머물게 할까? 그것은 바로 지금 하는 일 자체에서 답을 발견하는 것, 지금 일하는 병원에서 또 다른 의미를 발견하는 것이다. 지금 하는 일에서 의미와 가치를 발견하는 일은 그 사람이 다른 곳에서 일을 하게 된다고 해도 변함없이 긍정적인 영향력을 준다. 다시 말해 '지금 이 병원에서 의미와 가치를 발견하는 능력'은 그 어떤 곳에서도 늘 도움이 되는 최고의 습관이라 할 수 있다. 일터를 꿈터로 바꿔주는 핵심 습관이 바로 이런 것이다.

이 점을 발견하는 방법은 다양하다. 그중 스스로 의미를 발견할 수 있는 2가지 방법을 제안하고자 한다. 흔히 말하는 스스로의 목적을 자연스럽게 발견할 수 있는 방법이다.

의미 찾기 방법 첫 번째, 지금 일에서 답을 찾기

지금 하는 일에 만족하는가? 지금 하는 일에 자신의 능력 전부를 쓰고 있는가? 이 2가지 질문에 모두 그렇다고 답하는 사람은 아주 적다. 대부분의 병원 직원은 지금 하는 일에 만족하지도 않고 최선을 다하지도 않는다. 업무를 의무라 여기기까지 한다. 이러한 마음가짐에서 벗어나야 한다. 그렇게 낭비하는 시간이 너무 아깝기 때문이다.

구본형은 이러한 상태에서 벗어나기 위한 최고의 방법을 바로 지금 일하는 것에서 찾아야 한다고 제안한다. 그것을 실현하는 방법은 지금 하는 일을 '습관'으로 보지 말고, 실제로 어떤 일을 하는지 하나하나 확인하고, 그중에서 본인이 좋아하는 부분을 찾아내 그것을 강화하는 것이다. 어떤 일이라도 그 일을 아주 작은 단위로 잘라보면(구본형은 20개로 잘라보라고 제시한다), 그중에는 분명 자신이 좋아하는 것도 있고, 싫어하는 것도 있으며, 부족한 부문도 있고, 개선하면 더 놀라운 성과를 낼 수 있는 부문도 있을 것이다. 자신을 발전시킬 부문, 자신의 강점 등을 알게 되면 스스로 훈련할 수 있다. 좋아하는 부분을 발견하면 이전과는 다르게 접근할 수 있기 때문이다.

병원에서 일하는 과정은 출근, 회의, 환자와 인사하기, 설명하기, 검사하기, 안내하기, 대화하기, 설득하기, 들어주기, 서류 작성하기, 아이디어 내기, 전산에 입력하기, 자료 건네주기, 동료들과 의논하기, 배우기, 기술 연습하기, 청소하기, 제자리에 물건 놓아두기, 내일 일 계획하기, 지시사항을 내 일로 전환시키기, 휴식하기, 점심식사하기, 누군가를 도와주기 등 정말 많은 과정으로 나눌 수 있다. 그런데 우리는 이것을 모두 뭉쳐서 '일하는 것'으로 받아들인다. 만일 회의할 때는 '지금 회의를 하고 있다'라고 스스로 주의를 집중하고, 서류 작성을 시작하면 '지금은 서류 작성을 하고 있다'라고 구체적으로 그 과정에 꼬리표를 붙여보자. 누군가에게 정보를 전달할 때에는 '이제부터 전달을 한다'라고 의식해보고, 일을 하나 완료할 때마다 '와, 해결했다'라고 기뻐하거나 '환자에게 최선을 다했다'라는 성취감을 느껴보자. 그렇게 하면 순간순간의 일들이 전혀 다르게 느껴진다. 다시 말해 습관 패턴을 활용해 이것들을 '일'이라는 추상적인 개념으로 한데 묶어버린 후에 계속 같은 일을 하고 있다는 기분에 빠지면 권태감만 생기고 일에 본인이 없다고 느끼게 된다. 그러나 같은 '일' 따위는 현실에 존재하지 않는다. 뇌 안에서 만들어낸 습관적 패턴, 즉 비현실적인 망상에 지나지 않는다. 실제로 존재하는 것은 여러 일들과 순간순간 바뀌는 다양한 상황들이다.

구본형은 저서인 《구본형의 필살기》(다산라이프, 28페이지)에서 자신의 일을 제대로 파악하기 위한 3가지 질문을 제시한다. 첫 번째 질문은 '당신은 어떤 병원의 어떤 부서에서 근무하는가?'다. 조금 깊은 두 번째 질문은 '그 부서에서 구체적으로 무슨 일을 하는가?'이며, 가장 심도 깊은 질문은 '그 구체적인 업무 중에서 좋아하는 일은 무엇인가?'다.

이어서 5단계 방법을 제안한다. 1단계는 업무를 20개로 쪼개보면 일이 만만해지고, 동시에 세분화된 일 중에서 본인이 좋아하는 일, 중요한 일, 잘 할 수 있는 일을 파악하면서, 부족한 부문이 무엇인지도 발견할 수 있다는 것이다. 2단계는 나의 숨은 재능과 그것을 지금 하고 있는 일에 연결시켜보는 것이다. 디테일한 일들에 어떤 적성과 능력이 필요한지 검토하면서 내가 잘하는 것을 연결시켜보면 당연히 업무 수준을 향상시킬 자신만의 방법을 찾게 된다. 3단계는 이렇게 찾은 방법에 자신의 에너지를 쏟아 붓는 것이다. 자신이 좋아하는 일을 강화해나가면 일이 즐거워지고 조금씩 나아지는 자신을 발견하게 된다. 4단계에서는 바로 그 부문을 더 강화시켜 집중하다 보면 자기가 일을 하면서 어떤 미래상을 그릴지도 분명해지고, 평생 어떤 방향을 따라야 할지도 드러난다. 5단계는 앞에서 찾은 자신의 강점을 하루에 1~2시 간씩 강화하려는 노력을 구체적으로 하면 정신근력과 일근력이 높아 지고 주인의 자세로 일을 하게 되는 선순환이 이뤄진다고 제시한다.

이것을 구본형은 한마디로 "회사를 고객으로 생각하라"라고 요약한 다. 즉, 회사에 대한 공헌력을 올려놓을 수 있는 자신만의 필살기를 만 들려고 노력하는 순간 큰 변화가 일어난다는 것이다. 그렇게 하면 지 금 하는 일에 끌려가거나 습관적으로 반응하는 것이 아니라 포커스존 에서 의미를 만들어내고 매순간 최선을 다하게 된다. 구본형은 《필살 기》에서 이렇게 강조한다.

"넘어진 곳에서 일어서려면 우리를 넘어뜨린 그 땅을 짚고 일어서야 한다. 삶을 바꾸고 싶으면 지금의 삶에서부터 시작해야 한다. 평생 쓸 수 있는 필살기 하나를 만들기 위해서는 지금 하는 일을 짚고 일어서 야 한다. 현재의 직무, 매일의 일상에서 반복되는 이 일, 지금 내가 하 고 있는 바로 그 일, 이 속에 평생의 필살기를 마련할 수 있는 단초가 숨어있다. … 만일 우리가 하고 있는 일에 조금 더 만족하고 더 많은 열정을 투입할 수 있다면, 그때는 '잘할 수 있는 일에서 전력을 다하는' 훌륭한 직업인으로 성장할 수 있다. … (이렇게) 되면 죽을 때까지 먹고 살 수 있는 평생의 직업으로 변용될 것이다. 이것이 바로 직장인의 필 살기 발굴 원천이다."

의미 찾기 방법 두 번째, 놀라운 공감의 마법

감정적 헌신을 하는 일의 의미를 찾는 방법이 과연 자신이 정말 좋아하는 일이나 큰 보람을 느끼는 일, 성취감을 높일 수 있는 일에서만 가능할까? 또는 그런 직장을 찾아야만 가능할까? 사람들은 대부분 자신이 속한 곳을 벗어나 다른 곳에서 그것을 찾으려 한다. 그러나 '공감'을 회복하는 순간 'WHY'를 채워주는 일의 의미를 자연스럽게 체득할 수도 있다. 공감의 마력이 일의 의미를 채워준 예를 살펴보자.

혁신적 호텔리어 중 한 사람으로 평가받는 칩 콘리는 20년 넘게 CEO로 재직하면서 50개가 넘는 부티크 호텔 개장을 지휘했고, 회사를 연매출 2억 5000만 달러 규모까지 성장시킨 인물이다. 더불어 그는 인간의 숨은 감정과 경영, 그리고 일의 의미를 통합시킨 사람으로도 유명하다. 칩 콘리가 일의 의미를 발견한 방법을 알아보자.

칩 콘리는 JDV(주아 드 비브르 호텔)를 제대로 된 호텔로 만들고 싶었다. 그렇게 하려면 당연히 감정적으로 헌신할 수 있는 직원이 필요했다. 그런데 시간이 지나면서 직원들이 자신의 꿈에 동참하지 못하고 있다는 것을 확인하게 된다. 또한 호텔은 종업원 이직률이 너무 높아 1년이 지나기 전에 60퍼센트가 바뀔 때도 있어 곤혹스러웠다. 이직률을 줄일 수 있는 방법으로 가장 먼저 떠오르는 것은 임금이다. 그러나 임금 인상도 일시적인 효과를 보였을 뿐이었다. 임금을 올리면 다른 호텔도 같이 올린데다, 숙박비를 올려야 할 지경에 이르기도 했다.

즉, 미국 최고 수준의 호텔리어들이 가장 일하고 싶은 호텔은 급여정책이나 근무환경으로는 만들기 어려웠던 것이다. 그가 고민한 것은 바로 직원들이 하는 일의 의미를 어떻게 더 뜻깊게 만들 것인가로 바뀌게 되었다. 'WHY'를 충족시키기로 한 것이다.

칩 콘리는 '나의 관점'을 넘어 '상대의 관점'에 집중했다. JDV의 직원들이 하고 있는 일을 정확하게 이해하기 위해 일단 방청소를 담당하는 직원들과 동행했다(직접 경험이 중요하다). 칩 콘리는 물론 임원들도 직원들과 같이 침대를 정리하고, 진공청소기로 바닥을 청소했다. 그리고 직원들이 하는 말에 귀를 기울였다. 이로써 임원들은 방 청소가 고객의 쾌적한 숙박을 위해 매우 중요한 일이라는 점을 깊이 공감했다. 청소야말로 JDV의 객실 수준을 브랜드에 걸맞게 해주는 중요한 요소였던 것이다. 그런데 JDV의 핵심 업무를 수행하면서도 안타깝게도 청소 담당 직원들은 자신의 일이 그렇게 중요하다는 사실을 인식하지 못하고 있었다(병원에도 이런 경우가 많다). 그래서 JDV의 임원들은 그 중요성을 직원들이 알게 하기 위해 놀라운 실험을 계획했다. 그 실험은 엉뚱하게도 이틀 동안 청소 담당 직원들이 호텔의 규정대로 일하지 않도록 한 것이다. 한마디로 대충 청소하도록 내버려둔 것이다. 다른 직원들이 할 일은 청소 담당 직원들이 이 실험으로 어떻게 달라지는지를 살펴보는 것이었다. 실험 자체의 특이한 점 때문에 호기심이 생긴 직원들은 실험에 적극적으로 참여했다. 청소 담당 직원들은 베개를 정성껏 부풀리지도 않았고, 욕조를 광이 나도록 닦지도 않았다. 수건이나 비품을 가지런히 정리하지도 않았다. 열정적으로 일하는 것이 아니라 '대충 처리하는 수준'으로만 했다. 어떤 결과가 나타났을까? 청소를 대충하거나 건너뛴 것이 아닌데도 마음을 담은 청소를 하지 않은 결과 이틀 만에 그 실험의 피해가 고스란히 투숙객에게 전달된 것이다. 손님들은 전에 비해 직원들에게 '감사합니다'라는 표현을 잘 쓰지 않았다. 투숙객들은 안내데스크에 룸서비스를 부탁할 때도 이전과 달리 퉁명스럽게 말했고, 식사를 하고 난 뒤 팁도 적게 주었다. 직원들을 친절하게 대하던 이전의 고객들과 달라진 것이다.

이어서 실험 기간 동안 투숙한 고객들에게 호텔에 머물면서 경험한 서비스의 질이 어땠는지 물어보았다. 모든 투숙객들이 이틀 동안 참을 수 없는 정도는 아니었지만 사소한 점이 아쉬웠다고 답했다. 사실 어느 누구도 자신의 베개가 정성껏 부풀려 있기를 원하지 않았지만 막상 그런 서비스가 없어지자 아쉽다고 느낀 것이다. 이로써 그런 사소한 서비스가 좋은 호텔을 너머 더 훌륭한 호텔을 만드는 중요한 요소였다는 점을 직원들이 몸소 경험할 수 있었다. 청소 직원들은 투숙객들의 대답을 들으면서 자신이 하고 있는 일이 얼마나 중요한지 느끼게 된 것이다.

JDV 호텔은 직원들에게 잊어버린 'WHY'를 일 자체를 통해 느끼도록 해주었다. 물론 그 결과 직원들은 행복하게 일하게 되었고, 이 호텔은 짧은 시간 내에 미국 최고 수준의 호텔 그룹으로 성장했다. 칩 콘리는 일에 대한 의미를 찾아주는 것이 경영자의 가장 중요한 임무라고 말한다.

일의 내용이 아니라 공감의 회로가 우리 안에 있고, 공감을 하게 되는 순간 변연계의 'WHY'는 같이 움직인다. 'WHY'가 아주 큰 것이 아니라는 뜻이다. 사람들이 자기가 무엇인가에 공헌한다는 사실을 느끼는 것만으로도 의미를 찾을 수 있다는 말이 진실인 셈이다. 인간은 의미를 찾으려 하고, 그 의미는 생각보다 가까운 곳에 있다. 아니, 모든 것에서 의미를 찾을 수 있다. 의미는 큰 것이 아니다. 자기 시야에 갇힌 채 '일은 일이다'라고 받아들이기에 미처 몰랐던 것뿐이다. 그래서 칩 콘리는 직원들 중 누군가가 자기 일의 중요성을 깨달으면 이렇게 말해주었다고 한다.

"매일 8시간 이상 일하고도 지치기보다는 오히려 힘이 날 때 당신은 스스로 옳은 결정을 했다고 느낄 것입니다. 마음을 담지 않은 일은 당신을 지치게 만들지만, 소명에 따라 하는 일은 오히려 힘을 줍니다. 전문적인 직업이란 바로 이 둘의 차이에 따라 결정되는 것입니다."

일에서 자신의 행동이 다른 사람에게 미치는 영향을 알게 되면 충만함을 느낄 수 있다. 의료는 공감을 다시 회복하기만 해도 충분히 일의 의미를 되찾을 수 있는 업무다. 공감을 바탕으로 고객들과의 유대를 다지는 것이 주는 효과를 진정으로 깨우치는 것은 병원 업무 중 가장 중요한 일이다. 공감은 개인의 충만함을 위해 반드시 필요하며, 동시에 병원의 핵심전략이어야 한다. 단지 머릿속이 아니라 직접 경험해야 공감회로가 작동된다. 이성으로 생각하는 영역은 신피질이고, 감정적 느낌이 일어나는 곳이 변연계다. '습관 너머 습관'®은 이런 'WHY'를 움직이는 새로운 감정을 활용하는 것이기도 하다.

공감은 전혀 다른 차원으로 생각하고 행동하게 만든다. 의미를 만들어주고 더 큰 가치를 지향하게 하는 원천이기도 하다. 여기서 한 병원의 관리자 이야기를 하겠다. 베리 슈어츠 교수가 저서 《어떻게 일에서 만족을 얻는가》에서 소개한 일화다. 워낙 교훈적인 일화이기도 하고, 의료업에 종사하는 이들에게 시사하는 바가 큰 이야기이기도 하다.

어느 대학병원에서 관리인으로 일하는 루크란 사람이 있었다. 루크가 담당하는 병실 중 한 곳에는 혼수상태에 빠진 젊은 환자가 있었다. 이 환자의 부모는 병실에서 자주 밤을 새우곤 했다. 그런데 어느 날 루크가 청소를 마쳤는데도 이 환자의 부모는 병실을 청소하는 모습을 보지 못했다면서 왜 청소를 하지 않느냐고 루크에게 따졌다. 누구라도 이런 경우에는 청소를 했다고 항변하거나 부모가 자리에 없을 때 했다고 설명할 것이다. 또는 상사에게 자초지종을 털어놓을 것이다. 그런데 그는 다시 한 번 병실을 청소했다. 루크는 이렇게 말했다.

"그 보호자와 아들이 어떤 상황인지 알고 있었습니다. 아들이 병원에 온 지 꽤 오래 되었고, 들리는 소문으로는 아들이 싸움을 하다가 마비가 왔다고 하더라고요. 저는 그 병실을 청소했어요. 환자 아버지는 병원에 매일, 하루 종일 머물렀는데, 흡연자였어요. 그날은 환자 아버지가 담배를 피우러 나갔다가 제가 병실 청소를 끝낸 다음에 돌아왔어요. 제가 복도에서 그분과 마주쳤는데 다짜고짜 흥분하면서 제가 병실 청소를 안 했다는 거예요. 처음에는 아니라고 했는데, 그러다 말싸움이 붙겠더라고요. 모르겠어요. 뭐에 씌었는지 곧바로 '죄송합니다. 가서 청소하겠습니다'라고 말했지요."

루크의 업무 기술서 어디에도 환자를 책임지거나 돌봐야 한다는 구절이 없다. 대부분의 병원 업무 기술서 어디에도 이런 구절이 없다. 그런데 루크는 자기가 맡은 공식 업무는 실제 업무의 극히 일부분이고, 또 다른 핵심 직무는 환자와 가족들을 편안하게 해주고, 이들이 풀 죽어 있으면 북돋워주며, 고통에서 벗어나도록 용기를 주고, 말벗이 필요하면 기꺼이 들어주는 일이라고 했다.

여러분이 만일 루크라면 이런 상황에서 여러 가지 생각을 했을 것이다. 부당한 요구라는 판단과 거절해야 한다는 생각도 했을 테고, 그 방을 청소했다고 강하게 주장하고 싶기도 했을 것이다. 이런 생각들 중 하나를 따르는 것이 대부분의 의사 결정 형식이다.

이렇듯 보통의 의사 결정에서는 여러 가지 대안 중에 각각의 장단점을 서로 저울질해서 최선책으로 보이는 것을 고른다. 그러나 루크는 자신의 권리를 내세우거나 '당신이 틀리다'는 것을 넘어서는 새로운 선택을 했다. 이 선택의 계기는 바로 '맥락'을 다른 관점에서 본 것이다. 루크는 그 순간 문제를 '인생에서 가장 힘겨운 순간을 경험하고 있는 환자 아버지와 아들의 관계'라는 맥락으로 보았다. 그래서 말다툼을 더 하지 않기를 선택했다. 여기서 중요한 것은 그 상황을 해석하는 방식이다. 상대방의 시각으로 공감하면 이렇게 결과가 완전히 달라지고, 모든 것의 의미가 저절로 드러난다.

물론 환자 아버지의 불합리한 요구에 사실을 말하고 대응하는 것이 정의였다고 루크도 생각했을 것이다. 하지만 루크는 자신의 진짜 업무, 다시 말해 환자를 책임진다는 점을 먼저 떠올렸다. 그리고 환자와 가족이 경험하고 있는 상황을 고려했다. 환자 아버지가 그에게 병실을 다시 청소하라고 고함치는 이유나 상황, 그 분노에 합당한 이유를 본 것이다.

이 해석의 중심에는 다름 아닌 감정 이입, 즉 공감이 있다. '상대방의 시각'으로 들어가면 이렇게 달라진다. 다른 이의 사고와 감정을 헤아리는 것 때문에 가능한 일이다. 즉, 습관적인 대응을 이기는 일의 핵심에는 공감이 있다. 공감은 다른 사람이 상황을 어떻게 파악하는지를 알아차리는 인지적 측면과 다른 사람의 감정을 헤아리는 정서적 기술 덕에 습관을 넘도록 만드는 것이 가능하다.

공감하면서 일을 하는 것은 일에 대한 의미를 더 깊게 하고, 일의 가치를 높인다. 이와 동시에 상대방에게 배려하는 마음을 심어준다. 물론 어느 업종에서나 공감은 중요하겠지만, 특히나 의료업에서는 환자들이나 본인을 위해 공감이 매우 중요한 요건임을 잊지 말아야 한다. 공감은 이성과 감성을 초월하고, 그것을 통합시켜준다. 자신의 일에서 환자와 공감하려는 노력은 일의 의미를 새롭게 하고, 자신의 능력도 새롭게 향상시켜주는 마법이기도 하다. 따라서 일의 의미를 회복해야 한다. 그것이 습관을 너머 포커스존에서 몰입하며 일하도록 만드는 중요한 열쇠다. 앞서 살펴본 실험실과 질문법이 일의 의미와 만나면 행복한 병원을 만드는 중요한 첫걸음을 뗄 수 있을 것이다.

4. 병원을 위한 핵심습관전략 두 번째, 환자는 환자다

일의 의미 지속시키기

공감이든 내면의 동기든 일의 세뇌를 벗어나는 일을 하든 일의 의미를 제대로 받아들이는 순간, 일에 몰입할 수 있다. 아울러 하루가 지난 후에도 에너지가 남아있게 된다. 또한 그 순간에는 스스로 목적을 설정할 수 있도록 도와주는 그 힘을 경험하게 된다. 사실, 의미를 느끼는 것은 일에 행복을 더해주는 마법과 같은 힘을 가지고 있다. 그렇다면 병원 운영전략의 핵심에는 이런 일의 의미를 지속적으로 활성화시키는 요소가 갖춰져있어야 한다. 병원 일에서 의미를 늘 느낄 수 있는 직원을 만드는 것이 병원의 핵심전략이 된다면 직원도 병원의 고객이라는 관점을 가질 수 있고, 여기에 맞춰 병원 경영 관련 아이디어도 모을 수 있다.

앞서 몇몇 기업들이 직원들에게 일에 의미를 부여하는 경우를 살펴 보았다. 하워드 슐츠의 스타벅스 경영전략이나, 이삿짐센터인 젠틀 자이언트의 독특한 전략은 겉으로 드러난 특별한 몇 가지 방법들을 따라 한다고 해서 효과를 볼 수 있는 게 아니다. 사우스웨스트 항공의 저가 정책을 따라한 항공사들이 문을 닫는 사실도 이를 방증한다. 왜 그럴 까? 결국 겉으로 드러난 절차나 규칙 또는 아이디어가 힘을 발휘하려 면, 그런 것을 만들게 된 조직 습관, 조직의 목적, 조직의 믿음과 가정 을 알아차리고 그것까지 제대로 반영할 수 있어야 하기 때문이다. 다 시 말해 실제 아이디어가 성과를 낸 조직의 핵심에는 바로 그 조직만 의 문제 해결 관점, 독특한 기준과 대응 방법 같은 핵심 요소가 있다 는 것이다. 이런 보이지 않는 것들이 화학작용을 일으킨 것이 스타벅 스, 젠틀 자이언트, 사우스웨스트 항공 같은 사례들이다. 그러니 겉으 로 드러난 몇 가지 대안만으로 그것을 따라하는 일은 어렵다. 예를 들 어 사우스웨스트 항공의 일 처리 방법을 잘 살펴보면 사우스웨스트 항 공사 직원 우선 문화를 기반으로 만들어졌음을 알 수 있다. 즉, 조직 습관의 변화 과정에서 나타난 결과였다. 그러므로 단지 일을 재미있게 하도록 유도하는 것만으로 사우스웨스트 항공사의 경쟁력을 따라가 려고 하는 것은 어불성설이다. 고객들에게 전달되는 체험은 절대 같을 수 없다. 이렇듯 원인과 결과의 이해가 중요하다.

다시 말해 관점의 전환점인 '습관 너머 습관'®을 제대로 파악하지 못하면 여기저기서 취합한 아이디어들이 충돌해 오히려 직원들에게 혼란을 가중시킨다. 조직의 보이지 않는 습관을 그대로 두고 새로운 규칙이나 방법만을 도입하면 서로 부딪히는 것이다. 마음은 아닌데 억지로 즐기라고 하는 식이 되는 것이다. 그러면 힘이 흩어져버린다. 당연히 앞서 생명의 원리라고 말한 골든 서클이 작동하지 않는다. 다시 한번 강조하자면 아무리 좋은 방법, 좋은 제도, 좋은 툴이 있더라도 그것을 활용하는 본질적 의도가 중심이 되어야 한다. 그러나 많은 병원들은 이를 전략적으로 활용하지 못하고 있다.

습관적 대응과 병원운영전략의 차이

습관적 대응과 병원운영전략의 차이는 무엇일까?《당신은 전략가입니까》의 저자인 신시아 몽고메리 교수는 "수천 개의 기업을 살펴본 결과 신중하게 다뤄지는 전략·프로세스가 극히 드물다"고 말한다. 그러니까 전략적이지 못하기 때문에 실제 업무의 시작 단계에서부터 문제가 발생한다는 것이다. 이는 리더가 자신의 기업이 원하는 바에 대한 명확한 생각을 가지고 있지 않기에 자신이 '무엇을 해야 하는지'와 '어떻게 해야 하는지'에 대해 각각 따로 생각하고, 그래서 일관된 가치 창출 시스템을 구축할 수 없다는 의미라고 단언한다. 쉽게 말하자면, 문제 위주로 해결책을 만드는 관리에는 능숙할지 모르지만, 전략적이지 못한 대응 때문에 조직의 강점을 찾거나 그것을 유지하기 위한 통합적 실행을 제대로 하지 못한다는 말이다.

이런 통합적 실행을 전략의 수레바퀴에 비유할 수 있다. 즉, 전략의 수레바퀴가 제대로 움직이려면 그 수레바퀴의 가장자리(테두리, 바퀴가 땅과 닿는 면) 모두가 적절하게 구성되어야 한다는 것이다. 이 가장자리는 바퀴의 중심에 연결되어야 한다. 아무리 좋은 아이디어도 그 가장자리가 중심과 연결되어있지 않으면 일관성이 없다. 또한 중심과 잘 연결되어있더라도 바퀴의 가장자리가 부실하면(전략의 실제 적용) 그 또한 부족한 결과를 낳는다. 다른 병원을 보고 따라하는 아이디어나 쉬운 모방은 중심과 연결되어야만 제 기능을 발휘한다. 진정한 차별화가 이루어지려면 이렇듯 전략의 수레바퀴가 견고해야 한다. 전략의 수레바퀴의 가장자리가 각각의 요구사항에 따라 다르게 배치되면 그것은 전략이 아닌 습관적 대응이다. 각각의 문제에 따른 제 각각의 해결책에 따라 만들어진 전략의 수레바퀴가 제대로 굴러가긴 어렵다. 결국 혼란스러운 조직 운영이 이뤄지게 된다. 물론 병원에서도 각각의 문제에 각각 따로 해결책을 제시하는 상황은 바람직하지 않다.

전략적 생각의 핵심이 무엇일까? 첫 번째로 중요한 점은 전략적이란 '앞선 해결책을 포함하는 다음 생각'이라는 점이다. 즉, 아이디어와 전략적 생각의 차이는 바로 '앞선 해결책이 포함되었는가?'다. 두 번째로 중요한 점은 가치지향적이란 점이다. 이렇게 연결된 해결책이란 점은 당연히 문제점보다 가치를 더 강화하려는 방향으로 흘러갈 수밖에 없다. 물론 해결책에서 해결하지 못한 것을 보완하는 일관성은 당연히 가치지향적이다.

전략적 사고를 하려면 사고 패턴을 '문제 위주의 사고 패턴(또는 대안 중심적 사고 패턴)'에서 '가치지향적 사고 패턴'으로 바꿔야 한다. 문제 위주의 사고는 어떤 문제와 마주했을 때 해결이 필요한 진짜 문제를 파악하려 하기보다 수박 겉핥기식으로 문제를 파악한 후 '겉으로 보기에 해결된 듯한 상황에만 집중하는 것'을 말한다. 사실, 대부분의 병원에서 의사 결정 내용을 확인해보면 문제 위주임을 알 수 있다. 즉, 문제는 습관적인 대응인 것이다. 의사 결정을 연구한 학자들은 문제 위주의 사고에서 가장 많은 시간을 들이는 것이 '제한된 영역에서 찾아낸 대안들 위주로 각 대안들을 평가하고 비교하는 것'이라 말한다. 이와 반대로 가치지향적인 사고란 '대안들을 고민'하는 것보다는 '문제의 근본적인 목표(이상적 상태, 소망하는 것)'가 무엇인지 깊이 고민하는 것을 가리킨다. 이 문제는 어떤 가치를 추구해야 하는지, 근본적인 체질 개선을 위해 어떻게 해야 하는지를 고민하는 것이다. 또는 진정으로 원하는 최선의 상태를 그려보고, 그것을 위해 어떻게 나아가야 할지를 고민하는 방법이기도 하다. 이렇게 하면 문제 해결을 위한 사고가 좀 더 근본적인 것을 해결하는 차원으로 나아가게 된다. 그리고 그때야 비로소 지금의 목표가 이전의 목표들을 포함한다. 가치지향적이기 때문이다. 앞서 살펴본 '긍정적 비전' 및 '부정적 비전'과 같은 맥락이다. 물론 제대로 된 전략적 생각이란 결국 긍정적 비전에 끊임없이 초점을 맞추는 것이다. 이렇게 긍정적 비전에 초점을 맞춰야 이전의 목표 또는 대안이 지금의 목표 또는 대안의 부분집합이 된다. 그리고 근본적인 해결책을 고민하는 것은 이전 대안들을 포함해 대안이 더욱 확대되는 선순환 구조를 만든다. 당연히 대안의 폭이 넓어지고 창의적인 것을 다양하게 고려할 수 있게 된다. 이런 가치지향적 사고가 밖으로 드러날 때 일관적인 특성을 지니게 된다.

병원의 수익모델

문제의 본질을 이해하려면 병원이 돈을 버는 방식을 알아볼 필요가 있다. 병원은 어떻게 돈을 벌까? 가장 쉬운 답변은 바로 '환자'다. 그렇다면 환자들은 왜 그 병원을 갈까? 그것은 환자가 기대한 것보다 경험한 것에서 만족을 얻기 때문이다. 이때 중요한 질문은 무엇이 환자의 경험에서 만족을 이끌어내는가다. 쉽게 말하자면 브랜드화와 환자의 경험이다. 병원을 브랜드로 만드는 것은 환자의 경험을 고려한 모든 접점을 하나의 목소리로 응집하려는 집중에 달려있다. 병원의 브랜드화는 광고나 가치 경영도 중요하지만 결국은 환자가 경험하는 과정에서 그것을 다르게 느낄 수 있는가 아닌가에 달려있는 것이다. 병원의 성공 방정식을 이해하고 분석하는 것은 또 다른 책 한 권의 분량으로 설명해야 할 만큼 다양하고 세부적이다. 여기서는 중요한 점을 고려하면서 성공 방정식을 그려보겠다.

환자의 입장에서 병원 선택은 근본적인 한계가 있다. 바로 선택의 어려움이다. 그중 가장 중요한 요소가 정보의 불균형이다. 의사가 오랫동안 교육받으면서 갖추게 된 통합적인 관점을 일반인은 도저히 따라갈 수 없다. 최근 인터넷을 통해 의료지식이 많이 대중화되었지만, 그중 대개가 예후에 대한 이해일 뿐이다. 실제로 진료 과정에서 환자는 어떤 대응도 하지 못할 수밖에 없다. 심지어 의사들이 자신이나 부모 또는 자녀를 병원에 데리고 가도 동일한 경험을 마주한다. 한마디로 '어떤 병원을 선택할지에 대한 두려움 또는 혼란'은 환자들이 어쩔 수 없이 갖게 되는 당연하지만 절대 해결되지 못하는 점이다.

주목할 게 또 하나 있다. 이런 어려움 때문에 어떤 선택을 할 때 바로 고객이 스스로 인식한 것을 기준으로 한다는 점이다. 불합리하고 애매하므로 스스로 인식한 것을 따를 수밖에 없는 것이다. 병원이 의료의 질을 아무리 절대적인 잣대라고 강조하더라도, 일반적인 제품이 아닌 이상 고객들은 경험을 통해 '이 병원은 어떠하다'라고 생각하기 마련이다.

환자들은 병원을 선택할 때 이 2가지 딜레마에 빠진다. 이로 인해 몇 가지 특이한 현상이 생긴다.

첫 번째는 의료의 질을 평가하기 어렵다보니 다른 요소들을 기준으로 하게 된다는 점이다. 병원 광고가 효과를 발휘하는 이유가 이것 때문이다. '광고하는 병원 = 들어본 병원 = 누군가가 소개해준 병원 = 잘 되는 병원 = 좋은 병원'이라는 식의 긍정적 신호로 해석하는 것이다. 인테리어와 서비스 교육, 잘 만들어진 매뉴얼도 환자들에게는 '잘 되는 병원(좋은 병원)의 요소'인 것이다. 이 모든 것이 '병원 선택의 어려움'과 '환자의 인식'이라는 딜레마가 만들어낸 한계 때문이다. 특정 병원의 인터넷 홈페이지가 인기를 끄는 가장 큰 이유도 '정보를 알기 쉽게 설명한 병원 = 그 병원은 그런 분위기일 것이라는 선입관 = 병원에 대한 좋은 이미지'를 환자 스스로 만들기 때문이다. 그런데 이런 환자의 인식은 환자 스스로도 한계임을 알고 있다. 달리 말하자면, 어느 병원에 대해서도 함부로 '전적으로 만족'하지는 않는 것이다.

두 번째는 앞서 말한 '환자 스스로의 한계' 때문에 환자는 진정성을 확인하려는 근원적인 경향을 갖는다는 것이다. 그러니까 환자는 '내가 병원을 잘못 선택한 것은 아닌가?' 하는 의구심에 시달린다. 잘 모르는 것을 대할 때도 이와 비슷한 심리적 과정을 경험한다. 과정에 대한 절대적인 이해가 부족한 상황에서는 누구라도 이런 두려움의 감정적 흐름을 경험할 수밖에 없다. 그러다보니 환자는 광고에 대한 이미지, 실제 방문했을 때의 이미지, 진료 과정에서의 경험을 비교하면서 그 병원의 진정성을 확인하려 하게 된다. 이것을 쉽게 '3의 법칙'이라고 부른다. '하나의 만족＋다른 하나의 만족＋또 다른 하나의 만족'이 되면 이제 본인이 생각한 기준에 미치는 '좋은 병원'이라 여기는 것이다. 이것이 브랜드화의 핵심이다.

쉽게 이해하려면 남녀의 밀고 당기기를 생각해보면 된다. 여자가 남자의 접근이나 고백에 처음부터 마음을 열어주는 경우는 많지 않다. 그 남자의 진정성을 확인해보려 한다. 진정성을 확인하는 가장 손쉬운 방법이 세 번 정도 거절을 하는 과정에서 지속적인 관심을 보이는지를 확인하는 것이다. 이렇게 진정성을 확인하고 나면 마음을 연다. 이 '3의 법칙'을 통과했기에 기대를 넘어서는 병원이 있다면, 결국 스스로 그 병원을 소개하는 환자가 된다. 물론 '3의 법칙'만으로는 어렵다. 환자가 이 병원을 선택하는 것이 확정되는 경우는 실제로 '3의 법칙＋어느 한 부문이 기대치를 완전히 넘는 것'인 경우가 많다. 그리고 기대치를 넘는 경우는 대부분 의료 자체가 아니라 의료를 경험하는 다른 과정에서 생겨난다. 바로 '환자의 경험'이다.

마지막으로 이 '3의 법칙'은 중요한 병원운영전략과 마케팅 원칙을 확인하게 해준다. 바로 병원이 하나로 통합된 목소리를 내도록 전체적인 관리를 해야 한다는 점이다. 쉽게 말해, 환자의 만족을 주장하면서 서비스 교육을 강조하지만, 실제 진료 과정에서는 의료인들의 편의성·효율성만을 강조한 프로세스가 그대로 운영된다고 해보자. 그러면 환자들은 '3의 법칙'에서 1가지가 빠진 듯하다고 느낀다. 바로 진정성이다. 이렇듯 진정성이 중요해지는 상황에서 이런 통합적인 관리가 바로 마케팅의 중요한 원칙이고, 병원운영전략에서 제대로 된 실행이 중요해지는 지점이다. '3의 법칙'이 어쩔 수 없는 환자의 한계에 따른 대응이라면, 의료는 이것을 기준으로 전략적 통합성을 이뤄야 한다. 그러나 병원의 실제 운영 과정을 보면 재무적 관점이나 상황이 우위에 선다. 또한 상황에 맞춘 전형적인 문제 위주의 해결 방법도 많이 나타난다. 그러다보니 늘 '획기적인 한방'이 있는 아이디어에만 의존하려 한다.

그래서인지 '부정적인 측면에서의 맥도널드화'가 이루어지는 병원이 자주 눈에 띈다. 즉, 매뉴얼에 의존하는 병원이 느는 것이다. 이런 표현은 세계적인 패스트푸드 체인인 맥도널드의 햄버거는 어느 나라에서 사먹어도 품질이 똑같아서 생겨났다. 맥도널드는 햄버거를 신속히 만들기 위해 조리 방법을 획일화하고, 조리 시간과 일일 준비사항, 만들어놓아야 할 것들을 매뉴얼화해놓았다. 그렇듯 '부정적인 측면에서의 맥도널드화'가 이루어진 병원 역시 환자들에 대한 직원들의 대화법을 모두 메뉴얼화했다. 매뉴얼은 분명히 문제가 생길 요소를 차단하는 장점이 있다. 그러나 강요된 매뉴얼은 소극적인 대응을 하게 만든다. 그래서 환자는 진정성을 느낄 수 없다. 특히 재무 설계가 우선이 되는 경우는 주어진 상황에 너무 강하게 집착하게 하고, 환자에 대한 진정성도 떨어뜨린다. 그런데 맥도널드식의 매뉴얼 위주, 문제 해결책 위주로는 병원에서 근본적으로 차별적인 실행 중심 문화나 프로세스를 구축하기 어렵다. 결국 비슷비슷한 병원의 모습을 보이게 되니, 환자로서는 어디를 가도 늘 뭔가 부족한 병원을 만나게 될 뿐이다.

환자의 경험만으로 문제를 해결할 수 있을까?

최근 5년 내 우리나라 의료계의 화두 중 하나가 바로 '환자의 경험'이다. 더 나아가 '서비스 디자인'이라는 개념도 활용되고 있다. 그러나 정작 "환자의 경험이 무엇이냐?"고 물어보면 모호한 대답만 나온다.

환자의 경험을 제대로 이해하려면 환자가 병원을 방문하고 난 뒤 다른 사람에게 정말 좋았다고 말하는지를, 즉 '단서'를 보면 된다. '단서'란 진료 과정에서 환자의 '심리와 감정에 영향을 주는 요소'다. 다시 말해, 단서가 많으면 환자의 경험이 많은 것이다. 그렇다면 환자의 심리와 감정에 영향을 주는 단서는 무엇일까? 바로 환자가 놀라워하면서 다른 사람에게 전하는 것이다.

예를 들어 환자가 병원에서 수술을 했다. 그리고 배우자에게 그 이야기를 한다. 이때 환자는 "와, 이렇게 깔끔하게 봉합한 것은 처음 봐"라든가, "좋았어! 병원에서 실수 없이 내 백내장을 잘 제거했어"라고 하지 않는다. 그보다는 병원에서 자신을 돌봐준 사람, 입원에서 수술과 퇴원에 이르기까지 모든 절차에서 느낀 감정과 그때그때 도와준 사람들 등에 대해 이야기한다. 이렇듯 사람과의 관계에 관한 단서가 가장 많고, 그 다음이 절차와 과정에 관한 단서다. 그리고 환자들은 각각의 단서를 분리하여 평가하지 않는다. '3의 법칙'처럼 통합해서 평가한다. 다시 말하자면 직원들이 자기가 맡은 일을 얼마나 자진해서 적극적으로, 환자가 공감을 느끼도록 하는가에 우수한 '환자의 경험'의 대부분이 달려있다는 말이다.

한 병원이 다른 병원에 비해서 상대적으로 더 나은 환자 유입률을 보이는 가장 중요한 이유는 바로 입소문이다. 입소문은 더 좋은 1인실이 있다거나 풍광이 좋거나 하는 것에 좌우되지 않는다. 중요한 단서는 바로 '입원하기만 하면 연약한 존재가 되는 환자 자신에게 신경을 쓰고 집중해주는 것'이다. 관심을 보인 것을 환자는 단서로 인식한다. 환자들은 자신이 어떤 기분을 느끼는지, 병원 직원들이 자기에게 어떤 기분을 느끼게 만드는지에 신경 쓴다. 이 기분을 창출하는 것이 병원의 중요한 전략 방향이다.

대부분의 병원에서 똑같이 어려워하는 것이 바로 대기시간에 따른 환자의 불만에 대응하는 것이다. 이럴 경우 대체로 해결책이 몇 가지로 한정된다. ① 직원이나 의사를 더 늘리는 방법이다. ② 각 진료실에 직원을 추가로 보충해 더 빠르고 손실 없이 진료를 하도록 하거나, 진료의 설명이나 세부 내용을 직원들이 맡도록 훈련시키는 것이다. 그렇지만 대기시간에 따른 불만은 늘 존재한다. ③ 예약 일정 관리 방식을 도입하는 것이다. 즉, 환자의 특성에 따라 우선순위를 새로 적용한 뒤 일정을 재배분하는 방법을 시도하는 것이다. 그러면서 조금씩 더 나은 방식을 찾는다. 그렇지만 결국 수준이 어느 정도를 넘어서면 또 불만의 목소리가 나온다. ④서비스를 제공하는 환경을 바꾸거나(텔레비전 설치), 진료 절차에서 검사를 나눠 넣는 것(마냥 기다리게 하는 것을 해결하기) 등이 있다. 이 문제에 관해 직원들은 환자들과 직접 대화하면서 해소책을 찾아보려 하기도 한다.

위의 모든 방법이 불만을 어느 정도 줄일 수 있기는 하지만, 환자가 만족스러워하도록 전환시켜주기에는 부족하다. 그런데 이 문제를 해결한 병원이 있다. 해결 방법은 직원들에게서 자발적으로 나온 대안이었다. 한마디로 환자들의 만족도를 극적으로 높여준 것이다. 어떤 방법일까? 그것은 '진심 어린 사과'였다. 어이없다고 생각할 수도 있지만 깊이 이해해볼 필요가 있다. 환자가 병원에 도착하면 직원이 환자에게 예상 대기시간을 알려주고, 예정보다 늦어질 경우 사과한다. 이것이 끝이 아니다. 환자가 진료실에 들어가면 의사가 오래 기다리게 해서 죄송하다고 한다. 진료를 마치고 진료실을 나가면 접수원이 다시 한번 기다리게 해서 죄송하다고 하면서 다음 일정을 잡아준다. 그리고 내원해주셔서 감사하다고 인사한다. 문제는 환자가 어쩔 수 없이 대기하는 것이 아니었다. 환자들이 화가 난 이유는 주위의 관심 부족 때문이다. 핵심은 '병원 직원들이 환자들에게 공감해주지 못했다'는 사실, 그리고 환자들이 기다리는 것을 병원 측이 당연한 것으로 취급했다는 사실이다. 그 결과 환자들은 환자로서 어쩔 수 없이 당해야 한다는 느낌이 주는 소외감을 경험한 것이다. 그런데 이런 식의 진심 어린 인사가 그런 소외감을 해소시킨 것이다. 주목해야 할 점은 이 방법이 앞서 언급한 방법들로는 도저히 답이 나오지 않자, 병원 측에서 직원들에게 진심으로 도움을 요청해서 나온 대안이라는 점이다.

최상의 병원운영전략은 무엇일까?

최상의 병원운영전략은 직원들의 뇌 속에 있는 내면적 동기의 비밀 스위치를 켜는 방법을 아는 것과, 그것을 활용하는 것이다. 이 스위치를 켜서 내적 동기가 활성화되면, 직원들은 자기가 얼마나 많은 돈을 받을지는 생각하지 않고 열성적으로 일한다. 그러나 앞서 병원의 나쁜 습관 때문에 알게 모르게 그 반대의 논리를 따르기 쉬운 게 사실이다. 이렇게 기존의 습관 패턴을 따를 때 직원들의 뇌에서는 어떤 반응이 일어날까? 일본에서 경영 컨설턴트이자 베스트셀러 작가로 유명한 간다 마사노리는 《전뇌사고》라는 책에서 이를 좀 더 알기 쉽게 제시한다.

〈그림3-6〉에서 보듯이 인간의 뇌에서 이성적인 계획이 제대로 수행되려면 다른 뇌의 도움이 필요하다. 통합적인 뇌의 도움은 그것이 안전한 것인지(〈그림3-6〉의 파충류의 뇌), 나에게 의미가 있는 것인지(〈그림3-6〉의 포유류의 뇌, 느끼는 뇌)에 대해 스스로 수긍해야 한다.

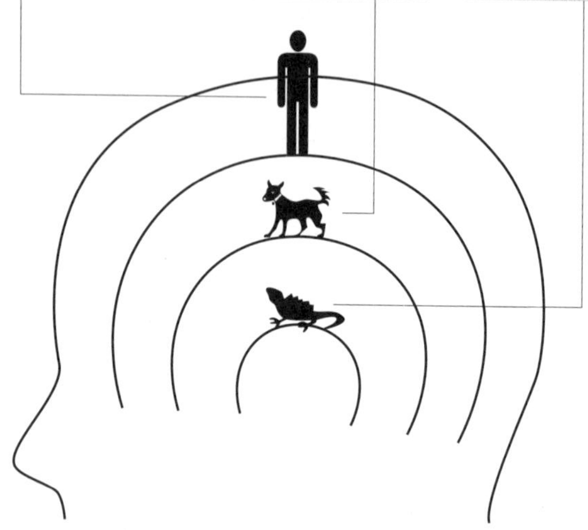

〈그림3-6〉 인간의 뇌와 포유류의 뇌, 파충류의 뇌의 차이

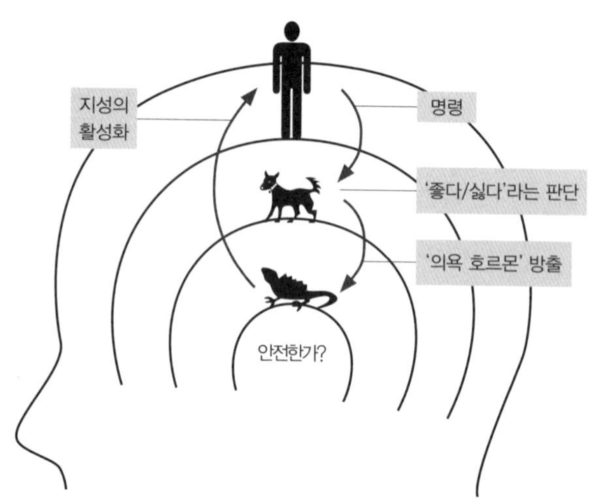

〈그림3-7〉 인간의 뇌와 포유류의 뇌, 파충류의 뇌의 차이를 단순하게 표현

이를 조금 더 쉽게 표현한 것이 〈그림3-7〉이다. 조직에서 명령을 내릴 때 포유류의 뇌에서는 좋다/싫다는 판단(변연계)을 하고, 위험하지 않다고 하면 의욕 호르몬을 발생시켜 더 좋은 생각들이 자연스럽게 나와 방침이나 규칙으로는 불가능한 것들을 할 수 있게 만들어준다. 그런데 일의 의미를 발견할 수 없고 본인이 안전하다는 느낌도 들지 않으면 이 회로는 반대로 움직인다. 싫다는 기분과 안전하지 못하다는 본능적 판단을 하게 되면 습관적으로 문제를 회피하게 되는 것이다. 예를 들어 직원들은 일방적으로 지시를 받거나 자신의 의견이 제대로 반영되지 않으면 어떤 방침에도 일정하게 반발하면서 자신의 몸을 지키려 한다. 비공식적인 저항을 하는 것이다. 열정적으로 일하기보다는 어찌해야 할 바를 몰라 하거나 서로 의견을 교환하고, 돌아가는 상황을 판단하느라 분주해진다. 직원들끼리 험담을 하거나 편이 갈리는 경우도 종종 발생한다. 이런 조직에서는 뇌가 통합되는 대신 각 영역이 분리된다. 그러니까 직원들의 하위 뇌가 작동되면서 직원들은 도망치거나 눈에 띄지 않으려고 꼼짝하지 않는다. 이때 직원의 뇌가 그 기능을 충분히 발휘하지 못할 것은 분명하다. 포유류와 파충류의 뇌가 계속 경고 방송을 보내기 때문이다. 쉽게 말해 뇌 속에서 '안전하지 못해', '마음에 들지 않아'가 자동적으로 먼저 튀어나온다. 이 나쁜 습관적 사고가 자리를 확고히 잡고 있는 상황에서는 어떻게 할 것인지, 무엇이 중요한지, 어떤 순서로 할 것인지를 결정하는 인간의 뇌가 제대로 기능하기는 어렵다.

쉽게 말하면 머릿속에 생각이 많아지고, 불만에 대해 의견을 서로 나누면서 안전한지, 마음에 들지 않은데 어떻게 해야 하는지 등 '스스로를 설득'하려는 활동을 먼저 시행하게 된다. 그래야만 자신이 움직이는 데 필요한 일관성이 확보되기 때문이다. 자신을 보호하고 설득하려는 에너지와 그래도 일이기 때문에 해야 하는 에너지가 양분되는 것이다. 즉, 계속 나를 설득하면서 일을 해야 하는 상황에 처하면 결국 업무에 몰입하지 못하고, 성과를 내더라도 문제가 없을 정도만 일하는 조직이 된다. 그렇다면 어떻게 해야 할까?

최선의 병원운영전략은 직원들이 일의 의미를 늘 살아있는 것처럼 느끼도록 만들 수 있어야 하고, 안전하지 못하다는 느낌 때문에 생존 위주의 활동만 하도록 위축되는 것도 줄일 수 있어야 한다. 이 2가지 과제를 해결할 수 있는 그런 조직 습관을 만들려면 어떻게 해야 할까? 우리는 그 답을 조직 문화 연구에서 찾을 수 있다. 조직 습관의 전형이 바로 조직 문화이기 때문이다.

맥킨지의 연구에 따르면 기업의 문화는 4가지로 분류된다. 리더십 중심, 실행 중심, 시장 중심, 지식 중심이 그것이다. 그리고 이것들을 지지하는 중요한 이론적 기반들도 분류할 수 있다. 경영서적을 읽어보면 그 내용이 병원에 적합한 경우와 '전혀 아니네' 싶은 경우가 있기 마련이다. 왜냐하면 각각이 중요하게 생각하는 전형이 다르고, 그 전형에 적합한 부문을 제시하기 때문이다. 예를 들어 존 코터의 《존 코터,

변화의 리더십》, 로버트 그린리프의《서번트 리더십 원전》같은 책은 리더십 중심의 전형을 바탕으로 한 제안이다. 짐 콜린스의《성공하는 기업의 8가지 습관》, 램 차란의《실행에 집중하라》는 실행 중심의 전형을 바탕으로 한 책이다. 토니 셰이의《딜리버링 해피니스》같은 책은 시장 중심 전형이고, 마커스 버킹엄의《위대한 나의 발견 강점 혁명》이나 피터 센게의《학습하는 조직》과 같은 책들은 지식 중심의 전형을 기반으로 한다.

맥킨지는 바로 이러한 전형들 중에 자신의 기업 성격에 맞는 전형은 단 하나라고 말한다. 즉, 자신의 기업에 도움이 되며, 기업이 세운 포부를 가장 잘 뒷받침하는 전형은 오직 하나라는 말이다. 물론 가장 중요한 자신의 전형을 선택하고 다른 전형의 아이디어를 도입할 수 있지만, 핵심 흐름은 '하나로 통일되어야 한다'는 것이다.

앞서 '처음처럼'의 병원이 성장하면서 다른 모습으로 바뀌는 과정에 대해 알아보았다. 그리고 그렇게 변한 결과를 병원의 나쁜 습관으로 분석해보았다. 이처럼 자신의 전형을 처음에는 암묵적으로 선정했으나 시간이 지나 외적인 환경 때문에 다른 전형으로 바꿀 수도 있다. 그리고 '어쩔 수 없는 것'으로 받아들일 수도 있다. 그러나 이 '어쩔 수 없는 것'은 바로 '습관에 갇혀버리는 것'과 같다. 그러니까 자신의 조직에 적합한 병원의 문화를 만드는 일에는 '갇혀버린 상태에서 벗어나야만 한다'는 강력한 자기 확신이 필요하다. 성과만 지향하고 건강을 놓쳐버리게 만드는 지금의 패턴을 그대로 따르지 말고 어떤 것이 적합한지, 어떤 패턴을 만들어야 하는지를 스스로 고민해봐야 한다.

맥킨지의 4가지 패턴에 따르면 병원은 조직 특성상 ① 리더십 전형 또는 ② 실행 중심 전형 중에서 선택할 수밖에 없다. 그리고 장기적으로는 실행 중심 전형을 선택해야만 한다. 왜 리더십 전형에서 장기적으로 실행 중심 전형으로 가야 할까? 병원은 어쩔 수 없이 원장의 목소리가 가장 강력하게 드러날 수밖에 없는 경우가 많기 때문이다. 그런데 여기에 함정이 있다. 리더십 전형은 '리더가 목표를 정하고, 조직이 그것을 달성하도록 끌고 가는 유형'이다. 그런데 이 유형의 가장 큰 문제는 리더가 자신의 리더십을 현장 경험을 통해 배워야 한다는 점이다. 좌충우돌의 경험을 하면서 나쁜 습관으로 가는 대신, 긍정적인 습관으로 그 큰 권한이 제대로 활용되게 하려면 시간이 필요하다. 그래서 제대로 된 리더십의 구현이 중요한 것이다.

아울러 개방적이고 신뢰를 기반으로 한 조직으로 성장하는 과정이 제대로 진행될 때 비로소 안정적인 리더십을 이룰 수 있다. 그렇지 않을 경우에는 앞서 살펴본 과잉 책임과 과소 책임의 수레바퀴에서 벗어웃되기 쉽다. 성장이 필요한 시기에는 리더십 전형을 임시적으로 취할 수밖에 없다. 그리고 성장통을 경험하면서 점차 건강한 조직으로 나아가야 한다. 병원이 건강한 조직을 원한다면, 실행 중심의 문화를 채택하면 된다.

실행 중심의 '행복한 병원' 만들기

실행 중심 병원의 특징은 탄탄한 실행, 지속적인 개선을 통해 탁월한 성과를 이루는 패턴이다. 이 패턴이 제대로 발휘되려면 관계와 공감을 기반으로 한 직원들 간의 지식 공유를 최우선순위로 설정해야 한다. 여기서 지식 공유란 최선의 방식으로 일을 하고, 지속적인 발전을 위해 어떤 것이 효과가 있다는 것을 남들에게 알리며, 그것을 배우면서 지속적인 개선을 이뤄나가는 것을 이른다. 이렇게 지식을 공유함으로써 최선의 업무 방식이 자리 잡게 된다. 앞서 예로 든 젠틀 자이언트는 이것을 잘 활용한 경우다. 자포스나 사우스웨스트 항공도 이것을 반증하는 사례다. 그래서 병원도 장기적으로 젠틀 자이언트, 자포스, 사우스웨스트 항공 같은 기업들의 모습에서 해결책을 모색해보는 것이 좋다.

맥킨지가 연구한 실행 전형의 기업들이 채택한 전략적 우선순위에는 ①지식 공유 ②창의적인 문화 ③직원들의 참여 ④직원 개발 ⑤건강한 내부 경쟁 ⑥주인 의식 ⑦의미 있는 가치 등이 있다. 이 우선순위 안에는 놀랍게도 '규율'이 포함되어있지 않다. '표준화를 강조하지 않는데 어떻게 탁월한 실행 중심 기업을 만들 수 있을까?' 하는 의구심이 들 수도 있다. 실제 연구 결과를 보면 여기에 속하는 기업이 상당한 수준의 표준화를 달성하지만, 그것은 규율을 통해서가 아니었다. 윗사람의 지시에 따른 표준화, 즉 규율의 한계 때문이었다. 다시 말해서 관계와 공감을 통해 조직의 여러 부문이 최선의 실천 방법에 관한 지식을 공유했기 때문에 그런 탁월함이 만들어진 것이다. 그리고 직원들이 스스로 그 지식을 채택하는 선순환이 진행되면서 탁월한 표준화가 이뤄졌다. 이것은 매우 중요한 시사점을 말해준다. 병원의 경우 강제로 지시하는 게 아니라 나아갈 방향과 일의 의미를 제대로 정렬시키면, 다시 말해 가치를 공유하면 목표가 달성된다는 것이다. 폴 슈피겔만과 브릿 베렛은《환자는 두 번째다》라는 저서에서 이것을 아주 간략하게 표현한다.

"병원들은 '환자의 경험'을 개선하기 위한 가장 좋은 방법이 직원들의 적극적이고 자발적인 참여의식을 고취하는 것이라는 사실을 놓치고 지내왔다. 몰입도가 높아진 직원들은 환자들에게 더 나은 서비스를 제공하고, 그들의 건강을 더 잘 보살펴준다. 바로 이것 때문에 환자가 두 번째라는 말을 하는 것이다."

앞서 살펴본 서비스와 습관을 연결해서 고민한 사례인 스타벅스의 이야기는 바로 이 지점을 중요하게 받아들였기 때문에 가능한 것이었다.

MIT 대학의 교수인 에드거 샤인은 조직 문화를 과거의 성공에 기초한 과거 학습의 축적이라고 표현한다. 이것은 병원에 가장 적합한 문화에 대한 정의다. 샤인은 좀 더 구체적으로 "특정 그룹이 문제를 해결하기 위해 배우고, 발명하고, 개발한 … 유효하다고 여겨질 만큼 문제를 잘 해결하여 관련된 문제를 인지하고, 생각하고, 느끼는 올바른 방법으로 새 그룹 멤버에게 가르칠 수 있는 기본 가정의 유형"이라고 주

학습을 향상하는 문화	학습을 억제하는 문화
시스템보다는 사람에 초점을 맞춘다. 리더와 관리자는 사람들이 배울 수 있고, 배울 것이고, 학습과 변화를 중시한다고 믿는다. 샤인은 '학습문화를 창조하기 위해서는 상당한 정도로 인간 본성에 대한 이상주의가 필요하다'라고 한다.	사람보다 시스템에 초점을 맞춘다. 리더와 관리자들은 인간의 결점과 실수로부터 자유로운 시스템을 만들고 유지하는 데 몰두하는 엔지니어이자 기술 관료가 된다.
사람들은 자신의 환경을 변경시키는 능력을 가졌고, 궁극적으로 자신의 운명을 자신이 결정한다는 공유된 믿음을 가져야 한다. 이것이 학습을 위해 필요한 가정이다.	새로운 것을 창조하기보다는 문제 해결에 초점을 맞추는 습관적 대응을 기반으로 한다. 결국 위협으로 간주되는 외부 힘에 대한 반응으로 변화한다고 믿는다. 위협을 중요한 변화 기제로 활용한다.
학습을 위한 시간을 만든다. 이런 시간적 여유는 허용되는 정도가 아니라 적극적으로 만들어둔다.	조직은 단기적인 대처와 적응에만 치중한다.'결핍'과 '인색'이라는 가정이 리더와 관리자의 생각을 지배한다. '여유'라는 것을 생각해볼 수 없다.
개방된 커뮤니케이션을 권장한다. 관리자와 직원은 개방적이고 광범위한 커뮤니케이션을 통해 공유된 믿음을 가지고 있다. 리더에게 접근하기 쉽다. 리더는 자신의 취약성과 불확실성을 인정한다. 리더는 카리스마보다는 교사나 안내원으로 행동한다.	정보의 흐름을 제한한다. 재무관계를 비롯한 주요 정보는 알 필요가 없는 사람들에게서 분리되어있다. 정보에 대한 지위와 접근이 신분과 권력을 제공한다. 통제하는 리더가 된다. 리더와 추종자 모두 리더는 통제하고, 과단성 있고, 지배적이어야 한다고 가정한다.
팀워크를 믿는다. 사람들은 신뢰, 팀워크, 조정, 협력이 성공에 결정적이라는 믿음을 공유한다. 개인적 경쟁은 모든 문제에 대한 해답으로 간주되지 않는다.	개인적 경쟁을 믿는다. 개인적 경쟁이 자연스러운 상태이며, 권력과 지위를 위한 적절한 길이라고 인식한다. 팀워크는 실무적으로 필요하나 근본적으로 바람직한 것은 아니라고 여긴다.

〈표3-4〉 샤인 교수가 말한 2개의 학습 문화

장한다. 그리고 이런 '학습을 향상하는 문화'와, 그 반대로 '학습을 억제하는 문화'를 구별해서 제시한다.

결국 실행 중심 문화를 이루기 위해 지식을 공유하려고 한다면 직원들을 고객으로서 관리해야 실질적인 효과를 볼 수 있다는 것을 알 수 있다. 이런 기반이 만들어지려면 병원의 관리자, 원장, 직원의 습관적 대응이 바뀌어야 한다. 의식 구조가 변화되어야 하는 것이다. 일을 하기 위해 믿는 척하고 공감하는 척하는 게 아니라 신뢰와 협업이 가장 중요한 것임을 인정해야 한다.

의식 구조란 의사 결정을 유도하는 신념 또는 믿음이다. 일을 하는 데 있어서의 가정을 의미한다. 바로 '생각 습관'이다. 성공하는 병원(행복한 병원)을 만들려면 의식 구조 중 다음 3가지가 변해야 한다. 이러한 의식 구조의 변화는 맥킨지가 성공하는 기업들의 의식 구조 변화에서 확인한 내용이다. 그러니까 업무 중심에서 관계 중심으로의 변화, 자기 팀만을 생각하는 것에서 협업으로의 변화, 남을 비난하는 태도에서 스스로 책임지는 태도로의 변화가 그것이다. 이를 병원에 맞게 〈표 3-5〉로 정리해보았다. 여기에서 주의할 것은 한 의식에서 다른 의식으로 변화하거나 또는 2가지 의식을 모두 채택할 수 있어야 한다는 점이다. '생각 습관'을 바꾸거나 넓혀야 하는 것이다.

'처음처럼'을 되살린 콜센터 이야기

병원이 실행 우선의 문화를 정착시키는 데 가장 중요한 습관의 고리를 '병원 고객은 환자가 아니라 직원이다. 환자는 환자다'라는 데서 찾을 수 있다. 핵심 습관이란 '교정하면 다른 것에도 연달아 영향을 주는 습관'을 말한다. 직원을 우선적인 고객으로 보면 우선순위가 자연스럽게 정렬되고, 그에 따라 전략적인 가치의 우선순위도 정렬된다. 전략의 다양한 방법들이 하나의 공통적인 수레바퀴로 맞물리는 것이다.

업무 중심에서	관계 중심으로
– 나는 고객들이 '말로 표현하는 요구'에 신속하고 효율적으로 응할 책임이 있다. – 고객들의 개인적 상황을 알아내려다가는 사생활을 침해할 수 있다. – 일상적인 청소나 허드렛일은 말단 직원이나 하는 일이다.	– 나는 고객들이 말을 하든 하지 않든 요구를 처리해주고 최선의 서비스를 제공할 책임이 있다. – 고객들에게 최선의 조언을 해줄 수 있으려면 그들의 상황을 이해할 필요가 있다. – 일상적인 청소나 허드렛일은 고객과의 상호작용을 위해 중요한 일일 수 있다.
따로 일하는 것에서	협력으로
– 우리 팀의 성과를 최고로 만들어야만 내가 성공할 수 있다. – 나는 내 팀에 적합한 것이 무엇인지 잘 안다. 다른 누구도 내가 할 수 있는 일에 개입할 수 없고, 그 일을 나보다 잘 알지 못한다. – 병원의 타 부서 직원들은 내 업무에 방해가 된다. 그들은 무능하고 이기적이다.	– 전체적인 시각에서 우리 병원을 최고로 만들 방법을 찾아야 내가 성공할 수 있다. – 나는 다른 사람에게서 배울 수 있고, 그렇게 해서 더 나은 서비스를 제공할 수 있다. – 병원의 타 부서 직원을 남이라고 생각하지 않는다. 그들은 유능하며 선의를 가지고 있다.
남을 비난하는 태도에서	스스로 책임지는 태도로
– 우리가 직면한 문제들은 내가 조치할 수 없는 것들이다. – 우리 병원 조직에서 일어나는 문제에 대한 책임 소재가 명확하지 않다. – 다른 팀원들이 우리를 험담하거나 어렵게 만들 수 있기에 모든 회의에 참석해서 주장해야 한다.	– 내가 문제의 일부일 것이라 여기고 해결책을 찾아내는 일에 동참한다. – 책임 소재가 불분명할 경우, 내 책임과 다른 이들의 책임을 분명하게 하려고 노력한다. – 나는 다른 사람들이 각자 해야 할 일을 공정하게 한다고 믿는다.

〈표3-5〉 대표적인 의식 구조의 변화('생각 습관'의 변화)

물론 처음부터 이렇게 스스로 받아들이고 조정해나가는 것은 무척 어렵다. 그러나 여기에 집중할 때 그동안 잘못된 우선순위 또는 전략의 수레바퀴가 제자리를 찾을 수 있게 될 것이다.

누구나 자포스나 사우스웨스트 항공의 독특한 정책에 대해 들어본 적이 있을 것이다. 하지만 그것을 그저 다른 기업에서 하는 것이라 전제한 채 그 내용을 받아들이면, 그 회사들이 시행하는 아이디어만을 채택하게 된다. 가장 많이 도입하는 것이 칭찬에 대한 접근과 직원들의 재미를 늘리는 요소다. 물론 그런 정책은 조직 변화에 도움을 주기도 하지만, 그것으로 중요한 효과까지 얻는 것은 대개 어렵다. 그 아이디어는 자발성에 의한 직원 우선주의가 실질적으로 환자들에게 혜택을 제공해준다는 철저한 인식이 뒷받침되어야만 제대로 정렬되기 때문이다.

병원에서는 실행 중심의 전형이 습관과 문화가 되고, 자발성이 운영의 기준이 될 수 있을 때 비로소 앞서 제시한 일의 의미를 점점 확대할 수 있다. 행복한 병원을 만듦으로써 환자들을 행복하게 할 수 있다. 또한 병원의 브랜드화와 '환자의 경험'도 창출할 수 있다. 결국 직원이 고객이라는 핵심 습관은 앞서 제시한 습관과 쌍두마차가 될 때 비로소 그 효과가 배가된다. 지금까지는 병원들이 가치 경영이나 비전 경영을 시행할 때 '기반이 되어야 할 일의 의미'와 '직원 우선'이 정책적 우선순위가 아닌 경우가 많았다. 하지만 감정적 헌신을 이끌어내야 할 비전 경영은 이러한 것들이 기반이 될 때 비로소 그 효과를 발휘한다. 그럴 때 비로소 '처음처럼'의 병원을 만들 수 있는 것이다. '처음처럼'을 만들어낸 콜센터의 이야기를 통해 이 회사가 직원들을 어떻게 이끌었는지 살펴보자.

심리학자인 애덤 그랜트에게 어느 대학 콜센터에서 직원들의 초심을 유지하게 할 방법을 찾아달라는 부탁을 했다. 이 콜센터의 업무는 대학 졸업생들에게 전화해 기부금을 모집하는 것이었다. 그런데 보통 이런 기부 요청 전화의 90퍼센트 정도가 거절을 당하기 때문에 쉽지 않은 일이다. 몇 마디하기도 전에 전화를 끊어버리는 경우를 하루에도 여러 번 경험한다는 것은 분명 일의 동기를 유지하는 데 어려움을 준다. 그렇다면 어떻게 해야 '처음처럼'을 유지하게 만들 수 있을까? 이 대학 콜센터에서는 이런 업무의 어려움을 알고 있었기 때문에 직원들에게 교내 다른 업무에 비해 높은 임금을 제공했다. 이런 경우는 일을 '돈을 벌어들이는 수단'으로 보는 사람들에게 좋은 동기 부여 효과를 제공할 수 있다. 그러나 일의 소명과 의미를 중요하게 받아들이는 부류에게 높은 임금은 동기가 되지 못한다. 그래서 이들의 '처음처럼'을 회복시키기 위해 애덤 그랜트는 앞서 살펴본 일의 의미와 유사한 방법을 도입해보았다. 첫 번째 방법으로 콜센터 직원들에게 그들 덕분에 장학금을 받은 학생들의 편지를 읽어보게 했다. 다음은 한 학생의 편지 내용이다.

"입학을 결정하기 전, 다른 주에서 온 학생들에게 부과되는 등록금이 매우 비싸다는 걸 알았습니다. 그러나 이 대학은 제 혈관 속에서 피처럼 흐르고 있었습니다. 할아버지와 할머니께서 이 대학에서 만나셨죠. 아버지와 삼촌 네 분도 이 학교에 다녔습니다. 제 남동생도 이 학교 덕분에 태어났습니다. 이 학교의 NCAA 토너먼트에서 승리한 날 밤에 어머니께서 동생을 임신하셨으니까요. 평생 동안 이 학교에 다니기를 꿈꿨습니다. 그래서 장학금을 받았을 때 기뻐서 어쩔 줄을 몰랐습니다. 제가 얻은 기회를 놓치지 않으려고 학기가 시작되기도 전에 벌써 이곳에 왔습니다. 이 장학금 덕분에 제 삶이 여러 가지 면에서 크게 향상되었습니다."

이 편지를 읽은 후 어떤 일이 벌어졌을까? 자기가 하는 일이 타인에게 얼마나 도움이 되는가를 중요하게 받아들이는 부류를 '기버(Giver)'라 부르는데, 이 편지를 읽은 기버들은 급여 때문에 동기를 부여받은 사람들의 실적을 일주일 만에 따라잡았다. 또한 자기 업무의 의미를 재확인한 일부 콜센터 직원들은 기부를 받는 양이 세 배까지 늘었다. 단 5분간 편지를 읽고 자신이 하는 일이 남들에게 얼마나 도움을 주는지 알게 된 것만으로 이런 변화가 나타난 것이다.

이 결과를 확인한 뒤 그랜트는 편지를 읽는 대신 장학금 수혜자를 직원이 직접 만나보도록 했다. 어떤 결과가 나타났을까? 흥미롭게도 수혜를 받은 사람을 직접 만나 공감을 느낀 사람들의 시간당 전화를 거는 평균 횟수와 통화 시간이 두 배로 뛰었다고 한다. 그리고 이런 능동적인 활동의 증대로 주당 기부 횟수가 144퍼센트 오르고, 기부 금액은 무려 다섯 배나 올랐다고 한다. 더 놀라운 것은 직원과 수혜자가 만나고 난 후에 돈 때문에 일하는 집단마저도 추가적인 동기 부여를 받아 더 열심히 일하게 되었다는 점이다.

이 실험 결과는 병원이라는 업종에 매우 중요한 관점을 제공한다. 애덤 그랜트는 의료 서비스 종사자나 교육 업계에 종사하는 사람들의 번아웃의 원인이 단지 업무 특성상 상대에게 많이 베풀기 때문이 아니라고 강조한다. 본인들이 하는 일 안에서 타인과 효과적으로 공감하고 그 서비스를 제공받는 사람에게 도움을 주고 있다는 점을 명확하게 보여주면 '처음처럼'의 마음을 유지하게 할 수 있다는 것이다. 다시 말해서 자신의 노력이 가치 있다고 분명하게 확인받으면, 그 순간 그 일을 하는 의미를 회복하게 된다는 것이다.

'처음처럼'을 만들기 위한 가장 좋은 방법은 바로 자신의 일이 의미 있음을 느끼고, 그것이 조직의 중요한 핵심 원칙이라는 사실을 아는 것이다. 위에서 제시한 방법들은 재무적 관점으로는 절대 도입할 수 없는 방법들이다. 공감이 주는 뇌의 통합을 이해하고, 그것이 주는 효과를 이해할 때에만 접근할 수 있는 방법이다. 병원의 고객이 직원이라고 한다면, 직원들을 신뢰하는 것이 먼저인 것과 같다. 적절한 변화를 이끌어낼 수 있다는 믿음이 우선적으로 필요하다. 그리고 그 믿음을 현실로 만들기 위해서는 'WHY'를 움직이는 '공감'을 되살리는 것에 우선순위를 둬야 한다. 직원들의 공감을 회복할 수 있을 때 당연히 환자와의 공감이 자발적으로 일어나기 때문이다.

참을성 있는 자본

'포스트 잇'으로 유명한 3M은 기업 문화 차원에서 다른 기업에 비해 수십 년이나 앞선 기업으로 평가받는다. 특히 업무 시간의 15퍼센트를 아무 간섭 없이 자신의 아이디어를 실험해볼 수 있도록 한 조치는 이후 구글에서도 활용하고 있는 유명한 정책이다. 3M의 윌리엄 맥나이트 회장은 이렇게 말한다. "사업이 성장하면서 직원들에게 책임을 위임하고 자발성을 갖도록 고무시켜야 할 필요성이 점차 증가했습니다. 이는 상당한 인내를 요구하지요. 권한과 책임을 위임할 직원들이 뛰어난 인재라면 그들은 자신의 방식으로 일하기를 원할 겁니다. 아, 실수는 있기 마련이지요. 그러나 기본적으로 직원들이 옳다면, 그들이 행하는 실수는 경영진이 직원에게 해야 할 일을 권위적으로 말해주어야 하는 상황보다 심각하지는 않습니다. 발생한 실수에 대해 비판적인 경영은 직원들의 자발성을 말살시키죠. 지속적 성장을 원한다면 반드시 자발적인 사람이 많아야 합니다."

놀라운 혜안을 가진 이 성명서는 언제 발표되었을까? 무려 1948년이다. 15퍼센트의 룰을 지키는 3M은 중요한 기준점을 바로 '참을성 있는 자본(Patient Capital)'이라고 부른다. 당장의 성과나 효과가 나지 않더라도 그것을 계속 끌고가려면 바로 이 참을성 있는 자본을 가져야 한다. 그런데 대부분의 병원 원장들과 직원들의 업무 과정을 보면 참을성 있는 자본과는 거리가 멀다. 결국 의도적으로 참을성 있는 자본을 만들 수 있어야 한다. 분기 단위로 전략을 고려하거나 1년이 지났다고 폐기하는 방식을 넘어서야만 직원 우선 정책이 자리 잡게 된다. 3M의 이 정책도 효과를 발휘하는 데는 10년이 걸렸다고 한다. 놀라운 참을성 자본이다.

대부분의 병원들은 '기업으로서의 수명'이 얼마나 될까? 아니, 대부분의 병원 원장들은 자기 병원의 기대 수명을 얼마로 잡을까? 만일 지금 자기 병원을 '100년 병원'으로 만들겠다고 마음을 먹으면 참을성 자본을 바라보는 시각이 달라질 것이다. 참을성 자본의 문제는 병원 설립자의 비전 크기에 비례하는 듯하다. 직원을 고객으로 보려면 장기적인 병원 경영이 반드시 전제되어야 한다. 그래서 큰 꿈으로 지금의 병원을 바라보고, 자신의 일을 길게 바라보는 인내가 중요하다. '세계화' 개념의 주창자인 시어도어 레빗은《경영에 관한 마지막 충고》에서 "지속적인 성공이란 대부분 끊임없이 옳은 일에 집중하고, 사소한 개선을 매일 수없이 하는 것"이라고 말한다. 큰 비전으로 직원이 고객임을 인지하고 사소한 개선의 기준으로 삼는다면 생각보다 많은 아이디어들이 주변에 있다는 것을 알 수 있을 것이다. 그 많은 아이디어들이 기준의 불분명함과 꿈의 크기 때문에 보이지 않을 뿐이다.

마지막으로 탁월한 조직 문화를 만들면 어떤 효과를 얻게 될까? 서비스 기업 전문가이자 저명한 경영학자인 제임스 헤스켓은《문화가 성과다》에서 조직 문화 자체만으로 8.7퍼센트 이상의 경쟁 우위를 갖게 된다는 연구 결과를 발표했다. 〈그림3-8〉은 그 중요한 차이와 문화가 주는 영향력을 알려준다. 더디지만 분명하게 성과를 이룰 수 있다고 확신하면 참을성 자본도 늘어날 것이다.

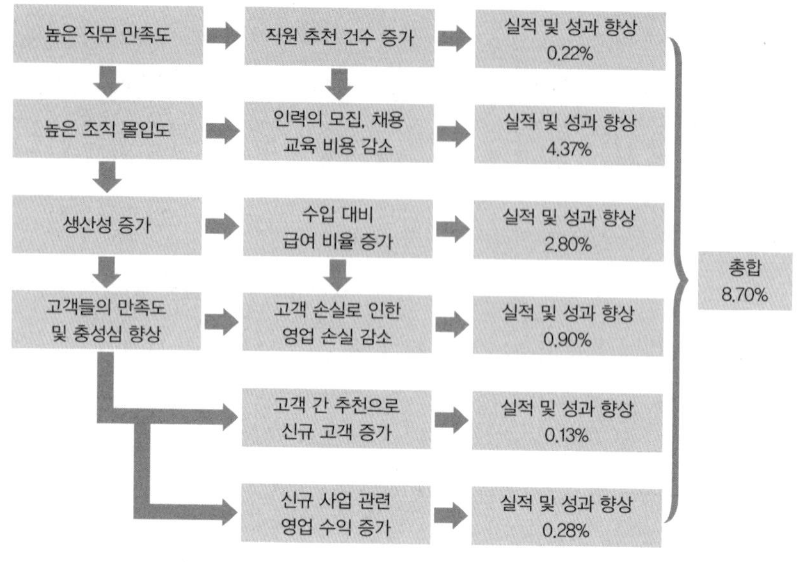

〈그림3-8〉 조직 문화가 기업의 경쟁 우위에 기여하는 과정

5. 병원을 위한 핵심습관전략 세 번째, 병원에서 꿈을 펼치고 용기를 얻는 법

2가지 압력 넘기

좋은 경영의 훌륭한 사례로서 자포스나 월마트 창업자의 스토리, 그리고 앞서 말한 여러 가지 예를 살펴봐도 실제 병원의 현장에서는 그것을 적용하지 못하는 경우가 너무 많다. 왜 그럴까? 많은 이유가 있겠지만 여기서는 2가지에 초점을 맞추려고 한다. 첫 번째 이유로는 혼자서 그것을 하려는 과정에서 스스로 지쳐버리거나, 너무 큰 벽인 조

직의 습관 때문에 오히려 그런 비전이 질식해버리는 상황이다. 두 번째는 나쁜 습관적 생각이 두려움이 되어 발목을 잡아버리는 상황이다. 결국 이 2가지 압력(또는 조직의 벽)을 넘지 못하면 또 다시 단기적인 문제 위주로 해결책을 모색하거나, 자신의 이상과 현실의 차이에서 방황하다가 탈진해버린다. 결국 습관적 대응하기로 돌아가 자신의 안전지대를 더 공고하게 만들게 된다. 그렇게 돌아온 자신의 안전지대 또는 습관적 대응은 이제 더 강력한 신념이 되어버린다. 그저 일종의 허들이었을 뿐이던 것을 넘지 못하고 돌아와버리는 순간, 그것은 넘을 수 없는 벽으로 변한다. 삶에서 아주 강한 교훈을 얻기 전까지는 말이다.

결국 가장 중요한 핵심 습관은 바로 '이 지점을 넘어서야만 한다'는 것이다. 부족한 것은 물론이고 때로는 나쁘다고까지 느끼는 지금, 이 병원에서 꿈을 펼치고 용기를 얻을 수 있는 방법을 알아야 한다. 그것은 바로 '혼자 일하지 않기'와 '영리한 탈선자의 관점'이다.

마음에 들지 않는 병원에서 꿈을 꿀 수 있을까?

습관적인 상황으로 몰고 가는 힘은 너무 많고 강하다. 자신의 나쁜 습관을 떠올려보면 나쁜 습관을 하게 만드는 '상황(신호)'이 매순간 정말 많다는 것을 알게 될 것이다. 스트레스를 느낄 때, 즐거울 때, 어떤 상황이 되면 자동적으로, 누군가가 그것을 하는 것을 보는 순간 등 정말 다양하다는 것을 알 수 있다. 그런데 반대로 좋은 습관을 하게 만드는 상황은 별로 없고, 의식적으로 해야만 하는 경우도 많다. 이 차이는 결국 의식적인 노력이 없다면 원래대로 돌아가버리기가 너무 쉬운 것이 현실임을 여실히 보여준다.

병원에서 쉽게 마주하는 경우를 예로 들어보자. 일을 단지 일로 전락시키는 동료와 상사의 습관적 태도와 반응, 그렇게 만들어진 조직 습관 때문에 나타나는 과잉 진료가 이루어지는 듯한 느낌, 각종 의료 제도의 압력 때문에 어쩔 수 없다고 포기한 것들, 그리고 재무 우선 환경 등으로 인해 혼란스러운 일상 진료 절차와 방법 등이 혼재한 환경에서 지내다보면 개인들은 도덕적인 기준이 점점 사라지는 듯하다는 느낌을 받는다. 이런 환경은 일의 의미를 줄이고 습관적 대응이 편해 보이게 만든다. '습관 너머 습관'®을 추구한다고 하더라도 어렵기는 마찬가지다. 스스로 의미를 찾으면서 최선을 다하는 것이 오히려 자신을 속된 말로 '호구'로 전락시키는 것 같을 수도 있다. '나만 왜 그렇게 해야 할까?'라는 의심이 마음 한구석에서 들기 십상인 것이다. 어느 대형 병원의 의사도 이렇게 고백한다.

"의료 시장 때문에 전문의들이 깊은 근심에 빠졌습니다. 줄곧 돈에 대해서만 고민해야 하는 동료들은 정서적으로 공허해졌고요. 의사들은 대개 지적 자극을 느끼고 환자와 유대감을 키우기 위해 의대를 선택했지 수입을 극대화하기 위해 선택한 게 아니었습니다. 비통하지요. 우리 의사들은 왜 그토록 오랫동안 노력을 기울이고 희생한 겁니까?

결국 의료행위는 단지 일로 전락하고 말았다고요!"

이것은 전문의뿐만 아니라 병원에 근무하는 모두에게 해당되는 말이다. 이런 잘못된 습관의 문제가 물론 의료인들의 탓만은 아니다. 누구든 의료인으로서 환자와의 충분한 대화, 제대로 된 관계를 원한다. 누구도 이윤 때문에 진료 행위를 줄이거나 다른 검사를 부추기기를 원하지 않는다. 그러나 환경적인 요소와 너무나 당연하게 받아들인 습관 안에서 손이 묶여있다는 사실만은 분명하다. 잘못된 습관의 벽은 의료종사자들의 현명함에 대한 열망, 의미를 지닌 소명으로서의 열망을 점점 식게 만든다.

그렇다고 포기할 수도 없다면 어떻게 해야 할까? 필자 역시 이 한계의 늪에서 허우적거리다가 어떤 결론에 봉착했다. "나 혼자 아무리 애를 써도 어차피 병원은 변하지 않는다"라는 것이다. 이 내면의 고백은 분명히 사실이다. 스스로 '습관 너머 습관'®을 통해 새로운 삶을 살려고 해도, 다시 말해 일의 소명을 발견하고 그것을 인정하더라도 조직의 습관의 벽 그리고 타인이 주는 압력과 팀 속에서 그것을 유지하기란 결코 쉽지 않다. 그렇다면 늘 좌절하기만 할 것인가? 그것을 넘어서는 비책은 없을까?

어떻게 해야 병원에서 일을 하면서 탈진하지 않고, 스스로를 좋은 방향으로 이끌 수 있을까? 나쁜 습관이 나를 끌어가는 힘의 반대 힘을 어떻게 얻을 수 있을까? 그 힘의 근원과 방법을 모른다면 결국 혼자

허우적거리면서 또 탈진하게 된다. 그 경험을 해봤으므로, 그리고 결국 스스로 넘어지는 영민한 직원들과 원장들의 모습을 주변에서 봐왔기 때문에 이것이 너무나도 중요한 내용임을 잘 안다.

꿈을 살리는 법

베리 슈워츠 교수는 '영리한 탈선자'라는 개념을 제시한다. 영리한 탈선자는 앞서 살펴본 병원 관리자 루크와 같이 '규율이 주는 한계를 넘어 공감을 통해 자신의 소명에 맞춰 일을 더 올바르게 처리하는 사람'이다. 이들은 시간 제약에서 오는 스트레스, 엄격한 규율과 표준화된 각본이라는 제약, 감정 이입을 가로막는 전문화와 효율성이라는 장애물, 잘못된 행동으로 이끄는 인센티브 등 엄청난 압력을 겪는다. 그렇지만 올바른 실천에 필요한 도덕적 동기와 기술을 지닌 바로 이 영리한 탈선자들이 있기에 우리 모두는 혜택을 입는다. 영리한 탈선자가 되려면 용기와 고집이 필요하다. 그리고 여러 가지 방법들을 제시한다.

재미있게도 이들은 용기와 고집의 방향을 행복에 맞추라고 제안한다. 그리고 행복의 대가인 마틴 셀리그먼이 했던 연구의 핵심을 이야기한다. 마틴 셀리그먼은 행복에 대해 이렇게 말한다. "온전한 행복은 몰입하는 삶과 의미 있는 삶이 주는 부산물로, '간접적'으로만 얻을 수 있다." 여기서 '간접적'이라는 말이 중요하다. 행복은 행복 자체를 추구해서 얻는 것이 아니라는 사실을 내포하고 있기 때문이다. 행복은 몰입된 활동의 부산물이며, 그 몰입의 '과정' 또는 그 '순간'에 느끼는 것이다. 행복은 결국 과정에서 얻게 되는 부산물인 셈이다. 친밀한 관계, 공감하는 상황, 몰입하는 순간에 행복이 찾아오는 것은 분명하다. 그렇다면 중요한 질문을 이렇게 바꿔서 물어봐야 한다. "어떻게 하면 일에서 행복을 느끼게끔 만들 수 있을까?" 또는 "만족스러운 일을 할 수 있을까?" 이 질문이 병원 일에 던져야 할 핵심이다. 그런 만족감 또는 행복한 순간을 만드는 일이 우리를 이끄는 힘의 원천임은 분명하다. 그것을 'WHY'를 찾는 것으로 알아보았다.

그렇다면 또 다른 질문이 필요하다. 그 질문은 "어떻게 그 만족을 유지할 수 있을까?"다. 스스로 습관에서 벗어나 새로운 '습관 너머 습관'®을 구축하고 본인의 'WHY'를 안다 해도 그것으로는 부족하다. 현실에서 우리는 그런 긍정적 상태를 무너뜨리는 과정과 마주하게 된다. 그때 문제점들이 하나둘 생기기 시작한다. 그리고 '혼자'라는 힘의 한계를 느끼게 되면 점점 위축된다. 따라서 '어떻게 그 만족을 유지할 수 있을까?'라는 질문에 대한 정확한 이해가 반드시 필요하다. 병원 일이 힘이 들면 누구라도 그것을 해소하려 한다. 수다를 떨거나 누군가를 만나서 술 한 잔 기울이면서 상사나 병원을 안주 삼기도 한다. 이때 사람들은 일시적인 위안을 얻는다. 이때의 위안은 '나'가 혼자가 아니라고 안심시켜주며, 다른 사람들도 같은 고민을 한다는 사실을 알게 해주는, 즉 동질감이 주는 위안이다. 쉽게 말해 '속마음 + 속마음 = 위안'

이라고 할 수 있다. 이렇게 마음을 털어놓을 수 있는 동료가 있으면 지금 일하는 병원에서 훨씬 오래 근무할 힘이 생긴다. 그러나 이 위안의 지속력은 그리 크지 않다. 소극적인 대안일 뿐이다. 습관적인 위안을 추구하는 것으로는 금세 무력해지기 쉽다.

자신의 'WHY'를 그리고 공감의 힘을 유지하려면 이 자연스러운 대응을 넘어서야 한다. 그것은 바로 '속마음 + 속마음 = 위안'이라는 낮은 수준의 공감에서 '소망 + 소망 = 서로를 이끌어주는 관계'라는 높은 수준의 공감으로 나아가는 것이다. 요컨대 조력자를 만드는 것이다. 《혼자 밥 먹지 마라》의 저자로서 널리 알려진 키이스 페라지는 최근에 후속작인 《혼자 일하지 마라》에서 진짜 인맥, 즉 '라이프라인 관계(life-line relationship)'를 구축하라고 제안한다. 키이스 페라지는 이런 깊은 관계가 있으면 일곱 배의 힘이 생긴다고 말한다. 그러니까 끈끈한 관계가 주는 힘은 소망과 소망이 연결될 때 발생한다는 것이다.

위안을 얻는 과정에는 아주 중요한 패턴이 숨어있다. 습관적 반응을 넘는 일이 필요한 것이다. 사람들은 습관적으로 자신을 부풀리려 한다. 그런데 위안을 얻는 과정은 부풀리기가 아닌 취약성을 드러낼 때 비로소 가능하다. 습관적 대응의 반대에 해결책이 있는 셈이다. 실제 주변에서 서로를 전혀 믿지 않던 사람들이 자신의 취약한 부문이나 삶의 어려웠던 과정을 나눈 후에 마법같이 가까워지는 것을 자주 목격할 수 있는 것도 이런 이유 때문이다.

인간관계를 연구한 학자들에 의하면 습관적으로 자신을 부풀리기보다는 용감하게 자신의 약점을 드러내고(취약성), 지리적으로 가까워지려 하며(근접성), 감성적 분위기를 예민하게 파악하고(공감대), 어떤 형태로든 상대와 비슷한 점을 찾아내려고 노력하고(유사성), 마지막으로 어려운 순간을 함께 헤쳐나간 경험을 공유하면(소속감) 달라진 관계를 만들 수 있다고 한다. 자신의 경험을 돌아보면 누구나 인정할 수 있는 이야기다.

이렇듯 위안을 얻는 것은 서로의 취약성을 마주하면서부터다. 그런데 여기에 의식적으로 소망이 더해진다면 어떻게 될까? 앞서 소망의 삼각형을 알아보았다. 어려운 속사정과 취약성을 고백하면 서로 연결되는 공감이 발생한다. 여기에 소망을 더하면 서로 지지하거나 부족한 자신을 채워주는 전혀 다른 관계로 바뀐다. 소망한 것을 나누는 것은 긍정적인 희망의 상태를 나누는 것이기 때문이다. 위안은 낮은 수준으로 관계를 연결하는 데 비해 소망은 깊은 수준으로 서로를 연결해준다. 이런 경험의 차이가 가장 확실히 드러나는 것이 바로 종교적인 친밀 관계다. 종교적인 친밀 관계는 직업적인 친밀 관계보다 더 돈독한 경우가 많다. 이유는 종교적 활동에서 소망을 더 많이 드러낼 수 있기 때문이다. 자신의 소망을 나눈 사람과는 그가 누구일지라도 다른 차원의 관계로 변하는 것이 사실이다. 공동체 활동이나 봉사활동을 함께하는 사람들이 더 끈끈한 관계를 맺는 이유도 바로 소망이 연결되었기 때문이다. 소망을 말한다는 것은 긍정적 희망을 나누는 것이자 더 큰 자신을 드러내는 것이다.

소망이 연결되면 어떤 변화가 생길까?

소망과 소망이 연결돼 큰 힘이 되는 이유를 좀 더 살펴보자. 친밀한 관계는 솔직하게 자신을 드러내는 순간 이뤄진다. 소망을 나누면 책임감이 생기고, 아울러 서로 성장하는 데 집중하게 된다. 좋은 도움을 주고받을 수 있을 가능성이 커진다. 소망을 나누면 이상하게도 문제보다는 희망하는 것, 즉 긍정적인 희망을 더 염두에 두게 된다. 그리고 그것을 향해 나아가면서 힘을 얻는다. 앞서 살펴본 공감이 주는 효과의 다른 버전이다. 위안을 달래는 관계를 넘어 소망을 나누는 일에 공감하면 난관을 극복할 때 도움을 주고받을 수 있게 된다. 왜 이런 과정이 이뤄질까? 이 과정은 직관에 반하기 때문에 더 알아볼 필요가 있다. 핵심은 공감의 힘이 지닌 또 다른 면을 이해하는 것이다.

- 다른 사람에게 두려움과 걱정을 털어놓으면 스스로 감정의 압력 밸브를 열어놓은 상태가 된다. 상자 안에 갇히게 만든 그 감정의 압력이 느슨해지면, 그 순간부터 답답함에서 벗어나 문제를 다른 시각에서 볼 수 있다.
- 두려움과 실패를 드러내고 나면 그 고백을 듣는 사람과 가까워진다.

약점을 털어놓은 관계가 되면 친밀한 우정을 쌓을 기회가 늘어난다. 결국 스스로 필요할 때 도움을 구할 수 있을 정도로 신뢰가 싹트고, 도움을 주고받을수록 관계는 더 깊어진다.

- 스스로의 소망 때문에 필요한 것이 무엇인지를 털어놓는 관계로 발전하면 어떤 일이 생길까? 상대방은 당신이 소망하는 것에 공감하면서 당신에게 도움이 된다고 생각하는 것을 제공해주려 한다.

- 이 모든 과정, 즉 주고받음이 소망하는 것을 기준으로 누적되면 점점 더 많은 사람들과 안전지대를 조성할 가능성을 발견하게 된다. 라이프라인 관계를 한두 사람이 아니라 분야에 따라 조성할 수 있는 것이다. 물론 전제는 당신이 먼저 다른 사람을 신뢰하는 것이며(취약성을 털어놓고, 소망을 나누기), 이후 그 사람 또한 당신을 신뢰하게 만들어야 한다.

키이스 페라지는 이런 라이프라인 관계가 깊어지면 구체적으로 임무의 수렁, 믿음의 간극, 기술의 간극, 중간 슬럼프를 해결하는 데 필요한 도움을 주고받을 수 있다고 한다.

이 중 '임무의 수렁'이란 나쁜 조직 습관과 자신의 부족한 대응 때문에 초점을 잃고 장기적 목표에 도움이 되지 않는 것을 추구하느라 너무 많은 시간을 허비하는 상태를 말한다. 꿈을 잊어버리게 만드는 것이 곧 임무의 수렁인 것이다. 그러나 라이프라인 관계를 통해 자신의 취약성을 말하고, 도움을 구하면 함께 전략 스케줄을 재검토하고, 중심 목표와 동기에 다시 전념할 수 있다. 믿음의 간극은 원하는 것을 달성할 수 있을지에 대해 스스로를 믿지 못하는 것을 이르기도 한다. 사실, 누구라도 일상에 쫓기다보면 자연스럽게 부정적이 된다. 그런데 라이프라인 관계에 자신의 소망을 알려놓고(목표를 말해놓고), 그 목표를 자주 언급하면서 방법을 같이 모색하는 과정을 경험하면 믿음이 점차 강해진다. 종교적 위안을 받게 되는 과정이 바로 여기에 속한다.

두 번째로 언급된 '기술의 간극'은 스스로 정한 목표에 다가가는 기술이 부족한 것을 일컫는다. 기술의 벽에 부딪히면 좌절하기 마련이다. 그런데 누군가에게는 어려운 과제가 다른 누군가에게는 쉬울 수도 있고, 전혀 다른 도움으로 쉽게 해결할 수 있기도 한다. 라이프라인 관계에서는 이런 기술의 간극에 대한 색다른 조언과 도움으로 그 간극을 메울 수 있는 훌륭한 지지 기반이 생길 가능성이 높아진다.

마지막으로 언급된 중간 슬럼프란 동기 자체가 시들해지는 기간이다. 라이프라인 관계에서 상대는 당신의 올바른 방향을 지지해주고, 당신이 왜 그토록 그 목표에 매진하려 했는지를 상기시켜준다. 또는 '지금은 그저 휴식이 필요한 때'라는 것도 알려준다.

드림 매니저, 병원을 위한 새로운 역할

이런 소망과 소망을 연결하는 방법을 별도의 공식적인 역할로서 병원에 도입하면 어떨까? 세계적인 자기계발 강사인 매튜 캘리는 '드림 매니저'라는 독특한 역할의 도입을 제안한다. 드림 매니저란 말 그대로 직원들을 직접 만나서 그들이 꿈을 이야기할 수 있도록 하고, 그 꿈을 이루는 과정을 도와주는 역할을 하는 새로운 직무를 말한다. 위안과 위안 그리고 그 너머의 소망과 소망을 연결해주는 공식적인 활동을 하는 사람인 것이다.

만약 이 드림 매니저라는 직무가 존재한다면, 그는 어떤 변화를 이룰 수 있을까? 처음에는 어렵겠지만 시간이 갈수록 직원들은 자신이 진정으로 소망하는 것을 더 잘 알게 되고, 그것을 성취하는 과정에서 일의 의미를 다른 시각에서 돌아볼 수 있을 것이다. 또한 그런 꿈을 나누는 과정에서 신뢰와 더불어 '우리는 한 가족'이라는 느낌이 들 것은 너무나 분명하다. 물론 드림 매니저를 도입하려면 그에 따른 비용이나 몇 가지 해결해야 할 과제가 있을 것이다. 그러나 매튜 캘리는 드림 매니저 도입을 위한 비용은 이것을 도입한 뒤 낮아지는 이직율이라든가 직원들의 열정을 불러일으킨 효과와 비교한다면 절대 손해가 아니라고 단호하게 말한다.

앞서 건강한 조직이라는 주장을 제시한 조직 분야의 대가 패트릭 렌시오니 또한 이 '드림 매니저'라는 제안에, 너무나 간명한데도 왜 진작 이런 생각을 하지 못했는지 모르겠다고 말한다. 매우 간단해서 놀라운 효과를 발휘할 것이라 믿어 의심치 않지만, 동시에 이렇게 간단한 것이기에 아마도 대부분의 경영자들이 도입을 꺼릴 것이라는 예언도 한다. 이는 앞서 언급한 보이지 않는 부문의 해결 습관 영역을 왜 경영자가 멀리 했는지와 같은 맥락이다.

돈을 통한 동기 부여는 그 한계가 분명하다는 것을 누구나 알고 있다. 그러나 현실에서는 어떨까? 아니라고 생각하더라도 '불확실하고 정체를 알 수 없는 벽' 때문에 또 다시 성과급과 비슷한 쉬운 방법을 활용하거나 힘의 활용으로 돌아간다. 그리고 '습관 너머 습관'®의 대안을 도입하거나 보이지 않는 부문을 다루는 것에 비용을 투자하기를 꺼려한다. 진짜 질문은 비용 대비 효율성에 대한 깊은 이해에 있다. 비용을 들이는 데 비해 효과를 더 많이 볼 수 있거나 비용을 들일수록 효과가 있다면 그것은 투자해야 할 부문인 것이 분명하니까 말이다.

앞서 살펴본, 일을 바라보는 3가지 관점에서 '소명'이라는 것은 어느 날부터 갑자기 바뀌는 것이 아니다. 발견하는 과정이 필요하고 과거의 습관적인 믿음을 하나씩 폐기하며 내면의 대화를 새로 쓰는 일종의 '과도기'를 지혜롭게 넘겨야 한다. 직원들과의 개인적 면담으로 직원 스스로 한계를 터놓고 이야기하게 만들 관리자가 있다면 어떨까? 분명히 효과가 있을 것이다. 이런 작은 행동 교정이나 대화를 나누는 채널이 부족해서 공식적인 방법만 동원한 것이 사실이다. 즉, 요점은 행복을 추구하게 만드는 방법에 비용을 투자하는 것은 낭비가 아니라는 사실이다. 일단 어떻게 할지 몰라서 이벤트를 열고, 고비용의 컨설팅을 하는 것보다 훨씬 나은 방법이다.

꿈을 연결하는 법

스트레스를 받으면 그것을 외면할 수 있는 길에 빠지기 쉽다. 누군가와 이야기를 나누는 일도 험담 정도에서 멈추기 쉽다. 텔레비전을 보면서 시간을 멍하게 흘려버리기도 한다. 그러고는 스스로를 위안한다. 회식을 가느니 내 시간을 보내는 게 좋다거나, 병원 일과 개인 일을 정확하게 구분해야 한다고 생각한다. 일본의 경영 컨설턴트인 이시하라 아키라는 저서인 《나라면, 그건!》에서 이런 생각이 함정이라 지적한다. 그러면서 이것을 길들여진 생각(나쁜 생각 습관)이라 일축한다. 예를 들어 '회식 따위는 시간 낭비'라는 생각을 하는 기분은 이해하지만, 그것은 당신이 수동적이란 뜻이라고 잘라 말한다. 습관적 대응이 주는 한계를 직시할 때 비로소 이런 깨달음이 가능해진다.

이시하라 아키라는 회식을 왜 자신을 위한 성장 기회로 만들려 하지 않느냐고 반문한다. 회식 자리에서 상사나 다른 동료의 노하우를 묻고 배움을 얻으려 한다면 소망의 관계를 만들 수 있다는 것이다. 소망한 것을 이루지 못하는 회식 그 자체를 탓하기보다는, 프로가 되어 책임감 있게 회식 자리에 참석하는 것이 더 낫다는 것이다. 중요한 것은 소망을 확인해보면 어떻게 하는 것이 더 나은 것인지를 명확하게 알 수 있다.

다른 상황을 살펴보자. 병원 일과 개인 일을 나누려 하는 태도 또한 습관적 대응일 뿐이다. 이렇게 2가지를 구별하면 병원 일을 하는 동안에는 자신의 삶을 소극적으로 대하게 된다. 구멍이 나버린 시간으로 여기는 것이다. 그 구멍 난 시간을 메우고 싶다는 생각에 과잉 반응을 하기 쉽다. 그런데 소망한 것은 분리가 아닌 통합적인 삶이다. 통합적인 삶이 현실에서 어렵다면서 스스로 '지금 당장 편하고자 한 나쁜 습관 대응'을 만드는데, 그것이 바로 병원 일과 개인 일을 나누는 방법이다. 물론 사생활이 소중하지 않다거나 우선하지 말라는 말이 아니다. 누군가를 만나는 활동을 '자신에게 소중한 사람을 만들기 위한 활동'이라고 관점을 전환하면 즐거워질 수 있기 때문에 굳이 이런 구별이 필요 없다는 것이다.

경력이 되지 않는 일이라 의미가 없다고 투덜거리는 사람의 소망을 알아보면 '그것 참 아쉽군요. 무슨 일이라도 경력을 쌓는 계기가 될 텐데'라고 조언하는 것이 더 나은 것임을 알게 된다. 실패하지 않고 안전하게 살고 싶다는 질문에는 '저런! 당신은 이미 실패하고 있어요'라는 조언은 아프지만 습관적 대응을 넘어서는 진실을 보여주는 대답이다.

이시하라 아키라는 "우리 회사(병원)는 악덕 기업이에요"라는 말에 "목까지 푹 담그세요"라고 제안한다. 어떤 환경에서도 배움이 가능하고 자신을 수양할 수 있기 때문이다. 문제는 최대한 몸을 푹 담근 사람만이 그것을 얻을 수 있고, 의미를 발견할 수 있다는 것이다. 그리고 그런 사람만이 조직 자체의 변화를 이룰 수 있는 가능성을 열 수 있다.

나 혼자 아무리 애를 써도 병원은 어차피 변하지 않는다는 습관적 대응의 해결책은 바로 "정답입니다. 하지만 문제는 '혼자서'라는 점이에요"에서 찾아야 한다. 혼자서 모든 짐을 해결하려는 태도는 헛된 노력이 될 공산이 크다. 힘이 점점 빠지기 때문이다. 그런데 이 조언에 대해 병원 생활을 어느 정도 한 사람들은 "나도 직원들을 신뢰하고 싶죠. 그런데 솔직하게 그들을 신뢰하기 어려워요. 왜냐하면 그들은 그리 미덥지 못하거든요"라고 말한다. 신뢰를 보내는 것에 두려움이 있다면, 이미 그 내면 대화의 결론은 뻔하다. 원장을 신뢰하지 못하겠다는 직원도 마찬가지다. 신뢰하기가 정말로 그렇게 어려운 것일까? 두려움을 넘어선 신뢰를 남들에게 베풀려면 어떻게 해야 할까?

신뢰하고 싶지만 믿지 못하겠다

인터넷을 이용해서 중고책을 구매한 경험이 있는 사람이라면 잘 알 것이다. 중고 사이트를 통해 중고책을 구매하면, 중고책을 판매하는 사람이 책을 보내줘야 한다. 얼굴을 몰라도 판매자를 믿고 구매한다. 일면식도 없고 개인끼리의 상품 구매인데도 서로 신뢰하고 물건을 사고파는 데, 왜 같이 일하는 직원들은 충분히 신뢰하지 못할까?

상대방을 골탕 먹이려는 마음을 먹고 출근하는 사람은 없다. 누구나 마음속으로는 일을 잘하고 싶어한다. 그렇지만 직원들을 신뢰하면서 팀을 만들려고 하면, 내면에서 신뢰를 방해하는 생각이나 판단 또는 감정이 올라온다. 왜 서로를 신뢰하지 못할까? 신뢰하지 못하는 마음을 들여다보면, 그 밑바닥에 '두려움'이 보인다. 누군가를 지나치게 신뢰한다면, 그 신뢰가 부메랑이 되어 자신에게 해를 입힐 수 있다는 막연한 두려움말이다. 또한 신뢰를 했는데도 일이 잘못되거나 상대방의 실수로 문제가 생긴 경험들도 있다. 그래서 가능한한 조심하려고 한다. 어쩌면 당연한 일이다. 그런데 여기에도 습관적 반응이 숨어있다. 그것을 바로 알고 넘어서야 또 다른 기회가 열린다.

노스웨스턴 대학 켈로그 경영대학원의 교수인 키스 머니건은《두 낫싱》이라는 저서에서 매우 독특한 신뢰의 함정을 이야기한다. 그것은 신뢰하는 사람과 신뢰를 받는 사람의 심리에 대한 이야기다. 예를 들어 당신이 직원 중 누군가에게 신뢰를 보내는 쪽이라면, 그 심리는 어떠할 것 같은가? 신뢰를 하는 쪽은 자연스럽게 자신이 위험할 수 있는 것에 특별한 관심을 보인다. 혹시나 하는 마음, 즉 앞서 말한 두려움을 느낀다. 이 감정은 자연스러운 습관적 반응이라 할 수 있다. 그런데 여기에는 중요한 것이 빠져있다. 그것은 나의 시선에서 빠져나와 상대방의 시선으로 보면 잘 알 수 있다. 바로 신뢰를 받는 쪽의 심리적인 과정을 들여다보는 것이다. 신뢰하는 쪽은 두려움을 느낄 수 있지만, 반대로 신뢰를 받는 쪽에서는 스스로의 위험성을 전혀 떠올리지 않는다. 도리어 자신이 받을 수 있는 혜택에 더 관심을 갖는다. 그리고 '잘하고 싶다'

는 마음의 부담을 느낀다. 한쪽은 위험성의 상정, 다른 한쪽은 혜택이나 잘하려는 심리를 보이는 것이다. 요컨대 오직 신뢰를 해야 할 쪽에서만 위험을 상정하게 된다는 것이다.

이것이 왜 중요할까? 신뢰를 하는 쪽의 입장에서 바라보면 위험만이 보이지만, 반대의 입장에서 들여다보면 왜 신뢰해야 하는지 당연하게 깨닫게 되기 때문이다. 당사자의 시각으로 보면 애매한 것이, 관찰자적인 시각에서 보면 전혀 다르게 보이는 것이다. 즉, 신뢰를 하는 쪽은 습관적인 두려움을 당연히 나타내므로 의식적 결정이 분명히 필요한 것이다. 그러니 상대를 더 신뢰하도록 스스로 의식적 조정을 해야 한다. 다시 말해 내면의 심리적 기본 습관 패턴은 '신뢰해야 할 순간에 위험을 상정한다'는 것이며, 이 위험 때문에 방어적 태도를 취한다면 선순환이 아니라 악순환이 이뤄질 수밖에 없다는 사실을 잊지 말아야 한다.

모두에게 필요한 리더십 법칙과 대화의 법칙

신뢰의 중요한 사항을 좀 더 이해하기 쉽게 알아보기 위해 머니건 교수가 주장하는 리더십 법칙을 먼저 알아보자.

"당신이 가장 원하는 반응을 생각한 다음, 그 반응을 극대화하기 위해 당신이 선택해야 할 행동을 결정하라."

누군가의 행동은 일종의 원인이 되어 그에 따른 반작용을 불러일으킨다. 그렇다면 이런 질문을 해볼 수 있다. 당신이 리더라면 '리더인 당신의 작용'이 중요할까, 아니면 '당신의 작용에 따른 팀의 반작용'이 중요할까? 제대로 된 리더라면 팀원들의 반응이 더 중요하다는 사실을 당연히 알 것이다. 그런데 현실에서는 대부분의 경우 이렇게 하지 않는다. 리더들은 자신의 활동에 대해, 앞으로 무엇을 할지에 대해 가장 많은 생각을 한다. 팀원들의 반응보다 목표나 성취만을 고려하려 한다. 이것은 '주의'를 줘야 할 곳에 제대로 관심을 기울이지 못하고 있음을 의미한다. 당사자의 시선과 습관의 상자에 갇혀 한계를 자초하는 상황인 것이다. 리더라면 당연히 자신의 노력보다는 팀원들에게 바라는 '자신이 원하는 반응'에 주안점을 두고, 이것을 어떻게 끌어낼지 심사숙고해야 한다.

아무리 좋은 의도 때문일지라도 리더가 자신의 활동에 주안점을 두는 상황에서 직원들이 그 활동을 긍정적으로 해석하고, 리더 자신의 의도대로 따라와주기를 바라는 것은 무리다. 아주 간단한 이 리더십 법칙은 '상식적으로 먼저 떠올리는 것을 거꾸로 하라'고 요청하는 내용이다. 습관에서 벗어나기 위해 필자가 앞에서 계속 강조한 내용이기도 하다. 이것은 '우리의 자연스러운 성향을 알아차리고 선택하라'는 이야기이며, '습관 너머 습관'®의 이야기다. 앞서 살펴본 심판자와 학습자의 리더십 버전이라고 할 수 있다. 이 접근 방식은 근본적으로 아주 중요한 차이를 만들어주는 전환점이기도 하다.

보통 리더십에 관련한 내용을 보면 팀원들의 시각을 수용하라거나,

팀원들에게 초점을 맞추라고 주문한다. 적극적으로 경청하라는 주문도 많다. 그런데 이 작은 리더십 법칙의 관점으로 본다면 이 주문들은 너무나 당연하고 중요한 것임을 알 수 있다. 이런 제안을 들을 때 우리가 리더라면 우리 머릿속의 한 부문은 위험을 상정한다. 이는 뇌의 분업 구조상 어쩔 수 없는 것이다. 이중성을 인정하고 어디에 주의를 줄지 결정하는 것이 필요할 뿐이다. 자연스러운 '인간의 반응체계(원초적 습관)'로 본다면 '왠지 내가 손해보는 듯하며, 그들을 어떻게 믿을 수 있는가?' 하는 심판자적 질문으로 나아가게 한다. 리더십 법칙은 학습자의 질문에 대한 관계의 버전이자, 관찰자의 시선을 구체적인 현실에 적용하는 데도 큰 도움이 되는, 아주 간결하지만 효과적인 법칙임이 분명하다.

이제 다시 신뢰에 대해 고민해보자. 타인을 신뢰해야 할 경우 자연스럽게 떠오르는 첫 생각, 즉 신뢰할 것인가 신뢰하지 않을 것인가는 잘못된 방향의 질문이다. 심판자적 질문이기 때문이다. 머니건 교수는 이렇게 말했다.

"이것은 신뢰에 접근하는 잘못된 방법이다. 물론 중요한 첫 번째 질문은 신뢰하느냐 여부일 것이다. 그러나 이 질문에 대한 답은 당신의 두려움에 대한 답이기도 하다. 따라서 이 질문에 대한 당신의 답이 '네'라면 더 이상 두려움이 이 상황에 개입되지 않도록 해야 한다. 그리고 '얼마나 신뢰해야 하는가?'라는 질문이 아니라, 신뢰를 통해서 쌍방이 이익을 얼마나 얻을 수 있느냐가 주안점이 되어야 한다. 다시 말해 누군가를 신뢰하기로 결심한 리더라면, 자신이 얼마나 많은 위험을 감수하느냐보다, '그를 얼마나 더 신뢰할 수 있느냐'를 숙고해야 한다. 이미 고비를 넘겼고 신뢰하기로 마음먹었다면, 이제부터는 아래쪽이 아니라 위쪽을 향해야 한다. 심지어 위험이 당연하다는 생각이 들지라도 말이다. 이것은 당신의 자연스러운 성향을 멀리함으로써(본능적 생존 위주의 습관), 또 당신이 일단 참여한 이상 손을 뗄 수 없음을 깨달음으로써 일을 훨씬 더 잘할 수 있는 또 다른 상황이 된다. 이제 당신은 얼마나 신뢰할 수 있는지만 생각해야 한다."

이것을 좀 더 쉽게 예를 들어 살펴보자. 여러분이 만일 한 팀원을 이끈다거나 그와 '소망하는 관계'를 만들려 한다면 대부분 감수해야 할 위험 때문에 간섭을 하거나 부분적인 신뢰만을 보낼지도 모른다. 그런데 상대는 자신이 부분적으로 신뢰받고 있다는 것을 안다면 '왜 나를 더 신뢰하지 않을까?'라는 자연스러운 의문을 갖는다. 이럴 경우 신뢰를 받는 쪽이 보답하려고 하는 자연스러운 반응을 철회한다. 그러니까 장기적으로 자발성을 죽이고 적극적 참여를 못하게 만들어버리는 것과 같다. 결국 리더들이 택할 수 있는 방법은 양다리를 걸치거나 부분적으로 신뢰하는 대신 '상대를 더 많이 신뢰함으로써 일을 더 잘 할 수 있는 환경'을 만들어주는 것이다.

해법은 오직 하나다. 리더십 법칙의 논리를 따르면서 자신의 행동을 선택하기 전에 상대방의 반응을 먼저 생각하는 것이다. 이것은 리더뿐만 아니라 모든 직원들이 따라야 할 원칙이다. 그리고 사람들이 이 신뢰에 얼마나 잘 반응하는지를 스스로 깨달아야 한다. 신뢰를 해야 할까 말아야 할까는 완전히 잘못된 심판자적 질문이다. 신뢰해야 할 위치에 있다면 더 신뢰하는 것만이 유일하고 가장 효율적인 대안이다.

두려움과 위험에 대한 반응이 신뢰와 관련된 문제에서 미흡한 결정을 내리게 만든다. 위임할 때 생길 수 있는 실수 때문에 전전긍긍하게 만든다. 그래서 상대를 부분적으로 신뢰하게 만들고, 본인이 더 많은 일을 하는 것은 아닌지 고민한다. 그렇게 악순환이 이루어진다. 신뢰에 따른 위험을 수용하는 것이 신뢰하지 않아 생기는 악순환을 막는 유일한 대안이다. 이것을 다른 각도에서 살펴보면 '상대방의 관점을 넘어 더 큰 시각으로 문제를 확장하는 것'이고, '공감하는 능력을 향상시키는 것'이기도 하다. 역시나 '공감'이 중요한 요소다. 일의 의미를 느끼는 핵심에도 공감이 있다. 직원 우선의 정책을 끌고가는 일도 공감이 주는 힘을 받아들임으로써 가능하다. 공감은 원초적인 두려움을 넘어서게 만드는 'WHY'를 계속 공급해주는 원천이기 때문이다. 이렇게 공감하는 습관은 우리 내면의 자연스러운 성향 중 하나인 두려움을 극복하는 중요한 '습관 너머 습관'®이다. 공감과 두려움은 같은 뇌 회로의 선택이라는 사실도 기억해야 한다.

결론을 내리면, 오직 2가지 선택이 우리 앞에 있다. '신뢰할 것인가'

아니면 '세부사항을 통제할 것인가'와 그것에 대한 대응이다. 신뢰에는 위험이 따른다. 그러나 신뢰를 하면 상호 이익이 극대화된다. 리더가 신뢰를 통해 얻을 이익과 팀원들이 얻을 이익을 생각해보라. 물론 개인의 능력에 따라 신뢰를 하되 대상자의 상태나 수준에 맞춰 대책을 같이 고민하고 같이 해결할 방법을 모색할 수는 있다. 그러나 그것이 올바른 과정이 되려면 결국 신뢰가 기반이 되어야 한다는 사실에는 변함이 없다.

늘 진심으로 일할 수 있을까?

사람들은 누군가를 만나면 은연중에 습관적으로 대한다. 이 습관적인 반응은 바로 물물교환식 또는 눈치보기식 관계라 할 수 있다. 물물교환식 관계는 당신이 나에게 무엇을 줄 수 있는지를 기준으로 바라보는 것이다. 또는 내 이야기를 하면서 상대방이 동의하면 좋지만, 아니면 포기하는 식의 관계다. 눈치보기식 관계는 물물교환식 관계에서 한발 더 나아간 것이다. 오직 상대방에게 잘 보이기 위해서 자신을 끊임없이 포장하거나 상대방의 대응에 맞춰 반응하는 것이다. 이것은 앞서 살펴본 신뢰하기의 기준으로 다가가는 것과는 다른 습관적 자동반응이다. 여기에서 벗어나 대응하려면 어떻게 해야 할까?

신뢰의 대화란 쌍방 간의 이익에 초점을 맞추는 것이라고 앞서 말했다. 더 명확하게 말하면 '자신의 원래 의도인 신뢰와 진정성을 기준으로 대하는 것'을 이른다. 관계의 목적을 상대에게서 뭔가를 얻어내는 것이 아니라 이 관계에 부여하고자 한 원래 의도인 진정성을 기준으로 다가가는 것으로 설정하는 셈이다. 매순간 '진심이 아니라 반응적인 것'을 넘어서려고 하는 것이다. 그러므로 자신이 다시 습관적이 되었는지 확인하려면 관계의 모든 과정에 '습관 너머 습관'®의 관점을 더 자주 적용해야 한다. 단 한순간도 원래의 신뢰 또는 자신의 원래 의도를 거부하지 않아야 한다. 진심을 담은 신뢰로 관계에 다가가면 더 당당하면서도 누구와도 열린 대화가 가능하다. 동시에 자연스럽게 소망과 소망을 연결할 수 있는 장이 만들어진다. 소망과 소망을 연결하는 것은 억지로 한다고 가능한 것이 아니다. 당당하게 해야 하는 것이다.

생각 더하기

소망과 소망을 더한 관계

물론 병원 전체를 대상으로 하면 좋겠지만, 그게 어렵다면 당신이 속한 팀에서부터 시작해보자. 전부가 아니니까 안 된다고 할 필요는 없다. 단순히 친한 동료가 있기만 해도 회사를 다닐 이유를 만들어내는 것이 인간이다. 관계에 더 깊이 들어가면 일의 의미가 확대되고, 공감을 회복하는 중요한 단초를 얻을 수 있다.

당신이 팀장이 아닌 부서 직원이라면 자신의 가장 친밀한 사람과 함께해보고, 자신의 앞서 일에서 의미를 찾은 이야기를 나누는 것부터 시작한다. 어떤 조직에서라도 이런 긍정적인 에너지를 나누는 사람은 당연히 더 높게 평가받는다. 혼자만 아니면 된다. 신뢰를 하면서 가면 된다. 전부가 아니면 의미가 없다거나 별 수 없다는 습관의 목소리를 따르지 않으면 된다. 다음의 느긋한 저녁식사의 기술을 활용하라.

느긋한 저녁식사의 기술

소망과 소망을 더한 관계를 만들려면 단순히 위로를 받는 관계를 넘어서야 한다. 도움을 주고받는 관계를 이루기 위해 소망을 드러내놓는 관계로 발전시켜야 한다. 이것은 그리 어려운 일이 아니다. 문제를 나누는 과정(위로)에서 긍정적인 소망에 집중하는 것으로 시작해보자. 가장 좋은 예는 바로 종교적 모임이나 주변의 공동체 모임이다.

순서는 물론 중요하다. 자신의 취약성을 말하고, 인간미를 드러내는 것이 먼저다. 그리고 라이프라인 관계로 발전시킨다. 키이스 페라지는《혼자 일하지 마라》에서 이런 관계의 토대를 만드는 마인드와 실제 경험담, 라이프라인 관계를 만드는 기술을 상세히 기술한다. 키이스 페라지는 그 핵심 기술을 '느긋한 저녁식사 기술'이라고 부른다. 관계를 깊게 해서 소망을 연결하기 위한 지점까지 이어갈 방법이 바로 이 기술이다. 누구라도 처음부터 자신을 드러내는 것은 상대방을 방어적으로 만들 수 있기 때문이다. 이때 핵심은 '느긋함'이다. 목표를 달성하기 위해 시간에 쫓기는 것이 아니라 서로를 알아가면서 솔직함, 취약성, 소망을 자연스럽게 나눠야 한다. 서로가 안전함을 느끼도록 배려하는 것이 중요하다. 일종의 담장을 허무는 과정인 것이다. 그리고 느긋하게 서로의 관심사를 공유한다. 이 과정에서 각자의 삶에 변화를 추구하고, 더 성공하려는 욕망을 같이 인식하게 되면 뭔가를 함께할 수 있는 가능성이 열린다.

키이스 페라지는 이 부분에서 '역할 놀이'를 제안한다. 이미 친밀한 관계인 것처럼 행동하는 역할을 하라는 것이다. 모든 사람이 이런 소망을 같이 나누며 라이프라인 관계를 추구하는 것을 원하지 않을 수도 있고, 서로의 가치관이 다를 수도 있다. 그것을 확인하는 가장 좋은 방법은 그 사람과 이미 라이프라인의 관계인 것처럼 행동해보는 것이다. 상대방의 반응을 보면 그 관계를 더 깊은 차원으로 가져갈지 아닐지 알 수 있기 때문이다.

이 역할에서 꼭 해야 할 것이 바로 자신의 꿈에 대한 이야기다. 스스로의 삶과 직업을 어디로 향하게 하고 싶은지 드러내야 한다. 당신의 과거가 어떠했고, 어디로 가고 싶은지 미리 고민해야 한다. 스스로 고민과 대안을 찾으려는 노력도 얘기해보면 좋다. 그리고 여기서 조언을 구해본다. 조언을 들어보면 상대의 의도를 어느 정도 알 수 있기 때문이다. 마지막으로 라이프라인의 관계가 될 가능성이 있는 사람에게는 당신이 달성하고 싶은 것을 완수하도록 도움을 줄 수 있게 해달라고 요청해본다. 이런 요청과 더불어 정기적으로 만날 수 있게 해달라고 한다. 다시 만날 약속도 정한다. 그러면 색다른 시간 활용의 순간이 형성된다.

습관의 관점에서 강조하려는 것이 다름 아닌 색다른 시간을 위한 의도적인 접근이다. 대부분의 자연스러운 관계는 이미 위안의 수준만을 예상하고 그 정도에 머물기 때문이다. 저명한 경영학자이자 컨설턴트로 알려진 마셜 골드스미스는 키이스 페라지의 이런 제안에 대해 이렇게 말한다. "내가 만일 사회에 첫발을 내디딜 때 이 책《혼자 일하지 마라》를 알았더라면, 지난 30년 동안 시행착오를 저지르지 않았을 것이다. 진심으로 성공하고 싶다면 이 책을 읽고 당장 자신의 지원 그룹을 결성하라고 강력히 권하는 바이다."라고 말한다.

어느 누구도 틀리지 않았다

자주 듣는 비유가 있다. 장님이 코끼리를 만지는 우화다. 코를 만진 이는 "길다"라고 한다. 옆구리를 만진 사람은 "벽과 같다"라고 하고, 다리를 만진 이는 "기둥 같다"라고 한다. 꼬리를 만진 이는 "가늘고 길다"고 한다. 이 우화는 인식의 한계, 즉 전체를 보지 못하는 상황을 꼬집을 때 활용된다. 그러나 이 우화가 알려주는 또 다른 교훈이 있다. 어쩌면 그것이 더 중요할 수도 있다.

이렇게 질문을 던져보자. 앞서 장님의 말이 틀렸나? 그렇지 않다. 모두 맞는 이야기다. 다들 맞는 얘길 하고 있지만, 단지 코끼리의 전체를 잘 모를 뿐이다. 그런 면에서는 모두 부족하다고 보면 된다. '내가 옳으면 네가 그르고, 네가 그르면 내가 옳다'는 것이 아니라 '나도 옳고 너도 옳으며, 네가 그르면 나도 그르다'는 관점이 더 현실적이고 올바른 관점이다. 이것을 쉽게 표현하면 'I am OK. You are OK'다.

문제가 생기면 다른 사람과 함께 이겨나가야 한다. 다른 사람의 견해를 듣는 것은 결코 자존감을 낮추는 일이 아니다. 누군가가 나의 잘못을 지적할 때 그냥 '그렇구나' 하면서 받아들여도 자신이 무너지는 것이 아니다. 오히려 '내가 그랬구나'하는 순간 자신이 대응할 시간적 여유나 돌아볼 마음이 생기고, 상대방도 더 이상 이야기를 하지 않을 것이다. 이 'I am OK. You are OK'의 코끼리 비유를 마음속에 깊이 간직할 때 비로소 남들에게 자신을 드러내고, 신뢰를 기반으로 한 소망을 나누는 관계를 맺기도 쉬워질 것이다. 누구도 틀리지 않았다. 단지 일부만을 보고 있을 뿐이다.

'I am OK. You are OK'에는 또 다른 장점도 있다. 새로운 사람을 만날 때 추측에서 비롯된 쓸데없는 가정을 하지 않을 수 있다는 점이다. 지금 나는 상대의 일면만 볼 뿐이고, 그것은 내가 알고 있는 사실이다. 이때 우리는 가능하면 상대를 긍정적으로 바라보고, 상대에 관심을 갖고 배려하고, 자신을 드러내는 것에 옹졸할 필요가 없어진다. 만일 누군가에게 다가가려 하는데 자신의 생각 습관이 '저 사람은 나를 이해하지 못할 거야'라거나 '저 사람은 완고하니 내 감정을 감춰야 돼'라고 속삭이고 있는가? 그렇다면 과감하게 저 사람의 마음속에도 내가 좋아하는 다른 사람의 것과 똑같은 마음이 있을 것이라 가정하자. 그리고 소중함을 나누는 것에만 집중하면서 눈을 바로 쳐다보고 시간을 나눠라.

마지막으로 현실적인 조언 중 하나는 '도움에 익숙해지는 것'이다. 즉, 신뢰를 바탕으로 도움을 구하는 것에 익숙해져야 한다. "도와주세요"라고 말하려다가 자존심이 상해 아예 그런 말을 고려조차 하지 않게 된 사람도 있다. '도와주세요'를 '나는 부족하다'라는 등식으로 받아들이는 사람이라면 더욱 그렇다. 습관은 안전하다고 느끼는 공간이다. 나를 드러내려면 바로 그 안전지대에서 스스로 나와야 한다. 그리고 동시에 상대방이 자신을 드러내는 것에 대해 안전하다고 느끼도록 해야 한다. 신뢰를 하려면 더 신뢰하는 것이 답이다. 사람들은 대부분 '뭔가를 얻게 되면 뭔가를 줘야 한다'는 생각을 당연하게 여긴다. 이 생각 때문에 누군가에게 도움을 구하려는 순간 그 대가로 내가 별로 줄 수 있는 게 없다는 기본적인 두려움이 생긴다. 그렇기에 우리의 생존 본능은 모든 것을 혼자 해야 한다고 내면에서 주장한다. 그러나 이것은 그냥 결핍의 렌즈일 뿐이다.

도움을 요청하면서 생기는 두려움을 어떻게 넘어설 수 있을까? 그것은 바로 상대방의 입장에서 생각해보는 것이다. 상상해보자. 당신에게 누군가가 진지하게 고충을 이야기하고 의견을 묻는다면 어떻게 대응할까? 화가 날까? 이용당한다는 생각이 들까? 아니다. 오히려 뿌듯할 것이다. 사실, 자신의 조언을 구하는 사람을 싫어할 사람은 없다. 이것을 다른 말로 표현하면 '누군가를 도와주려는 좋은 감정을 애써 외면하지 말라'는 것이다. 공감에 대해 앞서 이야기한 내용을 보면, 공감은 누구에게나 각인되어있는 자연스러운 성향이라 할 수 있다. 신뢰에 대한 최고의 조언은 신뢰하기다. 마찬가지로 도움을 청하는 최고의 방법은 도움을 직접 청하는 것이다.

'호구'가 되지 않으면서 조직의 습관을 넘는 법

한 경영학과에서 대형 컨설팅사에 근무하는 컨설턴트 3,500명을 대상으로 의미 있는 조사를 했다. 이 연구에서는 회사 기록을 참고해 매주 신입사원을 돕는 정도, 부하직원에게 조언을 해주는 정도, 동료들과 정보나 전문지식을 나누는 정도 등 베푸는 행위를 많이 하는 컨설턴트들의 1년을 추적 조사해 연봉 인상이나 해당 개인의 발전 속도, 승진 여부 등을 분석했다. 남들에게 신뢰를 주면서 베푸는 특성을 보인 이들은 어떤 결과를 얻었을까? 흔히 '기버(Giver)'라고 분류되는 이들은 안타깝게도 연봉이 상승된 경우가 상당히 적었고, 승진에서도 뒤처지는 것으로 나타났다.

이 연구 결과를 곡해하면 안 된다. 단지 '눈치 빠른 사람들'이 일시적으로 연봉 상승이나 진급이 빨랐던 것으로 봐야 한다. 그렇다면 이 조사의 결과가 주는 교훈은 하나다. 바로 '호구'가 되지 않는 일종의 기준이 필요하다는 것이다. 당신의 좋은 의도를 역이용하려는 상사가 있는가? 그렇다면 당연히 다르게 대응해야 한다. 그렇다면 어떻게 해야 할까? 그 기준은 바로 소망에 대한 연결이 이루어지는 상황과 그렇지 못한 상황을 구별해 대응하는 것이다. 예를 들어 지나치게 탐욕적인 상사 밑에서 상사를 신뢰하기만 한다면 호구가 되기 쉽다. 이기적인 직원 때문에 오히려 성실한 다른 직원들이 해를 입을 수도 있는 것이 현실이니 말이다. 소망을 나누지 않는 사람과는 소망이 연결되는 것이 아니라, 오히려 그 사람에게 이용 대상이 될 수 있다. 이때 중요한 것이 바로 소망이 연결된 것인지 아닌지를 분명하게 확인해야 한다는 점이다. 우리 주변에는 나쁜 습관에서 아직 벗어나지 못한 채 스스로 벽에 갇혀있으면서 상대방을 이용의 대상으로 몰고가려는 사람이 분명히 있다. 흔히 '테이커(Taker)'라 부르는 이 유형은 자신의 이익만을 위해 행동하는 사람을 일컫는다. 물론 소망을 통해 이들이 이런 태도에서 벗어나게 할 수도 있지만, 그것은 온전히 그들의 몫이다. 앞서 기버의 개념과 관련해 소개한 애덤 그랜트 교수는 테이커를 구별할 때 겉으로 드러난 행동, 예를 들어 일상의 예의나 일에 대한 태도 여부로는 알 수 없다고 말한다. 오히려 평소에 하는 말에서 '나'를 항상 내세우거나 자신의 성과를 과대하게 표현하려는 경향이 있는지 확인해보면 그들을 더 정확하게 알 수 있다고 말한다. 이는 조직 습관의 한계를 '나의 관점'에 집착해서 보는 것과 동일하다. 다시 말해 겉으로 드러난 행동보다 소망을 연결해보고 신뢰를 최대한 주는 것은 필요하지만, 상대방이 소망에 연결되지 않는다면 다르게 대응할 필요가 있다는 의미다.

이런 상황에 대한 가장 중요한 기준은 신뢰를 보내는 것을 줄이는 것이 아니라, 신뢰를 줘야 할 대상과 관심을 가져야 할 대상을 잘 선택하는 것이다. 병원 업무 과정에서 만나는 많은 사람들 사이에서 신뢰를 바탕으로 소망을 나누고, 힘을 서로 북돋워줄 수 있는 라이프라인 관계를 만드는 일에는 선택과 집중이 필요하다. 소망이 연결되지 않는 사람(테이커) 때문에 신뢰를 철회할 것이 아니라, 더 좋은 곳에 신뢰를 보내면 되는 것이다. 그리고 아직 우리 주변에는 그런 소망을 연결해주기를 원하고, 소망을 통해 자신의 꿈을 드러내 '처음처럼'이 되기를 바라는 사람이 많다는 것을 잊지 말아야 한다. '신뢰의 철회' 대신 '선택의 지혜'가 필요할 뿐이다. 물론 신뢰를 쌓기는 무척 어렵다. 그러나 상대의 소망에 대한 진실성을 의심하며 신뢰를 철회하는 것은 무척 쉽다. 물론 쉬운 것을 위해 처음부터 신뢰하지 않기로 하는 것은 어리석은 선택이다.

그렇다면 좀 더 구체적인 지침으로는 무엇이 있을까? 심리학자인 그랜트 교수는 지나친 신뢰, 과도한 공감, 소심함을 넘어서라고 제시한다. 테이커에게는 신뢰를 전적으로 보낼 필요도 없으며, 자신의 공감을 억지로 멈추지 않아도 된다. 좋은 의도를 가진 사람들 중 대부분은 '혹시 상사에게 피해가 가지는 않을까?' 걱정하며 의견을 소심하게 내세운다. 그러나 이렇게 할 필요는 없다. 그렇다면 어떻게 대응해야 할까? 그랜트 교수는 협상 전문가의 연구 결과를 통해 중요한 관점을 제시한다. 바로 '생각에만 공감하기'다. 흔히 공감 수준을 높이면 상대방의 모든 감정적 상태 및 느낌까지 고려 대상이 된다. 상대방의 그런 세부적인 사항에 감정 이입을 하면 당연히 소심하게 대응할 가능성도 높아진다. 그리고 본인이 선택할 수 있는 대안들을 줄인다. 이럴 때 중요한 것이 바로 상대방의 생각이나 상대방의 이익에만 집중하는 것이다. 그러면 본인의 이익을 포기하지 않고도 서로 만족할 만한 결론을 얻을 가능성이 높다.

그랜트 교수는 소심함에 대한 좋은 해결책도 제시한다. 사실, 누구든 상사를 불편하게 만들기를 어려워한다. 또는 '인간적으로 좋아하는 누군가를 불편하게 해야 한다'는 것도 내켜하지 않는다. 예를 들어 누군가를 질책하거나 자신의 이익을 요구해야 하는 급여 협상 때에는 더욱 그렇다. 이럴 때 최고의 방법이 무엇일까? 그것은 바로 '새로운 역할을 맡아보는 관점'을 취하는 것이다. 예를 들어 급여 협상에서는 급여 인상을 요청하는 대상자가 아니라 다른 사람의 급여 인상에 대해 조언해주는 멘토가 되어보는 것이다. 또는 다른 사람의 급여 인상을 대신 처리해주는 일종의 대리 협상가로의 관점을 취하는 것이다. 가족을 대변한다거나 자신이 속한 팀을 대변한다는 역할 관점을 추가해봐도 좋다. 이렇게 하면 소심함에서 벗어날 가능성이 훨씬 높아진다.

어떤 것이든 자신의 관점에서 벗어나 추가적인 관점을 수용하게 되면 무엇을 이야기해야 할지 뚜렷하게 보이기 마련이다. 단지 내 것이라면 양보할 수도 있겠지만, 다른 사람들의 것까지 내가 책임진다고 할 경우 그 대응 방식은 당연히 달라지기 때문이다. 그러니 더 당당해질 필요가 있다.

6. 병원을 위한 핵심습관전략 네 번째, 쓸데없는 사실 vs 밝은 것

부정적 사실 '너머' 또 다른 진실

세계적으로 유명한 경영컨설턴트로 70여 개국에서 1만여 명을 교육시킨 이력을 지닌 스탄 슬랩은 《나를 꿈꾸게 하는 회사》라는 독특한 책에서 이렇게 주장했다. 즉, 조직 습관 때문에 자신의 가치를 종속시켜야 하는 환경은 뇌의 본능적인 생존 본능을 거스르는 바, 그땐 'WHY'가 작동하지 않는다는 것이다. 조직의 압력이 강하거나 조직에 몰입되지 않으면 뇌는 자신이 위협을 받고 있다고 간주한다. 결국 위협에 대한 변연계의 투쟁도피적 생존 본능 때문에 뇌는 방어 작용을 일으키고, 절대 감정적으로 헌신하지 못하게 만듦으로써 감정적 분리를 진행한다는 것이다. 즉, 편도체가 'WHY'를 통한 가치를 직업에서 발견하지 못하면 위협에 대한 소극적 대응이 지속될 수밖에 없다는 이 지적은 진실인 동시에 매우 엄중한 요청을 던진다. 자신의 가치와 조직의 가치를 어떻게 해서라도 통합시키는 노력을 취하지 않으면 부족한 삶을 살 수 밖에 없을 것이라는 의미이기 때문이다. 사실, 일과 사생활은 일치될 수밖에 없다. 한쪽에 구멍이 나면 다른 쪽도 그런 것이다.

많은 사람들이 조직이 습관의 벽에 갇혀있기 때문에 스스로 가치를 주장하지 못하고, 그런 자신의 부족한 모습 때문에 부하직원에게 그것을 말하지도 못하는 경우에 놓인다. 이는 대부분의 중간관리자가 겪는 고충이다. 마찬가지로 병원에서도 자신이 그런 가치를 주장하는 것을 용납하지 않을 것이라 판단하면서 스스로 쉽게 포기하게 만든다. 이때 직면하는 현실은 분명히 부정적이지만 사실이기도 하다. 그런데 스탠슬랩은 본인의 경험과 교육한 사람들의 예를 들면서 절대 그렇지 않으며, 그런 판단이야말로 넘어야 할 습관적 대응이라고 단언한다. 가치를 주장하는 일에 소극적이 되는 것이 사실이기는 하지만, 그 너머에 있는 또 다른 진실도 봐야 한다고 강조한다. 그럼 그 진실이 무엇일까?

쉽게 말해 '우리 병원에서는 그런 공감이나 소망의 연결 같은 것은 어림도 없고, 원장이 당연히 반대할 것이라고 믿는 것' 또는 '우리 병원의 직원들은 이런 것들을 도입해봐야 관심도 없을 것'이라고 단정하는 것이 바로 습관의 한계라는 것이다. 물론 그럴 수 있다. 그런데 그것은 한쪽 면만을 봤기 때문에 나온 결론이다. 어떤 조직이라도 직원들이 '관심'을 갖고 일하는 것을 당연히 반긴다. 그런데 직원들을 존중한다면서도 '우리 병원에서는 안 될 것'이라 여기는 것은 필요한 변화를 힘으로 밀어붙이기 위한 변명에 불과하다. 어떤 직원이라도 진심으로 의미를 추구하게 만든다면 헌신을 이끌어낼 수 있다. 다만 사람들은 그 과정에 대해 두려움을 느끼면서 '안 될 것 같다'고 지레 포기하는 것이다. 이것이 바로 조직 습관의 벽이다. 원장이든 직원이든 누구의 시각에서든 관심을 끌어내려면 강압적인 방법을 쓰거나 규칙이 필요하다고 보는 것이다. 다시 말해 누구라도 긍정적 일탈을 목표로 하기가 '어렵고 두려워서' 그저 그런 정책을 채택하는 것이 진실이다. 이것이 '너머의 진실'이다. 두려움을 서로 주고받으면서 조직 습관 안에 머무는 것이 낫다고 결정하는 것이다.

실제로는 직원들의 감정적 헌신을 막는 병원은 없다. 아무리 '악덕'이라 불리고 그런 정책을 펼치는 병원이라도 직원들이 자발적으로 일하기를 원한다. 병원은 소속된 어느 누구라도 습관의 벽을 깨고 나오기를 희망한다. 애타게 바라기까지 한다. 하지만 누구 하나 그것을 건드리지 못하기 때문에 오늘날 병원 직원들은 물론 원장마저 전혀 변하지 못한 채 직장을 다니는 것이다. 물론 스탄 슬랩은 바로 이것에 주목한다. 그래서 그런 꿈을 나누는 것이 자연스럽게 이뤄지게 할 방법과 스토리를 만들어 현재 자신의 주변에서부터 소망과 소망이 연결되고,

자발성을 바탕으로 새로운 힘을 얻으며, 즐거움과 의미를 만들어나갈 수 있게 할 방법들을 제시한다. 쉽게 말해 다른 사람이나 직원들이 그런 소망을 가지고 있기 때문에 스스로 의미 있는 일을 하고자 하는 사람들의 소망에 당연하게 연결될 것이고, 그것이 가능하다고 말한다.

병원 내부에서라도 꿈과 희망을 나누고, 자발성을 기반으로 스스로를 이끈다면 병원에서 자신의 가치는 올라갈 것이고, 그런 자신을 지지하는 사람들도 생길 것이다. 사실, 아무리 문제가 많은 병원이라도 원장이 신뢰하는 사람은 반드시 있기 마련이고, 그들과 이야기를 나눌 때는 다른 직원들을 대할 때와 전혀 다른 경우가 많다. 그런 차이는 바로 부정적 사실을 넘는 또 다른 진실을 반영한다. 물론 병원의 원장이 신뢰에 따르는 두려움을 느끼고 있고, 누군가는 그 두려움을 벗어나게 해준다는 것이 진실이다. 그래서 스탄 슬랩은 가치를 발견하고 찾아내 공감을 통해 일의 의미를 확인한다면 자연스럽게 병원의 가치와 연결할 방법이 떠오를 것이라고 말한다.

밝은 것 vs 사실이지만 쓸모없는 것

중요한 것은 하나다. 조직 습관의 벽을 넘는 진실을 믿고, 자신의 의미를 찾으면서 숨어있는 소망과 연결해나가면 충분히 가능하다는 그 밝은 것을 '스스로 납득할 수 있는가'다. 다시 말해 일의 의미를 진정으로 추구하고, 소망과 소망을 연결하는 것이 삶을 멋지게 사는 중요한 요소임을, 부정적 사실을 넘어서는 보이지 않았던 진실임을 스스로 납득할 수 있는가다. 자신의 과거 경험에 비춰 고민하는 것으로는 이 문제가 해결되지 않는다. 과거의 경험은 때로 아주 쓸모없는 것이 될 가능성이 크다. 그 이유 중 하나는 과거의 당신이 습관의 상자에 갇혀 행한 것들, 판단한 것들로는 새로운 '습관 너머 습관'®의 길을 판단하기 어렵기 때문이다. 차원이 다른 것이다.

게다가 인간에게는 본능적으로 뭔가를 살피는 습관이 있는데, 이때 자신도 모르게 문제점들을 먼저 살피면서 불가능한 이유를 서둘러 판단한다. 조직이 변화를 이야기하면 직원들의 첫 반응은 내 안전지대가 무너지는 데 대한 두려움이다. 이것은 아주 당연한 습관적 반응이자 단순한 신호로 봐야 한다. 그런데 병원에서는 직원들의 이런 반응을 '거부'라고 받아들인다. 이러한 인간의 습관적인 문제점 위주의 편향을 어떻게 해결해야 할까? 이것은 아이의 시각으로 어른의 삶을 돌아보게 하는 것과 같다. 물론 습관적으로 떠오른 생각을 따라가면 도저히 발견할 수 없다.

습관적 대응은 앞서 여러 측면에서 살펴보았듯이 부정적 지향성을 지닌다. 그러니까 부정적인 문제를 해결하면서 방법을 모색하게 만든다. 이때 '영리한 탈선자'가 되는 것은 그런 부정적인 관점 대신 긍정적인 관점을 현실에 적용하는 행위다. 구체적으로는 '밝은 것 보기' 대신 '쓸데없는 사실을 구별하는 것'이라 부를 수 있다.

문제가 발생했을 때에는 일단 원인을 찾으려고 생각하기 마련이다. 그러니까 '무슨 이유 때문에 그 일이 발생했지?'라고 생각하면서 들여 다보게 된다. 그런데 이렇게 원인을 추적하다 보면, 그 원인이라는 것을 파악하기가 그리 쉽지 않다는 것을 알 수 있다. 왜냐하면 어떤 문제라도 수많은 요인 때문에 발생하기 때문이다. 게다가 그 원인들 중에서 어떤 것이 가장 중요한지를 파악할 때에도, 그 '가장 중요한 것'이 파악하는 사람의 위치에 따라 아주 판이하다. 그러다 보니 다른 누군가는 그게 왜 문제인지도 수긍하지 못하는 경우마저 있다. 쉽게 말해 자신의 관점에 따라, 자신이 중요하다고 여기는 기준에 따라 문제의 원인은 전혀 다르게 보인다는 것이 '우리가 정확하게 봐야 할 진실'이다. 결국, 문제의 원인을 찾는 과정에서의 맹점은 오직 자신이 생각해낸 이유에만 상대적인 중요성을 부여하면서 그 주장이 옳다고 생각하게 만든다.

병원 컨설팅을 하기 위해 면담을 해보면 이런 경우를 자주 목격하게 된다. 병원장은 마케팅의 문제라고 하기도 하고, 기획실에서는 원장이나 직원들의 적극성이 문제라고 한다. 그런데 막상 직원들을 면담해보면 원장과 자신들의 의견 차이가 너무 커서 자신들이 어떻게 해야 할지 모르겠다고 푸념하기도 한다. 그러니까 한쪽은 조직 문화의 문제라고 하고, 다른 한쪽은 마케팅 때문이라고 하고, 또 다른 쪽은 리더십이 문제라고 하는 식이다. 결국 문제에 대해 접근하면 이런 혼란을 경험하게 된다.

왜 이런 현상이 벌어질까? 그리고 이런 상황에서 우리는 어떻게 해야 할까? 조직행동론 전문가이자 행동경제학 분야의 대가인 칩 히스는 저서인 《스위치》에서 우리의 이런 독특한 특성을 한마디로 정의한다. 바로 '사실이지만 쓸모없는 것(True But Useless, TBU)'이라고 말이다. 왜 쓸모없는 것일까? 문제를 아무리 분석하고, 다양한 원인을 확인할수록 우리는 각자의 인식의 한계, 습관적인 관점의 한계에 부딪히기 마련이다. 그러면서 그 골치 아픈 문제들을 모두 해결하는 것은 불가능하다고 결론을 내리는 경우가 많기 때문이다.

그렇다면 우리는 무엇에 집중하는 것이 좋을까? 그 답이 바로 '밝은 것'이다. '밝은 것'이란 해당 문제를 해결했다고 가정하고, 그 해결된 상태가 무엇인지를 정의하고, 그것에 이르는 방법까지 고민하는 것이다. 즉, 문제의 원인을 찾는 행위의 최종 목표가 바로 '밝은 것'인 것이다. 이게 중요하다. 그러니까 실제로 문제의 원인을 보려고 한다면, 원래의 의도에 따라 '밝은 것'에 집중하는 것이 훨씬 효율적이다.

하지만 우리는 과거를 바꾸지 못한다. 따라서 과거에 일어난 일의 원인을 파악하면서 입씨름하기보다는, 과거에서 배우면서 진짜 원하는 상태로 향하기 위해 어떻게 해야 할지를 고민하는 것이 더 낫다. 게다가 우리의 습관적인 생각과 판단의 한계를 직시한다면, 오직 '밝은 것'을 향해 고민을 집중하는 것이 효과적임을 더 잘 알 수 있다.

습관은 과거의 방법이고, 학습된 무기력 또는 상자 안에 갇힌 사고라는 점을 명확하게 받아들여야 한다. 그런 식으로 당신이 믿고 있는 신념들에 영향을 받아 그 습관을 돌파하기 위한 도구를 선택하고, 그 과정에서 경험을 습관의 관점에서 해석했을 것이다. 결국 문제점을 본 것이나 해결책, 해석 모두 당신이 습관적 상태, 즉 상자 안에 머문 채 내린 판단이라면 그것에 의한 각색된 정보들은 한마디로 TBU일 뿐이다.

자, 그렇다면 이제 반대로 정말 원하는 것을 상상해본다. 분명히 더 많은 그림들이 그려질 것이고, 다른 대안들도 상정될 것이다. 긍정적인 상상, 긍정적인 상태 앞에서는 마음이 갑자기 열리고 다른 사람의 의견에 더 다양한 추가 의견을 끊임없이 덧붙이게 된다는 사실을 알 수 있다.

스탄 슬랩의 '밝은 것 보기'에 꼭 맞는 예가 있다. 놀라운 힘을 발휘한 한 병원 원장의 꿈과, 그것을 이루는 방법에 대한 스토리다. 짧은 이야기지만 실제로 구성원들이 원장을 믿고 따르게 한 결정적인 기준점이 되었다. 즉, 엄청난 문제들을 스스로 해결하는 기준점이 되어준 것이다. 그것이 바로 미래의 밝은 것에 대한 정확한 비전이 주는 힘이었다. 이 병원 원장은 일단 자신이 이전에 다른 병원에서 재직할 때 생활에서 어떤 불편이 있었는지, 직원들을 위해 어떤 병원을 만들고 싶은지에 대한 명확한 비전이 있었다. 그리고 평소에 본인이 겪은 수많은 일화들을 자연스럽게 이야기했다. 어떤 병원을 만들 것이고, 왜 그런지에 대해 자신의 소망을 드러냈다. 적절한 예도 많이 들었다. 이런 그의 이미지가 '밝은 것'이 되어 누구든 어떻게 해야 할지를 고민할 때 기준이 되었다.

그 뒤에 병원의 의료 기준에 대한 명확한 비전을 쉬운 말로 표현해 주었다. 예를 들면 "당신이 만일 당신의 가족을 진료한다면 그렇게 할 것인가? 그 방법이 충분히 안전한 조치인가?"라는 아주 간명한 질문을 직원에게 늘 던졌다. 이 질문은 그냥 넘겨버리고 싶은 작은 과정을 지속시키고, 늦게까지 남아서 다음을 준비해야 하는 완벽한 의료인으로서의 비전에 대한 이야기였다. 이런 원장 본인의 경험과 꿈, 그리고 이상에 대한 명확한 스토리가 소망으로 전달되자 어떤 일이 벌어졌을까? 직원들에게 전달된 소망은 발화되었다. 아주 명확한 소망이라, 누구도 그 가치에 이의를 제기하기 힘들었기 때문이다. 당연히 모든 업무를 재편하는 과정에도 영향을 주었다. 물론 본인이 꿈꾼 이 스토리는 본인에게도 기준점이 되었다. 본인은 물론 조직 구성원들이 일을 하는 데 필요한 의사 결정의 기준점을 그 소망의 스토리가 마련해준 것이다. 규율 이전에 왜 규율을 지켜야 하는지에 대한 명확한 기준점이 되어준 것이다.

이렇게 긍정적인 상태에서 문제를 넘어선 새로운 대안을 마련한 예는 너무나 많다. 그중에서 병원의 가장 고질적인 문제 중 하나인 이직률을 되살린 사례를 살펴보자.

이직률 높은 병원을 되살린 방법

미국 뉴멕시코 주에 있는 러브레이스 병원은 간호사들의 높은 이직률 때문에 고심했다. 물론 전국 평균에 비해서는 낮은 수준이지만, 간호사들의 이직은 새로운 인력 충원에 따르는 비용과 남은 간호사들의 업무 과부하, 사기 저하를 불러왔다. 필자 역시 병원 컨설팅을 하면서 가장 많은 시간을 들인 일 중 하나가 바로 구인에 관련된 면접과 직원 면담이었다. 처음에는 해당 병원의 장점과 비전에 대해 이야기해보기도 했다. 그러나 이상적 비전과 현실의 차이는 오히려 신입직원에게 부담이 될 가능성도 높았다. 그래서 이후에는 병원의 현실적 특징을 언급해보기도 했고, 면접을 통해 직원의 성향을 파악하려 해보기도 했다. 이 당시 중요한 해결 과제는 좋은 간호사를 충원해서 해결하자는 방법이었다. 그러나 남은 간호사들의 업무 과부하라든가 현실적인 다른 이슈들 때문에 쉽지 않았다. 특히 고성장하는 병원에서는 이렇게 충원한 간호사와 기존 간호사의 문화적 차이 때문에 곤혹스러운 상황이 벌어지기도 한다. 이때 어떤 대안을 찾을 수 있을까?

러브레이스 병원에서는 이직 문제를 해결하기 위해 전혀 다른 방법을 활용했다. 일명 '긍정탐색법(Appreciative Inquiry)'이라는 방법이다. 이 방법은 효과를 내지 못하는 원인보다는 효과를 발휘하는 측면에 집중함으로써 조직의 변화를 꾀하는 '인간의 자연스러운 부정 지향'을 거꾸로 활용하는 것이다. 긍정탐색법의 핵심은 긍정적인 부문에만 초점을 맞추는 것이다. 스스로 질문을 만들어 던지는데, 그 질문은 '나은 부문이 더 좋아지도록 하는 것에 대한 집중'이라고 보면 된다. 그러니까 간호사들이 병원을 그만두는 이유를 '분석'하는 것에 매달리고 그것을 해결하기보다는, 긍정적인 부문인 '남아있는 간호사들'이 무엇 때문에 남아있는지 분석하는 것이다. 말 그대로 '직관적인 상식을 뒤집어 새로운 질문으로 접근하는 방식'이다. 이 병원의 간호사이자 부사장인 캐슬린 데이비스는 300명의 간호사 중 100명 이상을 인터뷰했다. 그리고 일의 어떤 부문에서 만족과 보람을 느끼는지 물었다. 어려운 점을 물을 때는 간호사들 모두 지치고 힘들다고 토로했지만, 반대로 보람을 느끼는 이유(긍정적 탐색 질문)를 묻자 전혀 다른 생기 있는 목소리로 자신들의 이야기를 하는 그들에게 부사장은 깊은 인상을 받았다. 데이비스가 면담을 통해 알게 된 것은 결국 남아있는 간호사들이 느끼는 만족감의 기저에는 '일의 의미를 스스로 발견하는 것'이 숨어있다는 점이었다. 이것을 깨달은 데이비스는 일의 의미를 높이는 방법을 모색했다. 예를 들어 훌륭한 간호 업무를 실시한 직원을 인정해줄 방법을 활용하고, 직업의 소명을 신입직원 오리엔테이션에서 강조했으며, 소명을 강화하기 위한 멘토링 방법을 도입하는 등의 변화를 모색한 것이다. 그동안 데이비스가 100명의 직원을 개별적으로 면담하면서 얻은 아이디어였기에 직원들도 긍정적인 반응을 보였다. 그러자 점차 다른 부문에도 좋은 효과가 나타났다. 그 결과 1년 만에 간호사의 업무 만족도가 상승했고, 다음 해에는 이직률이 30퍼센트나 감소했다고 한다.

병원을 처음 개원한 직후에는 간호사들끼리 의미를 공유한다. 그런 때에는 외부의 사람들을 새로운 간호사로 데려오려 한다. 그런데 그런 소망의 불씨가 꺼지면 간호사를 추천할 때 소극적인 모습을 보인다. 그저 급여나 근무 조건을 제시하고는 알아서 하라고 한다. 이 차이는 병원의 고질적인 구인 문제를 해결하는 좋은 방법이 될 수 있다.

긍정적 상태와 부정적 상태

긍정의 지향이나 부정의 지향에는 어느 정도의 사실적 기반이 있다. 그런데 그 지향점의 차이를 성과나 관심의 집중, 지속적인 활력의 차원 등으로 나눠보면 전혀 다른 결과가 나타난다. 정확한 이해를 위해 더 자세히 살펴보자.

아이디어를 창출해야 할 때는 행복한 기분이 도움이 된다. 그래야만 더 많은 창의적 생각이 자연스럽게 떠오른다. 반대로 두려움이나 걱정은 실수를 찾거나 아이디어를 평가할 때 유리한 작용을 한다. 가능한 문제점과 잘못된 결과를 생각하는 데에는 작은 것에 집중하게 만드는 이런 감정이 적절하다. 그런데 이것을 반대로 적용하면 효과적이지 않다. 새로운 아이디어를 체크리스트로 만들어서 실제 업무를 진행시키는 작업을 할 때는 중립적 분위기가 효과적이다. 과도하게 긍정적이라면 세부사항을 놓칠 수 있고, 두려움이 앞선다면 너무 많은 체크리스트와 업무로 길을 잃어버릴 수 있기 때문이다. 행동을 취할 때는 긍정적인 분위기가 모두를 같이 움직이게 만들 수 있어 유리하다. 그동안 해온 일들을 분석하고 후속 조치를 취할 때는 처음에는 이슈를 찾기 위해서라도 부정적인 기분이 중요하다면, 동기를 부여하고 장애물을 극복하기 위해서는 긍정적인 분위기가 효과적이다.

많은 심리학자들이 연구한 결과에 따르면 부정적인 감정은 ①세부적인 것을 검토하게 만들고 ②실수들을 효율적으로 찾아내는 데 유리하다고 한다. 부정적인 감정이 '주의'를 좁혀주었기 때문이다. 반대로 긍정적인 감정은 '주의'를 넓혀준다. 그래서 ①새로운 아이디어를 생각해내도록 도와주며 ②가능성에 초점을 맞추게 한다. 게다가 긍정적인 감정은 다른 사람과 어울리게 하고, 부정적인 일에 일종의 예방접종과 같은 효과를 보이게 함으로써 부정적인 사건에서 빨리 벗어나게 한다. 이런 감정이 어떤 행동을 유도하고, 어떻게 동기를 부여하는지를 〈표 3-6〉으로 정리해보았다.

인간의 자연스러운 상태는 부정적이다. 그것은 어쩔 수 없는 생존 본능이다. 물론 넘어설 수 있는 것이기도 하다. "1가지 부정적인 사건이 10가지 긍정적인 사건을 덮어버린다"는 《붓다 브레인》의 저자이자 뇌과학자인 릭 헨슨의 이야기가 대표적인 예다. 하지만 미묘하게 부정적인 경우도 많다. 이것은 자신이 늘 떠올리는 생각의 방향을 보면 된다. 대부분 일이 잘 풀리지 않을 것 같다는 불안이나 좋지 않은 사건들

감정에 따라 다음 행동을 하도록 자극받는 것들	
두려움	도망쳐, 위험해
화	싸워보자
관심	주위를 살펴보자
즐거움	다같이 협력해보자, 다시 해보자
감정에 따른 동기 부여 내용들	
두려움	부정적 결과를 피하기 위해 곧바로 행동에 옮긴다. 세부적인 것에 주의를 기울이게 한다
화	부당한 일에 맞서 싸우게 한다. 자신을 지키려고 대응하게 한다
슬픔	다른 사람들의 도움을 요청하게 한다
혐오	당신이 받아들일 수 없다는 것을 보여준다
관심	다른 사람들이 탐색하고 학습할 수 있도록 자극한다
즐거움	그 일을 계속하게 한다. 다른 방법들을 더 찾아보게 한다

〈표3-6〉 감정의 행동 유도와 동기 부여

에 대한 기억을 떠올린다. 또는 해야 할 일들의 리스트를 떠올리기도 한다. '해야 할 일'이란 하지 않으면 안 된다는 불안을 배경으로 한다.

불안스럽기는 한데 무엇 때문인지 구체적으로 파악할 수 없는 경우도 종종 있다. 이때 대부분의 사람들은 그런 상태를 당연하게 받아들인다. 물론 그것이 '배경에 있는 불행'이라고 보지는 않는다. 그렇다면 왜 불안한지 스스로에게 물어보면 무엇을 발견하게 될까? 왜 초조한지, 왜 미묘한 느낌이 드는지를 추적하면 결국 부정적인 생각과 마주하게 될 것이다. 릭 헨슨의 또 하나의 저서인 《행복 뇌 접속》에는 이런 내용도 있다.

"의식적으로 좋은 경험을 취하지 않는 한 좋은 경험은 대게 손가락 사이로 모래가 흘러내리듯이 거의 아무것도 남기지 않은 채 우리의 뇌를 스쳐 지나간다. 반면에 나쁜 경험은 부정적인 경향이 있는 뇌 때문에 암묵기억으로 찌꺼기를 남긴다. … (단순한) 긍정적인 경험은 좋은 느낌이긴 하지만 신경 구조 관점에서 보면 아예 아무 일도 일어나지 않은 것과 같다. 이것이 스트레스 관리나 인사부의 직원 연수, 아동을 위한 인성 교육, 마음 챙김이나 자애명상, 심리치료, 상담 코치, 약물 치료나 알코올 치료 같은 정식 프로그램의 중요한 약점이다."

그러면서 뤽 헨슨은 매우 중요한 '습관 너머 습관'® 하나를 제시한다. "나는 의도적으로 좋은 것을 취하는 습관의 중요성을 깨닫고, 마음속의 구멍을 메우기 시작하고서야 비로소 좋은 것을 취할 수 있게 되었다."

좋은 것을 취하는 것은 의식적인 활동이다. 즉, 습관을 넘어서는 활동인 것이다. 긍정주의 심리학이 밝혀낸 행복의 방법은 의식적인 선택이었다. 앞서 필자는 각 감정이 다른 동기를 불러일으킨다고 언급했다. 그렇다면 지금까지 논의한 핵심전략의 중심을 다시 한번 더 강조해야 할 듯하다. 일단 이 책에서 계속 강조한 것이 하나 있다. 바로 밝은 것이자 의식적으로 취해야 할 좋은 것, 병원의 업무 특성과 전략의 베이스가 되어야 할 핵심 모드인 공감이다. 그리고 공감이 사라지고 각자 자신만의 시각에 빠진 것이 병원의 맨얼굴이었다. 우리는 병원에서 공감 없는 대화가 어떻게 상사와 부하직원의 실패 운명을 만드는지도 알아보았다. 공감이 어떻게 일의 의미를 만드는지, 공감이 왜 줄어드는지, 공감이 어떤 이유로 서비스의 핵심인지도 알아보았다. 또한 공감이 일의 의미를 확대하거나 공감을 통해 헌신을 보이는 예도 알아보았다. 그리고 공감을 '소망과 소망'으로 연결해야 한다는 것도 알아보았다. 그러니까 의사 결정과 대면 접촉, 직원을 대하거나 환자를 대할 때, 전략을 결정할 때 그 모드의 중심에 '나의 시각' 대신 '상대의 공감'을 놓아두는 것이 병원의 핵심습관전략인 것이다. 그 공감이 유일한 촛불이더라도 그것을 통해 작은 상황부터 해결하는 것이 병원의 성공전략이다.

　현재의 지점에서 새로운 지점으로 가려고 할 때 '긍정 지향'과 '문제 해결 지향'이라는 2가지를 활용한다. 로저 마틴 교수는 그것을 '탐색과 활용'이라고 말한다. 탐색이란 긍정적인 상태를 지향하는 것과 비슷하다. 미래에 대한 일종의 가설을 만들어서 그것에 집중하는 것이다. 그러니까 최종적인 상태를 가정하고, 그것을 달성하기 위한 방법들을 하나씩 만들어가는 것이 '탐색적 관점'이다. 최종적인 이상적 상태로 가기 위한 각각의 디딤돌을 상정하고, 그 디딤돌을 건너기 위해 지금 해야 할 일들을 거꾸로 찾아내는 방법이기도 하다. 이와 반대로 '활용적 관점'은 현재에서 출발한다. 현재의 문제점을 세밀하게 분석해서 과거의 데이터를 활용해 문제점을 보완하는 방법인 것이다. 로저 마틴 교수는 "탐색의 경우는 최종 결과물의 생성 여부를 모르기에 위험하고, 반대로 활용을 중심으로 하게 되면 비즈니스가 노후화될 수밖에 없다"고 한다. 매우 적절한 지적이다. 아울러 로저 마틴 교수는 활용이 분석 위주라면 탐색은 직관 위주라면서, 이 둘을 조정하는 디자인적 사고를 해야 한다고 주장한다. 즉, 긍정적인 모색을 하더라도 현재의 문제를 확인하고 조정하는 것이 필요하다는 것이다. 하지만 그 균형점을 찾을 때에는 대개 먼저 부정적 문제 해결을 기준으로 삼는다. 물론 문제점들을 무시할 수는 없다. 하지만 그것이 우선이 되는 순간 긍정적 탐색은 물 건너가버린다. 오히려 긍정적 탐색을 통해 지금보다 나은 방법을 우선으로 하고, 문제점들은 확인해야 할 체크리스트의 관점으로 적용해나가야 한다. 이렇게 해야 균형을 찾을 수 있다.

로저 마틴 교수는 《디자인 씽킹》에서 근본적인 태도가 도구나 경험을 '안내'한다고 말한다. 이 '안내'의 차이가 다시 생각할 만한 정보를 제공해주는 틀을 만들고, 결국 다시 근본적인 태도를 강화하는 순환 패턴을 이룬다는 것이다. 그렇다면 당신의 순환 패턴은 어떤가?

〈그림3-9〉에서 보듯이 마틴 교수는 우리의 근본적인 태도가 어떤 도구를 선택할지 결정하고, 그 결과 경험하게 되는 것이 달라진다고 말한다. 습관의 벽을 넘어선다면 이 근본적인 태도는 당연히 신뢰와 더불어 더 타당한 균형점을 찾기 위해 노력한다. 이 근본적인 태도는 결국 힘으로 밀어붙이기보다는 관찰하고 이해하면서 제3의 대안을 만들어나간다. 그리고 경험한 것을 통해 학습하는 바, 이러한 학습 결과는 역으로 새로운 도구를 위한 정보로서 제공된다. 습관을 넘어선 이런 선순환의 과정은 긍정을 더 강화한다. 이것이 우리가 주변에서 발견하게 되는 진정한 리더들의 순환 과정이라 할 수 있다.

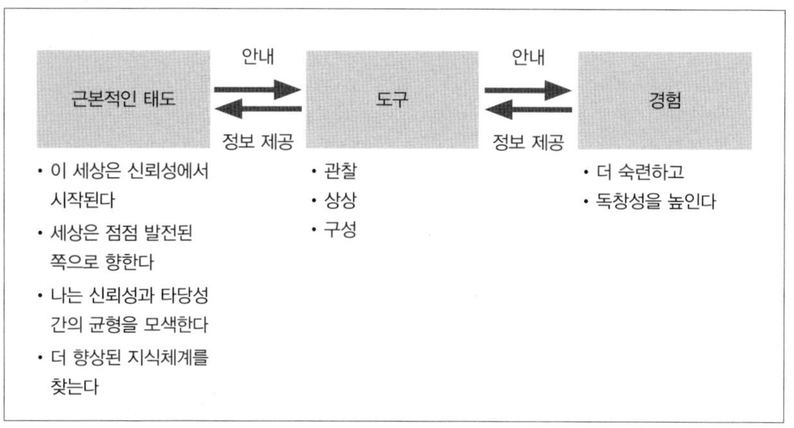

〈그림3-9〉 진정한 리더의 순환 과정

병원에서 밝은 것 찾기

공감을 깊고 넓게 확장하는 것이 병원에서는 가장 중요하다. 그 과정에서 사람들은 점점 더 나은 병원을 지향할 것이고, 일의 의미를 발견할 것이다. 공감을 확대하는 리더는 끌고 가려는 힘보다 신뢰를 활용한다. 자신의 부족함과 감정적 한계를 직시할수록 공감은 확대되고, 병원은 점점 더 행복해질 것이다.

지금까지 공감은 단지 개인의 차원을 넘어 조직 습관을 바꿔나가는 기준점이 될 수 있음을 알아보았다. 누구나 인정하는 1가지는 '인간의 마음 한구석에는 이렇듯 공감을 하면서 누군가를 지원하려는 순수한 의도가 있으며, 그것이 에너지를 계속 제공해준다'는 사실이다. 누구에게나 의미 있는 일이나 남을 돕는 일을 하고 싶다거나 남에게서 인정받고 싶다는 근본적인 욕구가 있다는 것은 분명한 사실이다. 이 3가지 근본 욕구를 지지하는 축이 바로 공감이다. 결국 공감은 자신도 모르게 밝은 것을 지향하도록 만들어준다. 미래학자인 제레미 리프킨은 저서인 《공감의 시대》에서 인간이 지금처럼 세계를 지배하는 종이 된 이유는 자연계의 구성원들 중 가장 뛰어난 공감 능력을 가졌기 때문이라고 주장한다. 그리고 역사적인 사건들을 가리키면서 공감이 확대하고 있다고 주장한다.

인간의 내면에는 공감을 본성으로 활용하는 '거울뉴런'이 있다. 이것은 우연히 발견되었다. 이탈리아의 한 연구팀이 원숭이가 손을 움직일 때 뇌 속에서 어떤 뉴런들이 활동하는지 확인했다. 연구팀은 원숭이가 땅콩을 집으려고 손을 뻗을 때 활동하는 뉴런들을 발견했다. 그 뉴런들에 전극을 설치하고 스피커와 연결하자 원숭이가 손을 뻗을 때마다 "따닥!" 하는 소리가 났다. 뉴런들이 활동한다는 뜻이었다. 그런데 어느 날 한 연구원이 우연히 손을 뻗어 땅콩을 집었더니 뜻밖에도 "따닥" 하는 소리가 났다. 원숭이가 연구원의 동작을 가만히 지켜보았을 뿐인데도 말이다. 처음에 연구팀은 전극이나 스피커가 고장났다고 짐작했지만, 그게 아니었다. 마치 거울이 모습을 반영하듯 원숭이의 뇌가 연구자의 동작을 반영하는 것이었다. 그리고 인간에게도 거울처럼 상대방의 의도와 고통, 보이지 않는 다음 행동을 그대로 모방하는 신경체계가 있다는 것도 밝혀냈다. 좀 더 깊이 연구했더니 인간의 거울뉴런은 원숭이의 그것보다 훨씬 정교하다는 사실도 알아냈다. 인간의 거울

뉴런은 상대의 행동을 반영하는 것을 너머 그렇게 행동할 경우 무엇을 목표로 하는지, 그 사람이 어떤 의도로 그렇게 하는지를 그대로 이해할 수 있다는 것을 말이다. '어떻게', '무엇을', '왜'를 전부 거울처럼 반영한다는 뜻이다.

믿기 어려운 인간의 능력 중 하나가 다른 사람들에 대한 잠재적인 정보를 알아내는 것이다. 인간은 누구라도 타인의 마음을 읽는 능력을 갖고 있다. 누군가가 고통을 느끼는 장면을 목격하면 뇌에서는 본인이 고통을 느낄 때의 뇌 부위가 활성화된다. 하품을 하면 따라하고, 공격적인 영화를 보면서 반응하며, 넘어져 다친 사람을 보면 그 아픔을 같이 느끼고, 저쪽에서 식사를 하는 사람이 속이 불편한 듯한 표정이나 행동을 보이면 자신도 모르게 똑같이 속이 불편해지며, 상대의 환한 미소를 보면 자신도 모르게 미소를 보내는 이유가 바로 이 때문이다.

최초의 추리소설 작가로 알려진 에드거 앨런 포는 어느 날 홀짝 맞추기를 아주 잘하는 꼬마에게 그 비법을 물었다. 꼬마의 대답은 이러했다.

"어떤 사람이 무슨 생각을 하는지 알고 싶으면 그 사람의 표정과 최대한 똑같은 표정을 지어봐요. 그러면서 그 표정에 맞춰 떠오르는 생각이나 감정을 느껴보세요."

이를테면 표정 모방을 통한 독심술이다. 이 꼬마는 따라하는 행동을 통해 거울뉴런의 비밀을 알게 된 셈이었다. 공감을 연구한 학자들의 결론을 아주 쉽게 표현하자면 이렇게 정리할 수 있다.

"나는 당신을 주목한다. 나는 당신과 같이 느낀다. 그래서 나는 당신을 돕기 위해 행동을 취한다."

여기서 중요한 것은 바로 상대방에게 주목하는 것이다. 일반적으로 자신의 생각이 흘러가는 과정은 먼저 상대방을 판단해버리면서 시작된다. 그 다음에는 자신이 생각하는 방향을 떠올리고, 상대방에게 주목하기보다는 내 생각과 감정에 주목해서 상대방의 이야기를 듣거나 느끼고, 내가 해야 할 말과 느낌에 더 집중한다. 이 자연스러운 성향의 보호본능을 넘어서는 것이 공감이고, 그것은 분명히 의식적으로 키울 수 있는 능력이다.

갤럽에서 뛰어난 간호사 100명, 보통 간호사 100명더러 환자에게 주사를 놓게 한 뒤, 이 주사를 맞은 환자들이 통증을 느낀 정도를 파악했다. 그러자 뛰어난 간호사들에게 주사를 맞은 환자들이 통증을 덜 느낀다는 결론이 나왔다. 이러한 결과가 나온 이유는 주사 기술이 다른 것이 아니라 주사를 놓으면서 하는 말 때문이었다. 평범한 간호사들은 이렇게 말했다.

"걱정 마세요. 별로 아프지 않아요."

그런데 뛰어난 간호사들은 다르게 말했다.

"약간 아플 거예요. 하지만 걱정 마세요. 가급적 안 아프도록 할 테니까요."

상상하면서 읽어보면 다른 점이 느껴질 것이다. 유능한 간호사들은 앞서 제시한 문구처럼 상대방의 입장에서 바라보고 그것을 느낌으로 표현했다. 공감은 상대방이 어떻게 받아들이고 있는지를 알고, 상대방이 어떻게 느낄지까지 나도 느끼는 것이다. 그러니까 환자는 자신의 고통을 받아들여주는 간호사의 말에 더 의지한 것이다. 공감이 주는 자연스러운 신뢰가 같은 주사바늘이 들어와도 '생각한 것보다는 덜 아프게' 만든 것이다.

공감을 키우는 기술은 이렇게 상대방의 입장에 서보는 것에서 시작된다. 그리고 공감회로는 누구에게나 존재한다. 공감을 키울 수 있다는 점, 누구나 그렇게 될 수 있다는 점은 무척 위안이 되는 사실이기도 하다. 그런데 대부분 조직 습관 때문에 '나-그것'의 관계로만 한정해서 바라본다. 아울러 일하는 상태에서 느끼는 공감뿐만 아니라 일상에서의 공감이 확대되게 하는 것이 바로 지금까지 알아본 '영리한 탈선자'의 핵심이다. 어떤 병원의 원장에게도 참모는 있다. 마음에 드는 참모가 되는 핵심도 바로 공감이다. 서로가 공감할 때 비로소 마음속 이야기까지 나누게 된다.

이런 공감을 키우는 가장 손쉬운 방법은 연극이다. 가장 완벽한 이해는 자신이 이해하고 싶은 그것이 직접 되어보는 경험을 실제로 하거나, 아니면 연기에 완벽히 빠지는 것이다. 그러니까 상대방의 위치에서 상상으로라도 직접 연기를 해 간접 체험을 하는 것이다. 동물학자들은 연구 중인 동물이 직접 되어보는 상상을 통해 해당 동물을 이해하고 그의 언어까지 배울 수 있다고 말한다.

다시 말하지만, 공감은 최대한 그 사람이 되어보는 것에서부터 시작된다. 철학자인 칼 포퍼는 이렇게 다른 사람이 되어보는 것을 새로운 이해를 위한 가장 유용한 방법이라고 말한다. 습관적으로 상대를 안다고 미리 단정짓기 전에 그들의 행동을 머릿속으로 상상하는 것만으로도 공감은 커진다.

스탠퍼드 대학의 데브 팻나이크는 저서인 《와이어드》에서 우리의 본성인 공감을 잃어버리게 만드는 현실을 다시 살리는 것이 가장 효과적인 기업경영전략이라고 제안한다. 팻나이크의 주장은 한마디로 요약할 수 있다.

"우리가 그들이고, 그들이 곧 우리다."

이렇듯 공감은 잃어버린 본성이자 전략의 고리이며, 의미를 찾게 해주는 마법이고, 병원이라는 조직의 문제를 해결하는 데 필요한 열쇠라는 그의 주장에 대부분 동의할 것이다.

6장 지금 이대로는 안 될까?

지금까지 나쁜 병원 습관과 그것을 넘어서기 위한 '습관 너머 습관'®을 핵심 습관의 관점에서 알아보았다. 습관은 우리 뇌의 특성이자 넘어야 할 중요한 삶의 단면이다. 나쁜 습관은 그것을 넘어서려는 의지를 가지고 접근하기 전까지는 나를 보호하는 안전지대 역할을 한다. 그 '너머'를 보려는 사람에게만 그것이 넘어야 할 상자 '안'으로 보일 것이다.

그리고 안전지대인가, 상자 '안'인가를 결정하는 것은 그 시점에 어떤 상태에 있는지에 따라 다를 것이다. 자기합리화나 자기보호의 관점에서라면 안전지대로 느껴질 것이고, 그런 보호의 관점이 주는 일종의 혜택이 필요한 자신의 한계도 분명 존재할 것이다. 습관은 자신의 틀이다. 과거로부터 만들어진 자신의 한계이며 보호지대이자 안전지대다.

습관은 생존하게 해준다. 그러나 '습관 너머 습관'®은 성장하게 해준다.

물론 이 책에서 다루지 못한 중요한 습관 영역도 있다. 또한 각 병원의 특성에 따라 좀 더 구체적인 다른 습관에도 주목해야 할지 모른다. 그렇지만 결국 자기계발이나 조직 변화 모두 하나의 해결책만으로는 해결할 수 없다고 봐야 한다. 그것을 통합적으로 해결하기 위해서는 결국 습관이 중요한 문제 해결의 실마리며, 현실은 늘 '습관 너머 습관'®을 통해 변화한다는 사실을 인정해야 한다.

우리는 나쁜 습관적 반응을 하게 만드는 환경에 노출되기 쉽다. 좋은 습관을 추구하는 의지보다는 반대의 경우가 더 많이 나를 좌우하는 것이 현실이다. 따라서 필자의 경험을 바탕으로 한 몇 가지 방법을 제안해본다.

그냥 늘 하던 대로 하면 안 될까?

이 책을 읽으면서 혹시 '꼭 이렇게까지 해야 할까? 그냥 지금 하는 대로, 조금만 더 약삭빠르게 하면 그게 가장 현실적으로 잘 지내는 방법이 아닐까?'라는 생각이 들지는 않았는가? 이 질문은 그냥 지나칠 수 없는 중요한 주제다.

지난 2~3년 동안 당신의 전체적인 업무량 또는 같은 시간 동안 처리하는 업무량이 늘어났는가? 대부분의 사람들이 일이 점점 늘어나고 신경 쓸 곳 또한 늘었다고 답변할 것이다. 그런데 더 난감한 것은 앞으로 이런 특성이 별로 나아질 것 같아 보이지 않는다는 점이다. 분명한 것은 당신이 지난 수년간의 경험에서 확인한 변화의 양이 100이라면, 앞으로 수년 뒤 그 변화의 양은 적어도 200 이상일 가능성이 높다는 사실이다.

한마디로 인터넷의 발전, 고객 요구의 발전, 새로운 기술의 발전은 처리해야 할 일들을 늘일 수밖에 없는 환경을 만들고 있다고 할 수 있다. 이것을 개인의 차원에서 말하자면 '인풋(input)'이 점점 확장되는 것이라 할 수 있다. 인풋의 증가는 결국 '아웃풋(output)'을 꼭 조정하는 쪽으로 이어진다.

점점 일이 많아지면, 우리는 그 일을 해결하기 위해 시간을 더 들이게 된다. 일에 시간을 더 들이면 여가 시간 등을 줄일 수밖에 없다. 여기서 문제가 발생한다. 시간을 재배분하는 과정에서 줄여버리는 것이 대부분 자신의 에너지를 재충전해주는 것들이기 때문이다. 처음에는 이것이 별 게 아닌 것처럼 여겨질 수 있다. 나도 그랬다. 그런데 시간이 지난 뒤에 돌아보니 '그게 아니었어!'라는 생각이 확연하게 들었다. 대부분의 병원이나 기업에서 눈치 있게 헤쳐나간 많은 사람들이 후배에게 "다른 삶을 살라"고 제안하는 것도 이러한 상황의 결과 덕에 행복을 잃었음을 증명하는 셈이다.

탈진을 연구한 스웨덴의 카롤린스카 연구소에 따르면 대체로 성실하고, 외적인 업무 실적을 통해 자존감을 유지하는 사람에게 탈진이 많이 발생한다고 한다. 일을 많이 해야 하는 상황에서는 성실한 사람일수록, '지금은 별로 중요해보이지 않지만 삶의 활력을 올려주는 것들'을 포기한다는 것이다. 예를 들어 취미나 인간관계, 가정에서 아이들과 시간 보내기 등을 줄이거나 포기하는 경우가 많다고 한다. 자기계발을 위한 시간을 줄이는 경우도 많다. 그 결과 자신의 삶이 축소되는 악순환에 빠져 원치 않는 탈진을 경험한다. 그리고 어느 순간 돌아보면 원래 추구하려던 삶과 동떨어졌음을 깨닫고 힘들어한다. 혹시 아래와 같은 현상을 일에서 경험한다면 현재 습관적 대응으로 인한 악순환 상태에 있지 않은지 돌아봐야 한다.

- 성격이 나빠지고 쉽게 짜증을 낸다.
- 인간관계가 협소해진다. 사람들을 만나고 싶지 않다.
- 일상적인 일들을 하기 싫고, 막상 하려면 쉽게 짜증이 나고, 쉽게 지친다.
- 운동을 하기 싫다.
- 마감 시한을 자꾸 연기하거나 넘기고 만다.
- 수면 패턴에 변화가 있다. 예전보다 너무 많이 자거나 너무 적게 잔다.

비즈니스심리학자인 토니 크랩은 《내 안의 침팬지 길들이기》에서 인풋이 늘어나는 상황에서는 이런 식의 습관적 반응이 스스로를 더 몰아세우게 만드는 원인이라고 경고한다. 그리고 '무력감'에 빠지게 된다고 경고한다. 토니 크랩은 이런 뇌의 반응을 바꾸면서 습관적 대응이 주는 악순환에서 벗어나려면 '통제의 느낌'을 회복해야 한다고 조언한다. '통제의 느낌'이 무엇일까? '어쩔 수 없으니까 그렇게 한다'가 아니라 '내가 원해서, 내가 그렇게 하고 싶어서 하는 것이 주는 느낌'이다. 이 통제의 느낌은 아주 작은 것에 대해서도 의미를 주고, 밝은 것을 계속 보면서 나아갈 때 생기는 결과다. 즉 '습관 너머 습관'®에서 얻을 수 있는 것이다.

무서운 짝퉁 효과

행동경제학자인 댄 애리얼리는 하버드 대학 경영대학원의 여학생들을 대상으로 '명품과 짝퉁'이라는 흥미로운 실험을 했다. 실험도구인 명품은 20개의 '클로에' 선글라스였으며, 개당 가격은 40만 원 안팎이었다. 실험대상자들에게 '진품', '짝퉁', '진품 여부 설명 없음' 등 3가지 조건을 설정해준 뒤 모두에게 진품을 나눠주었다. 그리고 참가자들에게 선글라스를 쓰고 복도에 나가 벽에 붙은 포스터와 창밖 풍경을 보면서 착용감과 품질을 느껴보라고 지시했다. 그 후 진짜 실험을 시작했다. 수학 문제 20개를 5분간 푸는 과제였다. 그리고 정답을 맞힌 수에 따라 돈을 지급한다고 알렸다. 이때 연구팀은 참가자들이 속임수를 쓸 수 있는 여건을 일부러 조성했다. 답안지를 파쇄기에 넣은 뒤 자신의 정답 개수를 스스로 보고하게 한 것이다. 파쇄기는 작동하지 않았기에 속임수를 파악할 수 있었다.

실험 결과 진품 집단에서 실제보다 많이 풀었다고 보고한 학생은 30퍼센트였다. 자신이 남들보다 낫게 보이도록 하고 싶다는 욕구가 '결과를 알 수 없게 만들어둔 파쇄기' 덕분에 드러난 것이다. 그렇다면 다른 집단은 어땠을까? 짝퉁 선글라스라고 알려준 집단에서는 그 비율이 무려 74퍼센트로 높았다. 마지막으로 아무런 설명을 하지 않은 집단에서는 42퍼센트였다. 결국 짝퉁 선글라스 때문에 다른 영역에도 짝퉁 효과가 번진 셈이다.

애리얼리는 짝퉁의 의미를 '어차피 이렇게 된 것 효과'라 표현한다. 이 '어차피 이렇게 된 것 효과'가 바로 나쁜 습관을 끌고 가는 중요한 힘 중 하나라는 것이다. 병원이나 기업에서 어쩔 수 없이 그냥 따를 수밖에 없다고 하거나 자신의 긍정적이고 이상적인 상태를 잃어버리면 '어차피 이렇게 된 것' 상태에 이른다. 그러면 자신의 일을 은연중에 '짝퉁'으로 취급하면서 더 부정적이 될 가능성이 높아진다. 그러니까 긍정적 상태를 중요한 원점이 되도록 해야만 하는 중요한 이유가 여기에 있다.

'습관 너머 습관'®과 리스크 곡선

마라톤을 하는 사람들은 "마라톤을 하다보면 바람의 방향이 나를 막아설 때와 나를 밀어줄 때 전혀 다른 느낌을 받는다"고 한다. 바람이 나를 밀어주는 쪽으로 불어오면 상쾌한 질주를 즐기게 된다. 이렇게 바람의 방향 전환이 '습관 너머 습관'®이 주는 선물이다. '습관 너머 습관'®이 형성되면 내면의 에너지는 '나를 밀어주는 에너지'로 바뀐다. 하지만 실제로는 자신을 막아서는 데 에너지를 사용하느라 오히려 에너지가 부족한 경우가 더 많다.

습관과 '상자 안'을 이해하기 위한 좋은 비유는 브레이크와 블랙홀이다. 습관은 우리의 삶을 능동적으로 의식하고 교정하기 전에 브레이크 기능을 수행한다. 브레이크를 꽉 밟고 있는 한 앞으로 나가기 어렵다. 불안과 공포가 브레이크 기능을 하는 주어진 습관 회로인 것이다. 블랙홀은 모든 것을 끌어당기는 힘을 의미한다. 현재 아주 작지만 안락하게 느끼는 그 항상성은 생각과 감정을 끌어당겨 콘크리트처럼 삶을 점점 굳어지게 만든다. 그리고 이렇듯 자신을 '상자 안'으로 잡아두려는 그 힘이 바로 습관이다.

이것을 이해하기 쉽게 리스크 곡선으로 알아보자. 〈그림3-10〉를 보면 어떤 일을 할 때 에너지가 필요하며, 또 그 과정에는 위험도 존재한다는 사실을 알 수 있다. 예를 들어 뭔가를 성취하려고 하면 위험을 줄여야 한다. 위험을 30퍼센트에서 10퍼센트로 줄이려면 에너지를 더 들여야 한다. 〈그림3-10〉에서는 a에서 b로의 에너지가 추가로 필요하다. 그런데 '습관 너머 습관'®으로 이동하면 이 곡선 자체가 이동(A에서 B곡선으로 이동)한 것과 같아진다. 그래서 결국 같은 에너지로도 위험을 인지하고 대응하는 데 훨씬 높은 효율을 보인다.

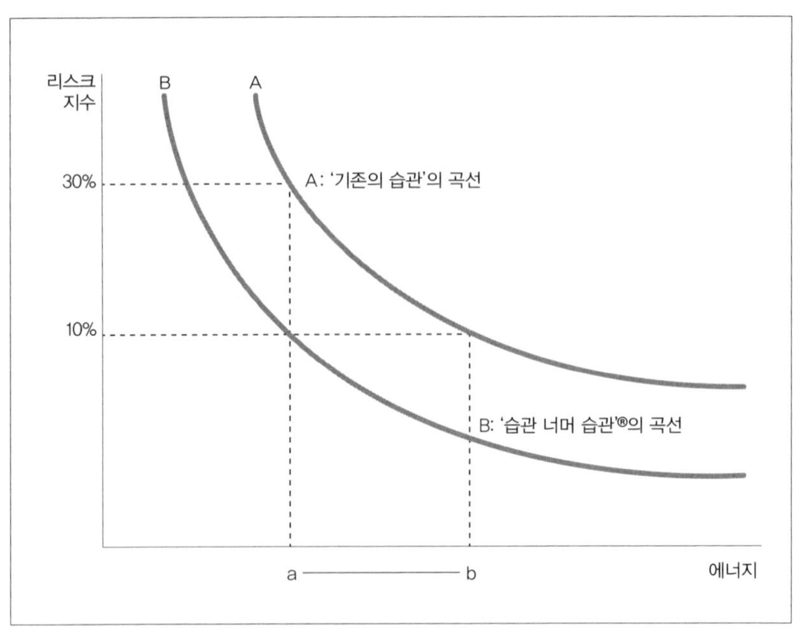

〈그림3-10〉 리스크 곡선

우리가 쓸 수 있는 자원은 한정되어 있다. 곡선 자체가 바뀌면 당연히 위험 예방을 위해 사용하는 자원도 줄어든다. 실제로 '습관 너머 습관'®의 과정을 거치면서 '이전의 습관'에서 벗어나는 즐거움도 만만치 않지만, 두려움에 대해 자유로워지고, 부정적인 느낌에서 벗어나며, 선택에 대해 더 편안하게 대응하게 되는 경험까지 덤으로 얻을 수 있다. 게다가 일에 대한 의미를 회복하고, 직원들과의 관계에 대한 부담도 줄어든다. 쉽게 말해 '가능성'은 넓어지고, '규칙이나 한계 믿음'은 줄어든다. 한마디로 긍정적인 시각이 부정적 시각을 넘어서고, 자신의 리스크 곡선도 이동된 것을 느낄 수 있다.

아직 우리나라의 의료 환경은 두려움으로 접근해야 하는 수준이 아니라고 생각한다. 아직은 여유가 있고 성공 가능성도 열려있는 시장이다. 그러므로 시장을 보는 자신의 시각, 시장은 그럴 것이라고 믿는 원장 또는 병원 경영진의 인식 패턴 한계가 중요하게 작용한다. 오히려 발목을 잡는 것은 한때 자신이나 자신이 속한 병원의 성장을 유도해주던 패턴이 어느 순간 성장을 방해하는 패턴으로 변하는 경우다. 다시 말해 '성공 패턴의 역설'이다. 나를 이끌어주던 그것이 언제부턴가 나를 옥죄는 것으로 변하는 것이다. 원장들이나 병원 경영진이 강압적인 힘을 활용하려는 것은, 십중팔구 바로 이런 역설 때문에 생긴 결과인 경우가 많다. 힘의 활용이 늘어난다면 그것은 뭔가가 바뀌어야 한다는 것을 의미한다.

'제로의 힘'과 사랑받는 병원

경영 관련 책들은 '직원들의 자발성을 키운다면 생각보다 놀라운 변화가 가능하다'고 역설한다. 이는 비영리단체 경영을 통해 놀라운 성과를 보인 낸시 루블린을 통해 확신할 수 있다. 그녀의 저서인 《제로의 힘》에서 그녀는 비영리단체의 가장 어려운 점인 '정말 아무것도 없다면 어떻게 할 것인가?'라는 도전적인 질문을 해결한 방법들을 제시한다. 그녀는 비영리단체의 가장 큰 문제인 거의 '제로의 상태', 다시 말해 '부족한 자원'을 오히려 장점으로 바꿔야만 한다는 것을 '과제'로 받아들였다.

사실, 우리 중 대부분은 "○○를 성취하기에는 돈이 부족하다"고 말하면서 돈의 한계에 맞춰 일을 진행하는 것에 익숙해져있다. 낸시 루블린은 이런 제로의 상태에서 놀라운 성과를 창출하기 위해 무엇을 어떻게 해야 하는지를 아주 구체적인 예를 들어서 보여준다. 그중 특히 인상적인 것은 바로 더 큰 것의 일부가 되는 것에 대한 이야기다. 예를 들면, 사회생활을 막 시작했을 때에는 이타주의라는 명분에 이끌려 비영리단체에서 일하는 경우가 있다.

하지만 이런 이유로 비영리단체에서 일하게 된 젊은이들이 해당 단체를 떠나지 않게 하려면 그들의 열정이 식지 않게 해야 한다. 그 일환으로 그 젊은이들 각자가 바로 '큰 것의 일부가 된 기분'을 가지게 해야 한다. 다시 말해 숭고하고 고귀한 목표를 좇아 비영리단체에서 일하기로 결정한 젊은이도, 해당 단체에 들어온 이후 그저 '나는 지금 좋은 일을 하고 있다'는 만족감만 있다면 그렇게 열정적으로 일하기가 어렵다. 그런데 이러한 젊은이들에게 자기가 살고 있는 도시의 사람들은 물론 '전 세계 인류를 위해 일한다'는 확신을 가지게 한다면 어떻게 될까? '내가 하는 일은 전 세계를 위해 매우 중요한 것이다!'라는 확신은 놀라운 에너지를 만들어낸다.

낸시 루블린은 이것을 확실하게 이해했다. 그래서 비영리단체가 가지고 있는 다양한 한계와 문제들, 어려움들, 다시 말해 '사실이지만 쓸 모없는 것(True But Useless, TBU)'에 연연하지 않고 가장 '밝은 것'을 조직에 심었다. 그 밝은 것이 바로 '사랑'이었다. 그는 오직 이 큰 명분인 사랑을 직원들이 자신의 일의 의미로 받아들일 수 있도록 최선을 다했고, 그 결과 놀라운 성과를 만들었다.

병원도 이렇게 할 수 있지 않을까? '위대한 기업(병원)을 너머 사랑받는 기업(병원)으로' 갈 수는 없을까? 게리 하멜은 '사랑'이 결국 시장에서도 승리한다고 역설한다. 종업원을 사랑하고, 고객을 사랑하고, 이웃을 사랑하는 기업이 지속적인 성장을 이룰 수 있다고 주장한다. 마케팅 전문가인 라젠드라 시소디어는《위대한 기업을 넘어 사랑받는 기업》에서 '법적 계약'과 '감성적 계약'의 성과는 전혀 다르게 펼쳐진다고 주장한다. 다시 말해 제로의 힘을 활용하면 감성적 계약을 이끌어낼 수 있는 바, 그것이 바로 조직의 '습관 너머 습관®'이 주는 여정의 방향이라는 점도 알 수 있다는 것이다. 이 2가지 계약의 차이는 다음과 같다.

- 법적 계약(대부분 명시적)은 '양적 성과 기준'에 기초를 둔다. 그 기준은 기업과 대리인의 문제, 구두·행동상의 설명뿐만 아니라 법률체계에 의해 확립되었다.
- 감성적 계약(대부분 암시적이고 무언의)은 질적인 성과 기준에 기초를 둔다. 그 기준은 이해당사자들의 도덕적이고 윤리적인 가치와 경험적인 욕구, 즉 그들이 기대하고 싶은 것 그리고 그들이 경험하고 싶지 않은 것을 반영하는 형태로 확립되었다.

감성적 계약을 이끌어낸다면 비로소 창의성이 점점 발휘되면서 '습관 너머 습관'®의 여정이 점점 나아질 것이다. 그러나 그런 변화를 이루는 과정 동안 적잖은 혼란, 또는 '성과 지향' 쪽으로 목적이 바뀌면서 나타나는 일시적인 성과 하락도 있을 수 있다. 그렇지만 비영리단체를 운영하면서 성과를 이뤄낸 낸시 루블린의 제안이나 사랑받는 기업에 대한 연구 결과를 확인해본다면 충분히 감내할 만한 더 놀라운 기회가 있음을 알 수 있다.

모든 전략의 근거가 되는 '핵심 습관'

몇 가지 질문을 던져보려 한다. 답이 무엇인지 생각해보라.

- 학교에서 전혀 배우지 못한 것이다. 그런데 지금까지 우리가 알아본 중요한 '습관 너머 습관'®의 전략들을 한번에 무용지물로 만들어버릴 수 있는 것이다. 이것은 무엇일까?
- 어떤 전략이라도 실제로 운영할 수 있도록 만들어주는 기초가 되는 능력이다. 이것은 무엇일까?
- 연구에 따르면 모든 일의 효과적인 성취를 위해서 67퍼센트가 바로 이것에 달려있다고 한다. 이것은 무엇일까?
- 우리가 뭔가를 생각하거나 사고할 때, 그것을 하게 만드는 일종의 '해야 할 것 같은 느낌'을 주는 것이기도 하다. 이것은 무엇일까?

이런 질문을 받기 전에 사람들은 답을 다 안다고 생각하지만, 실제로는 그것이 무엇인지조차 잘 모르는 경우가 많다. 그래서 스스로에게 질문을 던져보는 것이 더 확실하다. 스스로에게 질문을 던져보면 이전에 알지 못한 중요성도 드러나기 때문이다.

자, 이것이 무엇일까? 모든 유혹, 모든 나쁜 습관, 정말 후회되는 일을 만들어낸 일종의 폭발점 또는 어떤 핵심 계기로 작용하는 것의 중심에 이것이 있다. 이 질문을 바꿔 말하면 "지금까지 알아본 '습관 너머 습관'®을 끌고 갈 수 있는 가장 중요한 포인트가 무엇일까?"라고 할 수 있다. 그것은 바로 '감정'이다. 감정은 영어로 'emotion'이다. 움직이게 (motion)하는 에너지(e)라는 의미를 담고 있다. 질문에서 '67퍼센트'라고 언급한 것은 대니얼 골먼이 연구한 결과를 따랐기 때문이다.

감정 습관을 넘지 못하면 자신의 감정 때문에 상황이 나빠지거나, 그런 감정적 느낌 때문에 어쩔 수 없다고 하면서 포기하거나, 타인을 나쁜 사람으로 몰고가는 '곱씹기'로 빠져들기 쉽다. 여러 번 말했듯이 감정은 결국 어떤 방법이든 또는 어떤 대안이든 그것이 현실이 되게 만들거나 힘들어지게 만들어버리는 베이스 능력이다.

'습관 너머 습관'®의 여정에서 감정 습관을 해결하는 과정은 필수적이고 중요한 과정이다. 또한 과거로 회귀해버리는 습관의 힘을 넘기 위해 꼭 필요한 과정이다. 감정적 반응에 끌려가게 되면 자신감이 줄어들고, 힘에 의존하는 식으로 자기합리화를 해야 하는 악순환에 빠진다. 그러므로 감정이 끌고 가려는 힘을 다룰 수 있어야 한다. 그렇지 않으면 자기합리화와 힘을 활용해야 한다는 '나쁜 조직 습관'으로 되돌아갈 가능성이 높아진다.

자신의 감정을 조사하고, 분석하고, 그것을 넘어서는 과정에서 또 다른 새로운 시선을 맞이할 수 있다. 그것은 바로 '각자 겉으로 드러나 보이는 점은 다를지라도 마음속 깊은 곳은 누구나가 다 똑같다'는 것에 대한 깨달음이다. 그러면서 자신이 겪는 일들을 다른 사람도 다 겪는다는 것을 알게 되고, 다른 사람들의 일, 그들의 고뇌, 두려움, 행동 방식에 깊이 공감하게 된다. 사실, 마음속 깊은 곳은 누구나 똑같다. 고통받고 비난받고 거부당하기를 바라는 사람은 아무도 없다. 누구나 고통이 없기를 바라고 사랑받기를 바란다. 다만 그것을 추구하는 방식이 다를 뿐이다. 남을 염려하는 마음은 누구나 다 기본적으로 갖고 있지만, 그 마음은 자기중심주의와 방어심에 쉽사리 가려진다.

그렇지만 자신의 감정과 마주할수록 다른 사람과 공감을 나눌 여지는 점점 커지고, 힘에 의존하는 패턴이 부질없고 효과가 없음도 깨닫게 된다. 감성지능의 시선은 그렇게 남들을 판단하거나 비판하기보다는 이해하고, 각자가 정말 원하는 소망을 나눌 수 있는 여유를 만들어준다. 감성지능은 그래서 무엇보다 중요한 자기계발 지침이다. 그래서 《마음을 열고 가슴을 열고》의 저자인 토머스 키팅 신부는 이렇게 말했다.

"우리 마음으로의 여행을 끝내고 나면 다른 모든 사람의 마음에서 우리 자신을 보게 될 겁니다."

병원의 일상이 주는 부정성을 넘는 방법

정신과 의사인 마크 고올스톤은 많은 시간을 환자들이 부정적 감정을 극복하도록 도와주는 데 써야 했다. 그런데 그 일을 하면서 자신이 점점 무너지는 느낌이 들어 곤혹스러웠다고 한다. 이에 대해 그는 이렇게 말한다.

"서서히 그런 기분에 젖어들더군요. 매일 아침 명쾌하고 분명하며 낙천적인 기분으로 하루를 시작해도, 일과를 마치고 집에 가는 길에서 너무 지치더군요. 무너지는 느낌이랄까, 정신적으로나 육체적으로 완전히 녹초가 된 것 같았죠."

고올스톤은 무엇이 잘못된 것인지 정신과 의사답게 그 원인을 찾으려고 했다. 그리고 어느 날 그 이유를 깨달았다.

"문제는 제 일상에 있었어요. 매일의 대화에 있었던 거죠. 제가 만나는 사람들은 주로 삶에서 극도의 좌절감을 느낀 사람들이거나 자기 환멸에 휩싸인 사람들입니다. 그래서 제가 주로 사람들의 이야기를 들어줄 때에는 의사인 저를 통해서 그들의 감정을 느끼도록 해주었죠. 그렇게 하루를 보내고 나면 좌절감, 상처, 분노, 두려움 등 매일 만나는 사람들의 감정들로 내 마음이 가득 찼던 거예요."

의료업은 늘 아픈 사람을 대하는 일이다. 그리고 조직 습관에 의해

하루 종일 어두운 측면을 동료들과 서로 나누면서 강화하고 있는 경우도 있다. 이렇게 약간의 우울함이나 어쩔 수 없음, 약간의 침울함은 누구에게든 영향을 미칠 수 있다. 그것은 다른 일에서도 마찬가지다. 항상 하고 있는 일에서는 일종의 한계를 넘어야 하며, 그 과정에서 스스로 두려움이나 불안의 감정은 늘 잔존할 수밖에 없다. 누구라도 '일에서 긍정적인 자신'을 계속 유지하는 것은 어렵다. 간단히 말해 부정적인 환경적 요소가 우리 뇌의 '부정 우선'과 겹치면서 우울한 상태를 지속하기 때문이다.

고올스톤은 이런 마음 상태로는 결국 더 나아질 수 없다는 점을 깨달았다. 그리고 결국 자신의 내적 치유가 늘 필요하다는 것도 깨닫게 되었다. 내적 치유는 아주 간단했다. 책상에 앉아 '고마웠던 사람들'의 목록을 작성하는 것이었다. 특히 고올스톤은 스스로를 믿지 못해 의과대학을 그만두려고 한 적이 있었는데, 이때 자신을 믿고 감싸준 사람들을 생각했다. 이 감사의 목록을 작성하고 난 뒤 그는 그들이 자신에게 해줬던 일들을 떠올렸다. 결국 우울함을 치유하는 감정은 '감사'였던 것이다. 물론 정신과 의사였기 때문에 악순환의 덫을 누구보다 잘 알고 있었다는 것이 고올스톤의 장점이었다.

감성지능을 높이는 데에는 치유의 과정도 필요하다. 자연스러운 환경과 우리 내면의 한 부분에는 늘 두려움이 잔존하고, 그래서 감정적인 어려움 때문에 지칠 수 있기 때문이다. 부정적 느낌은 늘 부정적 생각을 끌고올 수밖에 없다. 그런 부정적 감정을 합리화해야 하는 과정이 생각을 더 들끓게 만든다. 결국 한마디로 부정적 감정은 부정적 생각으로 나를 꽉 채워버린다. 그러면 세상에 대해서나 일에 대해서, 관계에 대해서나 스스로에 대해서 이 감정의 기조를 따라 좁아지고, 더 비관적이고, 어찌할 바를 모르게 되니 다시 나쁜 습관을 '당연히 필요한 것'으로 만들게 된다. 말 그대로 악순환이다.

이 악순환을 치유하는 방법은 우리가 앞서 변연계 재훈련법에서 알아본 것과 같이 '감사'다. 자연스러운 우리 반응을 의도적으로 거꾸로 돌리는 것이다. 변연계에는 감사와 부정이 공존한다. 더 센 쪽이 변연계의 반응을 이끌 뿐이다. 일반적으로 '감사'를 '상대를 위한 활동'으로 생각하기 쉽다. 그런데 감사의 메커니즘을 제대로 안다면, 그것은 나를 위한 활동이라는 점을 깨달을 수 있다. 감사는 단순히 기분을 전환시키는 정도의 효과만 지닌 것이 아니다. 주변 사람에게 긍정적인 영향력을 행사할 마음의 여유와 선택할 공간까지 제공해준다. '감사가 곧 치유'라고 하는 가장 큰 이유는 그 과정에서 결국 'WHY'를 온전하게 느끼게 해주기 때문이기도 하다. 그리고 더 나아가 '그 감사' 때문에 긍정적 영향을 받은 사람들이 또 다른 사람에게 '감사'를 전달하면서 더 나은 조직, 더 행복한 병원, 행복한 환자로 선순환을 이루게 만든다. 감사는 단지 치유의 수준을 넘어 '가장 올바른 상태'로 자신을 만들어주는 힘이 된다. 아무리 최악의 시기에도 나를 지지하는 사람들의 감사는 나를 일으킨다.

대부분의 가장들이 '아이들 때문'에 힘든 일을 어쩔 수 없이 한다고 말한다. 만약 '아이들 때문'에서 '아이들이 함께하는 가정에 대한 감사'로 바꿔본다면 힘든 일에 대한 반응이 어떻게 달라질까? 힘든 일을 하면서도 일 자체가 있다는 것에 감사하는 사람들에게서 늘 듣는 답변은 '가정의 감사함'이었다. '감사'는 이렇게 일의 소중함이 다시 자리 잡게 한다. 즉, '방향의 전환'이라는 사소한 변화는 맥락의 전체적인 재배치로 이어진다. 즉, 올바른 상태로 자리 잡게 하는 것이다.

공감과 애정의 힘

미국의 스탠퍼드 대학은 세계적으로 유명한 대학이자 의료기관이다. 이 스탠퍼드 대학병원의 원장이자 CEO인 아미르 루븐은 이렇게 말한다.

"우리는 더 잘할 수 있음을 증명합니다. 단순히 이 지역의 사람들을 치료하는 것에서 멈추지 않을 것입니다. 전 세계의 모든 사람들을 치료할 것입니다. 우리 병원의 의사들과 직원들, 그리고 연구 성과와 자금이면 가능합니다."

루빈은 이렇게 큰 꿈을 갖게 된 이유를 스탠퍼드 대학병원의 사명 때문이라 말한다. 스탠퍼드 대학병원의 사명은 '과학과 인간에 대한 연민으로, 한 번에 1명씩 인류를 치료한다'다. 이 사명의 핵심은 '한 번에 1명씩'이다. 1명 그리고 또 1명에게 헌신하는 것에서부터 진정한 치료가 이뤄지기 때문이다. 루빈은 '매일매일, 모든 환자에게' 헌신을 다한다는 목표에 몰입하면 모든 것들이 중요하게 느껴진다고 말한다. 모든 사람, 모든 직업, 모든 환경에서 유일하고 가장 강력한 사명은 바로 '매일매일, 지금 자신의 앞에 있는 일/사람'에게 헌신하는 것이다.

루빈은 스탠퍼드 대학병원에서 좋은 성과를 달성하도록 해주는 일은 바로 '병원에 있는 모든 사람과 관계를 쌓는 일'이라고 말한다. "월요일부터 화요일까지, 또는 화요일에서 수요일, 그리고 그 다음 날까지 우리의 일거수일투족이 병원의 문화를 만듭니다"라는 루빈의 이야기에는 많은 함의가 있다. 여기에는 모든 직원의 일거수일투족이 중요하고, 모든 직원들의 관점 역시 중요하다는 것부터 직원과 환자와의 모든 소통을 중시하는 것까지 전부 들어있다.

병원에서 벌어지는 일을 비롯한 모든 일은 유기적으로 연결되어있다. 그래서 병원을 비롯한 모든 기업은 '살아있는 유기체'라고 봐야 한다. 병원 직원들 모두가 각자의 일을 함으로써 자기 병원을 훌륭한 곳으로 만드는 데에는, 병원에서의 일상의 모든 일에 각 개인이 얼마나 집중할 수 있는가에 달려있다. 의사와 간호사가 한 번에 한 환자에게, 원장이 한 번에 한 직원에게 집중할 때 비로소 그것이 좋은 조직 습관이 된다.

소명을 통한 열정을 가진 사람은 자신의 일을 사랑하기에 항상 '지금'이 중요하다는 것을 체득한다. 시간은 순식간에 사라지고, 그 시간의 소중함을 열정이 가르쳐주기 때문에 항상 지금 이 순간을 소중하게 받아들인다. 또한 소명을 통한 열정은 자연스러운 공헌력을 높이려는 자발적인 동기도 지닌다. 책략을 꾸미거나 남을 조정하려는 의도에 힘을 쏟는 대신에 자신의 일을 사랑하기 때문에 지금 이 순간에 더 좋은 방법들을 스스로 계속 찾으려 한다. 그러니까 지금 이 순간 이 하나의 일에 대한 태도의 차이, 즉 몰입의 차이는 결국 좋은 결과를 내는 가장 중요한 바로미터다.

몰입을 방해하는 문제에 집중하기보다는, 몰입을 통해 더 나은 것을 추구하는 것에 주의를 기울이는 것이 더 중요하다. 이것이 병원의 중요한 업무 원칙으로 자리 잡아야 한다. 요약하면 바로 'NOW 서비스' 원칙이라고 할 수 있는 이 방법의 핵심은 병원의 원장이나 직원 모두가 항상 '지금 이 순간'에 집중하는 것, 내 앞의 환자에게 최대한 공감하는 것이다. 부정적인 감정이나 자기합리화 상태로 돌아갈 때마다 의식적으로 지금 일에 대해 소명 의식을 가지는 것이 가장 중요한 최고의 습관인 것이다. 또한 그런 'NOW 서비스' 병원 문화를 만드는 것이 핵심 습관의 지향점이다. 습관과 병원의 이야기가 결국은 '지금 하는 일에 몰입할 수 있는가?'라는 물음으로 귀결되는 것이다. 그러니까 완전히 몰입하되, 이것을 수단으로 취급해서 성장이 우선시되는 것을 넘어서야 한다. 바로 이 몰입에서부터 행복한 직원, 행복한 병원이 이루어지고 행복한 환자로 틀림없이 이어질 것이다. 서울교육대학교 함규진 교수도 저서인 《정약용》에서 이렇게 일갈한다.

"이 세상을 사랑해야 한다. 그래야 세상을 구하지는 못한다 해도 세상을 위해 일할 마음이 생긴다. 그래야 세상에 내던져져서 쓸쓸하게 욕망하다가 쓸쓸하게 죽어가는 개인의 저주받은 운명을 잊을 수 있다. 그래야 더 좋은 세상이라는 것을, 과연 있는지 없는지 몰라도 만들어 나갈 수 있다는 신념을 가질 수 있다. 회색의 이념, 메마른 지식, 끓어오르는 야심, 명예욕 그 모두는 우리를 어느 방향으로 움직이게는 하지만 세상을 위해 그 행동을 지속시키지는 못한다. 사랑만이, 우리를 계속 노력할 수 있게 한다. 영원히……."

프랑스의 노벨 문학상 수상 소설가인 알베르 카뮈도 이렇게 말했다.

"일이 없다면 모든 인생은 부패한다. 그렇지만 일에 영혼이 없다면 인생은 질식사한다."

가슴 뛰는 삶을 살고 싶지 않은 사람은 없을 것이다. 그런데 우리 일상은 가슴 뛰게 하는 것과는 거리가 있다. 그렇다면 가슴 뛰는 삶이란 함정일까? 물론 어떤 삶이라도 '창의적인 일'의 이면에는 그보다 더 오랜 시간을 보내야 하는 지루한 일 또는 반복적인 일이 숨어있다. 이는 병원 일에도 마찬가지다. 일상의 이런 비루함 또는 무미건조함을 넘어야 하는 것은 삶이 주는 어쩔 수 없는 일종의 시험이자 고비다. 이 시험과 고비를 넘는 가장 좋은 방법이 바로 열정이다. 열정이 있으면 그 반복적인 과정을 참고 이겨낼 수 있다. 열정으로 이겨내는 사람과 '무조건 다음을 위해 참아내는' 사람은 일상을 대하는 태도가 당연히 다르다. 즉, 후자는 인내한 만큼 대가를 원하기 때문이다.

병원 일에서 열정은 공감으로 시작한다. 공감이란 다름 아닌 '내가 만나는 사람들에 대한 관심과 애정'이다. 마음을 움직이는 일이 따로 있는 것이 아니라 주변에 대한 연민과 사랑, 공감이 그렇게 만들어준다. 그리고 그것이 사랑의 힘이다. '경영의 신'이라 불리는 일본의 이나모리 가즈오는 "일은 생활의 수단이 아니라 영혼을 닦기 위한 수양의 장이다"라고 말한다. 필자는 그 말을 믿는다.

참고도서

1부

배리 슈워츠 & 케니스 샤프, 《어떻게 일에서 만족을 얻는가》, 김선영 옮김, 웅진지식하우스, 2012, p.171

최원석, "〈7 Questions〉 권력 잡으면 腦가 변해… 터널처럼 시야 좁아져 獨走할 가능성 커져", 《조선일보 위클리비즈》, 2014.07.05

한스-게오르크 호이젤, 《승자의 뇌구조》, 유영미 옮김, 갈매나무, 2012

로저 마틴, 《책임감 중독》, 정철민 옮김, 21세기북스, 2006, p.45

제리 하비, 《생각대로 일하지 않는 사람들 : 애빌린 패러독스》, 이수옥 옮김, 엘도라도, 2012, p.45, p.55

댄 히스 & 칩 히스, 《자신 있게 결정하라》, 안진환 옮김, 웅진지식하우스, 2013, p.~220

2부

게리 하멜 & 빌 브린, 《경영의 미래》, 신희철 외 1명 옮김, 세종서적, 2009, p.177

오리 브래프먼 & 롬 브래프먼, 《스웨이》, 강유리 옮김, 리더스북, 2009, p.173

한스-게오르크 호이젤, 《승자의 뇌구조》, 유영미 옮김, 갈매나무, 2012, p.22

존 카젠바흐 & 지아 칸, 《경영, 비공식 조직에 주목하라》, 심영기 외 1명 옮김, 틔움, 2011, p.~38

린다 A. 힐 & 켄트 라인백, 《보스의 탄생》, 방영호 옮김, 시드페이퍼, 2012, p.~66

스콧 켈러 & 콜린 프라이스, 《차이를 만드는 조직》, 서영조 옮김, 전략시티, 2014, p.39

패트릭 렌치오니, 《무엇이 조직을 움직이는가》, 홍기대 외 1명 옮김, 전략시티, 2014, p.~21

숀 아처, 《행복의 특권》, 박세연 옮김, 청림출판, 2012, p.127

찰스 두히그, 《습관의 힘》, 강주헌 옮김, 갤리온, 2012, p.186~220

킴 캐머런, 《긍정에너지 경영》, 김명언 옮김, 지식노마드, 2009, p.29, p.34

송인혁, 《화난 원숭이들은 모두 어디로 갔을까?》, 아이앤유, 2012, p.223

3부

스티븐 스타인&하워드 북, 《감성에 열광하라》, 문희경 옮김, 아시아코치센터, 2007, p.~66

마크 고울스톤 & 존 얼맨, 《마음을 훔치는 사람들》, 박여진 옮김, 흐름출판, 2013, p.43, p.59, p.162~163

에드 샤피로&뎁 샤피로, 《마음바꾸기》, 최소영 옮김, 더스타일, 2012, p.162

마릴리 애덤스, 《삶을 변화시키는 질문의 기술》, 정명진 옮김, 김영사, 2005

재클린 바스코버트 켈름, 《삶을 바꾸는 기적의 질문》, 엄명용 옮김, 학지사, 2013, p.251~253

마크 고울스톤&필립 골드버그, 《지금 당장 버려라》, 서영조 옮김, 아인북스, 2004, p.24

제프리 슈워츠, 레베카 글래딩, 《뇌는 어떻게 당신을 속이는가》, 이상원 옮김, 갈매나무, 2012, p.32, p.61

송남용, 《내 감정 조절법》, 전나무숲, 2009, p. 49

마크 쉔&크리스틴 로버그, 《편안함의 배신》, 김성훈 옮김, 위즈덤하우스, 2014, p.91, p.43, p.59

루시 조 팰러디노, 《포커스존》, 조윤경 옮김, 멘토르, 2009, p.39, p.35

사이먼 사이넥, 《나는 왜 이 일을 하는가?》, 이영민 옮김, 타임비즈, 2013, p.63

배리 슈워츠&케니스 샤프, 《어떻게 일에서 만족을 얻는가》, 김선영 옮김, 웅진지식하우스, 2012, p.25~26

폴 슈피겔만&브릿 베렛, 《환자는 두 번째다》, 김인수 옮김, 청년의사, 2014, p.27

조셉 보예트, 《경영의 위대한 구루들》, 황선대 옮김, 모색, 1999, p.148~149

스콧 켈러&콜린 프라이스, 《차이를 만드는 조직》, 서영조 옮김, 전략시티, 2014, p.189

애덤 그랜트, 《주는 사람이 성공한다, 기브앤테이크》, 윤태준 옮김, 생각연구소, 2013, p.269

구본형, 《구본형의 필살기》, 다산라이프, 2010, p.97, p.19, p.28

제임스 헤스켓, 《문화가 성과다》, 이동현, 김병조 외 1명 옮김, 유비온, 2013, p.203, p.288

J. 키스머니건, 《두낫싱》, 신형승 옮김, 세종서적, 2014, p.56

릭 핸슨, 《행복 뇌 접속》, 김미옥 옮김, 담앤북스, 2015, p.70

로저 마틴, 《디자인 씽킹》, 이건식 옮김, 웅진윙스, 2010, p.142

마크 고울스톤&존 얼맨, 《마음을 훔치는 사람들》, 박여진 옮김, 흐름출판, 2013, p.316~318

함규진, 《정약용》, 한길사, 2012, p.352

참고자료

1부

맹목적 실수에 관한 캐서린 슐츠의 강의

http://www.ted.com/talks/kathryn_schulz_on_being_wrong/

transcript?language=ko

3부

스트레스에 관한 캘리 맥고니걸의 강의

http://www.ted.com/talks/kelly_mcgonigal_how_to_make_stress_your_

friend?language=ko